最新 Q&A 歯科のくすりがわかる本

編集代表

一戸達也

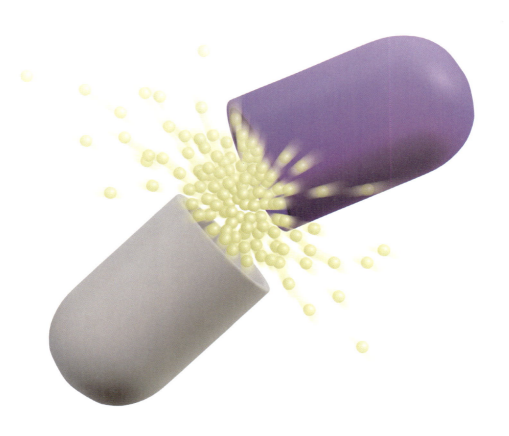

医歯薬出版株式会社

This book is originally published in Japanese
under the title of :

SAISHIN Q&A SHIKA NO KUSURI GA WAKARU HON

(The Newest! Q&A
You can understand medicines used in dentistry)

Editorial representative :
ICHINOHE, Tatsuya
 Tokyo Dental College

© 2024   1st ed.

ISHIYAKU PUBLISHERS, INC.
 7-10, Honkomagome 1 chome, Bunkyo-ku,
 Tokyo 113-8612, Japan

はじめに

「Q&A 歯科のくすりがわかる本」が月刊「歯界展望」別冊として初めて出版されたのは2003年のことでした．幸い多くの方々の好評を得ることができ，2008年，2014年，2020年と改訂を重ねてきました．今回は4年ぶりの新刊を，単行書籍として世に出すこととなりました．

本書の基本的な構成は，日常の歯科診療の中で最も一般的に使用され，またその使用にあたって適切な知識が特に重要となる局所麻酔薬，抗菌薬，鎮痛薬についてのQ&Aという従来からの形を踏襲していますが，各章の中に最近の話題をコラムとして取り入れ，関連するガイドラインやステートメントを紹介するなど，最新の情報を，それらの関連性を示しながら読者に提供できるように心がけました．加えて，第1章は「患者情報の活用」，第5章は「さまざまな薬物と重要な論点」と題して，くすりを使用するにあたって読者に有益なさまざまな情報をまとめました．更に巻末には，歯科適応薬剤や漢方薬の一覧をまとめ，読者の便宜を図りました．これらの内容によって，多くの歯科医療関係者が最新の有益な幅広い情報を容易に得ていただけるようになることを期待しています．

単行書籍に生まれ変わった本書は，カラー印刷と豊富なイラストによってこれまでのものよりも大幅に見やすくなり，コラムやガイドラインなどもより充実しています．日常臨床のふとした疑問を，診療の合間にさっと調べることができる，手軽で内容の充実した書籍になったと考えています．

本書が多くの歯科医療関係者に有益な情報を与え，歯科医療のレベルの向上に少しでも貢献することができれば，編者としてこれに過ぎる喜びはありません．

東京歯科大学

学長　一戸達也

最新 Q&A 歯科のくすりがわかる本

第1章 患者情報の活用

1.	重要な服薬情報	8
2.	処方上の注意点（飲み合わせなど）	11
3.	服薬情報の収集 - お薬手帳の活用 -	13
4.	マイナンバーカードからの服薬情報の収集	14
	Column1　院外処方...どうして薬局によって値段が違うのか？	15
	Column2　高齢者への処方は変化が多い...こまめに情報の確認を	16

第2章 臨床における局所麻酔薬

Introduction	おさえておきたい局所麻酔薬の基本事項	18
Q1.	高血圧，心疾患，糖尿病等の疾患を合併した患者にはどの局所麻酔薬がよいですか？	22
Q2.	患者の常用薬のうち，局所麻酔薬製剤と相性が悪いものがありますか？	24
Q3.	局所麻酔薬アレルギーって歯科臨床でも起きるのですか？	28
Q4.	局所麻酔薬中毒って歯科臨床でも起きるのですか？	29
Q5.	メトヘモグロビン血症って何ですか？	31
Q6.	妊婦や授乳中の患者への局所麻酔では何に注意すればよいですか？	33
Q7.	表面麻酔を上手に効かせるコツは何ですか？	34
Q8.	浸潤麻酔を上手に効かせるコツは何ですか？	36
Q9.	局所麻酔が効きにくかったりすぐ切れたりする患者がいます．どうしたらよいですか？	38
Q10.	カートリッジを加温すると注入時の痛みが少ないというのは本当ですか？	40
Q11.	局所麻酔薬カートリッジの保管と消毒はどのようにすればよいですか？	41
	Column3　局所麻酔拮抗薬	43
	Column4　新しい局所麻酔薬　アルチカイン	44
	Column5　局所麻酔用器具と機器　電動注射器だけでなく注射針（30Gと33Gの差など）や針刺し予防器具についても解説	46
	【Guideline】安全な歯科局所麻酔に関するステートメント	48
	【Guideline】高血圧患者に対するアドレナリン含有歯科用局所麻酔剤使用に関するステートメント	49
	【Guideline】虚血性心疾患患者に対する安全な歯科治療に関するステートメント	50

第3章　臨床における抗菌薬

Introduction　おさえておきたい抗菌薬の基本事項	52
Q1．歯科で使う抗菌薬は何を選べばよいですか？	54
Q2．歯科で使う抗菌薬でも耐性菌は発現しますか？	59
Q3．抜歯後の感染あるいは感染予防にはどのように抗菌薬を投与したらよいですか？	60
Q4．骨膜炎で抗菌薬を投与しましたが，排膿が止まりません．抗菌薬を変更する必要がありますか？	64
Q5．歯周炎に抗菌薬は効きますか？	66
Q6．高齢者に抗菌薬を処方するときの注意点を教えてください	68
Q7．小児に抗菌薬を処方するときの注意を教えてください	70
Q8．妊産婦や授乳中の抗菌薬の使用はどうしたらよいですか？ また，患者にはどのような説明が必要ですか？	72
Column6　抗菌薬の剤形の選択と効果について	75
Column7　歯周病における抗菌薬の局所デリバリーシステム	76
【Guideline】感染性心内膜炎の予防と治療に関するガイドライン（2017年改定版）	78
【Guideline】歯周病患者における抗菌薬適正使用のガイドライン2020	84
【Guideline】糖尿病患者に対する歯周治療ガイドライン 改訂第3版	85
【Guideline】JAID/JSC 感染症治療ガイドライン2019 ―歯性感染症―	86

第4章　臨床における鎮痛薬

Introduction　おさえておきたい鎮痛薬の基本事項	88
Q1．非ステロイド性抗炎症薬にはどのような種類がありますか？	91
Q2．非ステロイド性抗炎症薬の効力や作用時間は，薬によって差がありますか？	93
Q3．非ステロイド性抗炎症薬は，消化器系に対してどのような影響がありますか？	95
Q4．非ステロイド性抗炎症薬は，胃以外の臓器に対してどのような影響がありますか？	97
Q5．アセトアミノフェンの利点・欠点を教えてください	98
Q6．一般的な処方では除痛が困難な著しい痛みに対してどのように対応しますか？	100
Q7．オピオイド鎮痛薬にはどのような利点・欠点がありますか？	101
Q8．妊婦・小児・高齢者に対する鎮痛薬の処方での注意点は？	102
Q9．経口薬の投与ができない場合にはどのように対応しますか？	104
Q10．アスピリン喘息の患者にはどのように対応しますか？	106
Q11．先取り鎮痛はどのように行いますか？	108
Q12．神経障害性疼痛の治療薬にはどのような問題点がありますか？	109
Column8　痛みの評価法と鎮痛薬の必要性	111
Column9　痛みの個人差と鎮痛薬の選択	112
Column10　痛覚変調性疼痛	113

Column11　咀嚼筋の痛みの評価と鎮痛薬　　　　　　　　　　　　　　　　　　114
　　【Guideline】非歯原性歯痛の診療ガイドライン　　　　　　　　　　　　　　　117
　　【Guideline】歯科治療による下歯槽神経・舌神経損傷の診断とその治療に関するガイドライン　118

第5章　さまざまな薬物と重要な論点

1. 薬剤関連顎骨壊死　　　　　　　　　　　　　　　　　　　　　　　　　120
2. 神経障害性疼痛に使用する薬物　　　　　　　　　　　　　　　　　　　122
3. 口内炎治療薬　　　　　　　　　　　　　　　　　　　　　　　　　　　124
4. 口腔健康管理に使用する薬物　　　　　　　　　　　　　　　　　　　　126
5. 口腔乾燥と舌痛に使用する薬物　　　　　　　　　　　　　　　　　　　130
6. 在宅緩和ケアで使用される薬物　　　　　　　　　　　　　　　　　　　133
7. 漢方薬　　　　　　　　　　　　　　　　　　　　　　　　　　　　　　135
8. 救急薬品　　　　　　　　　　　　　　　　　　　　　　　　　　　　　138
9. 薬物相互作用　特に抗真菌薬との相互作用を強調　　　　　　　　　　　141
10. 薬物の副作用：薬疹・口腔症状　　　　　　　　　　　　　　　　　　144
11. 薬物によるアナフィラキシーショック　　　　　　　　　　　　　　　147
12. 高齢者・基礎疾患と薬物　　　　　　　　　　　　　　　　　　　　　150
13. 添付文書記載要領の改定　　　　　　　　　　　　　　　　　　　　　153
14. 医薬品医療機器総合機構　　　　　　　　　　　　　　　　　　　　　156
　　【Guideline】科学的根拠に基づく抗血栓療法患者の抜歯に関するガイドライン―2020年改訂版―　158
　　【Guideline】2022年改訂版　非心臓手術における合併心疾患の評価と管理に関するガイドライン　159
　　【Guideline】歯科診療における静脈内鎮静法ガイドライン―改訂第2版（2017）―　160
　　【Guideline】歯科治療中の血管迷走神経反射に対する処置ガイドライン　161

■ 主な歯科適応薬剤一覧　　　　　　　　　　　　　　　　　　　　　　　　162
■ 歯科における主な漢方薬一覧　　　　　　　　　　　　　　　　　　　　　175

第1章 患者情報の活用

第1章 患者情報の活用

1 重要な服薬情報

　服薬情報とは医療機関によって処方された処方薬に関する情報のことです．処方箋を発行するにあたって，副作用やアレルギーなどを把握することが薬剤による有害事象の発生予防を心がける必要があります．また，処方は単独ではなく，さまざまな医療機関によって処方されることも多く，相互作用などにより思わぬ反応が発生することもあるため注意が必要です．これらの情報は処方医のみならず薬局・薬剤師との情報共有が重要です．

副作用

　重要な服薬情報としてまず挙げられるのは副作用の有無で，日本国内においても報告件数は年々増加し，2019年度の厚生労働省医薬・生活衛生局調べのデータによると医薬品製造販売業者からの報告件数は60,405件に上ります．

　医薬品の製造販売業者および医療関係者等は副作用によって生じたと疑われる症例は医薬品，医療機器等の品質，有効性及び安全性の確保等に関する法律（医薬品医療機器法）によって厚生労働大臣に報告義務があります．

　また，2019年より患者あるいは家族からの副作用報告の受付が独立行政法人医薬品医療機器総合機構（PMDA）のホームページで開始されました．それらも報告を基にPMDAでは国内の副作用報告のデータベースおよび副作用疾患別対応マニュアルを患者・一般の方向けと医療関係者向けに公開しています．

アナフィラキシー

　薬剤投与後の重篤な副作用としてアナフィラキシーがあります．アナフィラキシーの主な症状を表1に示します[1]．日本におけるアナフィラキシーで医薬品が誘因となったと考えられるのは全体の11.6％で，主な薬剤は造影剤を含む診断用薬，抗菌薬，NSAIDsが挙げられます[2]（図1）．また，最もアナフィラキシーの誘因となる抗菌薬はβ-ラクタム系で[3]（図2），歯科治療においては頻用であるため注意が必要です．

表1　アナフィラキシーガイドライン（Simons FE, et al, 2011[1]をもとに作成）

皮膚・粘膜	紅潮，痛痒間，蕁麻疹，血管性浮腫，麻疹様発疹，立毛，眼結膜充血，流涙，口腔内腫脹
呼吸器	鼻痛痒感，鼻閉，鼻汁，くしゃみ 咽頭痛痒感，咽喉絞扼感，発声障害，嗄声，上気道性喘鳴，断続的な乾性咳嗽 下気道：虚空数増加，息切れ，峡部絞扼感，激しい咳嗽，喘鳴／気管支痙攣，チアノーゼ，呼吸停止
消化器	腹痛，嘔気，嘔吐，下痢，嚥下障害
心血管系	胸痛，頻脈，徐脈（まれ），その他の不整脈，動悸 血圧低下，失神，失禁，ショック，心停止
中枢神経系	切迫した破滅感，不安（乳幼児や小児の場合は，突然の行動変化，例えば，短気になる，遊ぶのを止める，親にまとわりつくなど），拍動性頭痛（アドレナリン投与前），不穏状態，浮動性めまい，トンネル状視野

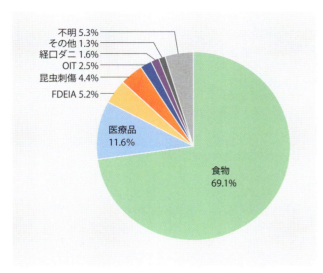

図1 アナフィラキシーの誘因と詳細（佐藤ら，2022[2]）をもとに作成）

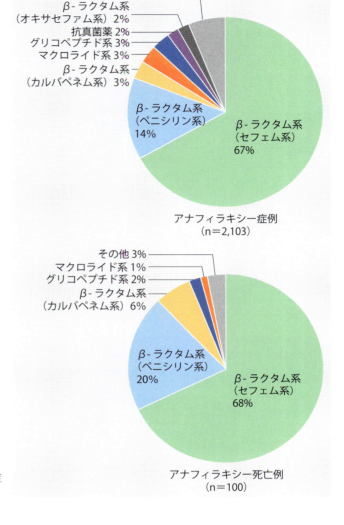

図2 抗生物質製剤内訳(杉崎ら，2022[3])をもとに作成). なお，キノロン系を含む合成抗菌薬は化学療法剤であり，上記に含まれない．合成抗菌薬としてアナフィラキシー症例697例，死亡8例が報告されている

全身状態と薬物相互作用

患者の状態によっては薬物動態や薬物感受性が異なることがあります．このような患者の薬物動態を表2にまとめました[5]．薬物動態が変動するこれらの集団では，薬物相互作用の予測が難しいケースが多いため，医療者は事前に患者の全身状態を把握し投薬時には十分に注意する必要があります．

かかりつけ薬局の必要性

平成27年に厚生労働省から「患者のための薬局ビジョン」が発行され，その中にかかりつけ薬局，薬剤師についての記載があります[4]．かかりつけ薬局・薬剤師服薬情報の一元的・継続的把握することで①副作用の効果や効果の継続的な確認②ICT（電子版お薬手帳）を活用し患者にかかるすべての医療機関の処方情報を把握③薬学的管理・指導が期待できます．

また，必要に応じ処方医への疑義照会や処方提案，副作用や服薬状況（飲み忘れ，残し）の処方医療機関へのフィードバック，健康相談に対応した医療機関受診勧奨などによる地域関係機関との連携も図ることがです．処方医はこのようなシステムを知ることで重要な服薬情報をさまざまな医療機関で重要な服薬情報を共有することが必要です（図3）．

（小山　侑，片倉　朗）

表2 特別な背景をもつ患者における薬物動態の特徴（日本医療薬学会[5]をもとに作成）

特別な背景	薬物動態に関連する特徴
薬物動態に影響するゲノム変異の保有者	薬物代謝酵素（CYP3A5，CYP2C9，CYP2C19，CYP2D6，UGT1A1）の発現量低下，幹細胞に発現するトランスポーターであるOATP1B1の発現量低下
腎機能低下者	糸球体濾過量や尿細管分泌量の低下による腎排泄型薬物の血中濃度上昇，血漿アルブミンの減少や尿毒症物質とアルブミンとの結合による遊離形薬物濃度分率の上昇，尿毒症物質の増加によりCYP3A4活性が低下する可能性
肝機能低下者	肝代謝酵素（CYP1A2，CYP2C19，CYP3A4）の活性低下，肝血流量の低下，肝細胞の減少，肝細胞への薬物取り込み量の減少，アルブミンの産生低下による遊離形薬物濃度分率の上昇
心機能低下者	消化管，肝臓，腎臓での血流低下による間接的な薬物動態への影響，浮腫による薬物の分布容量増大，慢性的な酸素不足によりCYP活性が低下する可能性
高齢者	腎機能，肝機能，心機能の低下，体重に占める脂質の割合が高く，脂溶性薬物の分布容積増加，血漿中アルブミン濃度低下による遊離形薬物濃度分率の上昇
新生児，未熟児	胃酸分泌低下による薬物吸収の低下，体重に占める水分の割合が高く，水溶性薬物が分布容積増加，血中アルブミン濃度低下による遊離形薬物濃度分率の上昇，一部のCYP活性の低下および腎機能低下
乳幼児	糸球体で濾過される体重当たりの血漿量が多く，成人に比べ腎排泄型薬物の全身クリアランスが大きい
妊婦（妊娠後期）	血漿容積増加に伴う薬物の分布容積増加，血漿中アルブミン濃度低下による遊離形薬物濃度の上昇，腎血流量の増加

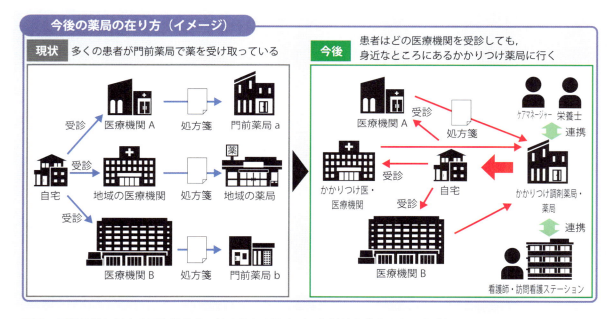

図3 医薬分業に対する厚生労働省の基本的な考え方（厚生労働省[4]をもとに作成）

参考文献

1) Simons FE, et al. World Allergy Organization. World allergy organization guidelines for the assessment and management of anaphylaxis. World Allergy Organ J. 2011; 4(2): 13-37.
2) 佐藤さくら ほか．日本のアナフィラキシーの実態：日本アレルギー学会認定教育研修施設におけるアナフィラキシー症例の集積調査．アレルギー．2022; 71(2): 120-129.
3) 杉崎千鶴子 ほか．医薬品 副作用データベース（Japanese Adverse Drug Event Report database：JADER）を利用した医薬品によるアナフィラキシー症例の解析．アレルギー．2022; 71(3): 231-241.
4) 厚生労働省．患者のための薬局ビジョン〜「門前」から「かかりつけ」，そして「地域」へ〜．平成27年10月23日．https://www.mhlw.go.jp/file/04-Houdouhappyou-11121000-Iyakushokuhinkyoku-Soumuka/vision_1.pdf
5) 日本医療薬学会．医療薬学学術第一小委員会 編 医療現場における薬物相互作用へのかかわり方ガイド．https://www.jsphcs.jp/file/asc1.pdf

2 | 処方上の注意点（飲み合わせなど）

日常診療において抗菌薬，鎮痛剤等の処方をされることが多いと思われます．これらの薬を適切に処方するために，事前に医療面接で，アレルギー，肝臓・腎臓疾患（代謝・排泄）を含む医科的既往症，内服されている薬の相互作用，妊娠・授乳中，高齢者について確認をすることが必要です．妊娠・授乳中，高齢者は本書の別の頁にて記載がされているため，ここでは肝臓・腎機能低下患者の薬物動態と処方の考え方，抗菌薬・鎮痛剤の相互作用について焦点を当てます．

における薬物蛋白結合率の低下が発症し薬物動態が変動します．いずれの相互作用の被疑薬や阻害薬，誘導役の血中濃度を上昇し相互作用が増強する結果，副作用の危険性が高まります．特にChild-Pugh分類（表1）で重症分類B，Cになると薬物代謝が低下し，肝代謝依存性の高い薬物，消失半減期の長い薬物を使用するには注意が必要です．歯科診療で使用される抗菌薬では，肝代謝型としてクリンダマイシン，ミノサイクリン等は避けた方がよいでしょう．

肝機能低下者への処方上の注意点

肝機能低下者では，肝臓の血流量低下，薬物の取り込み減少，アルブミンの産生低下に伴う血漿液中

腎機能低下者への処方上の注意点

腎機能低下者では腎排泄率が高い薬物の血中濃度が高値になりやすく，代謝や排泄を遅延させる阻害

表1 それぞれの薬物における適応，作用機序，副作用

	1点	2点	3点
肝性脳症	なし	軽度（Ⅰ・Ⅱ）	昏睡（Ⅲ以上）
腹水	なし	軽度	中程度以上
血清ビリルビン値（mg/dL）	2.0未満	2.0〜3.0	3.0以上
血清アルブミン	3.5超	2.8〜3.5	2.8未満
プロトロンビン	70超 1.7未満	40〜70 1.7〜2.3	40未満 2.3超

Grade A（軽度）：5〜6点　代償性
Grade B（中等度）：7〜9点　非代償性
Grade C（重症）：10〜15点　非代償性

薬との併用により，さらに薬物血中濃度が上昇し副作用の危険性が上昇します．薬物相互作用の強度は阻害薬の濃度に依存するため腎排泄型の阻害薬との併用には注意が必要です．特に腎疾患患者では，蛋白結合率の高い薬物を含む相互作用には注意が必要です．歯科の日常臨床で使用されるロキソプロフェンナトリウムを代表とするNSAIDsについても蛋白結合率が高い薬物として知られており，相互作用の影響を大きくする可能性があります．腎障害患者では侵襲や痛みの程度を勘案して塩基性NSAID（チアラミド塩酸塩）を処方することも検討します．また抗菌薬であれば，腎排泄型であるペニシリン，セフェム等の薬剤は避けた方がよいでしょう．

抗菌薬・鎮痛剤の相互作用について

日常診療で患者の内服薬とこれから処方しようとしている薬の相互作用について注意を払っている歯科医師は多くいます．薬の添付文書を確認すれば網羅は可能ですが，その情報量は多く，その中から必要な情報を得るのにはひと手間ではいきません．表2～5では，特に抗菌薬，鎮痛剤を処方することが多いことが考えらえるため，これらの薬と他薬物との相互作用ついて焦点あてて表をまとめたものを示します．

（西山明宏　片倉　朗）

表1　それぞれの薬物における適応，作用機序，副作用

分類	注意を要する薬（一般名）	抗菌薬（商品名・一般名）	相互作用による副作用
抗アレルギー薬	テルフェナジン	クラリス・クラリスロマイシン ルリッド・ロキスシスロマイシン	血中濃度が上昇 QT延長，心室性不整脈
消化管機能改善薬			
抗精神病薬	ピモジド		
気管支拡張薬	テオフィリン	クラリス・クラリスロマイシン ルリッド・ロキスシスロマイシン オゼックス・トフスロキサントシル酸塩水和物	血中濃度上昇により中毒症状 （悪心，嘔吐，心拍増加，呼吸促迫）
抗不整脈薬	ジソピラミド	クラリス・クラリスロマイシン	血中濃度上昇によりQT延長，低血糖
催眠導入剤	トリアゾラム	クラリス・クラリスロマイシン	血中濃度上昇で，催眠
抗てんかん薬	カルバマゼピン	クラリス・クラリスロマイシン	血中濃度上昇で運動失調
免疫抑制薬	シクロスポリン	クラリス・クラリスロマイシン	血中濃度上昇で腎障害
	タクロリムス	クラリス・クラリスロマイシン ジスロマック・アジスロマイシン水和物	
抗凝血薬	ワルファリン	クラリス・クラリスロマイシン ルリッド・ロキスシスロマイシン ジスロマック・アジスロマイシン水和物	血中濃度上昇で出血傾向
抗真菌薬	イトラコナゾール	クラリス・クラリスロマイシン	イトラコナゾールの血中濃度上昇
高脂血症治療薬	シンバスタチン	クラリス・クラリスロマイシン	血中濃度上昇により横紋筋融解症
抗HIV薬	リトナビル	クラリス・クラリスロマイシン	代謝阻害によりクラリス・クラリスロマイシン血中濃度を上昇させる
抗結核薬	リファンピシン	クラリス・クラリスロマイシン	酸素誘導によりクラリス・クラリスロマイシン血中濃度を低下させる
偏頭痛治療薬	エルゴタミン	ルリッド・ロキスシスロマイシン	血中濃度上昇により四肢の虚血

3 服薬情報の収集
―お薬手帳の活用―

　お薬手帳は医師，薬剤師，患者間での情報共有を行うために有効なツールであり，得られる情報として薬剤名，用量，服薬歴，飲み合わせによる相互作用，かかりつけの医療機関，診療科，担当医師などがあります（図1）．

　安全に歯科治療を行うためには，患者への医療面接の際にお薬手帳や治療薬に関するカードがあればコピーを取っておくとよいでしょう．糖尿病患者では糖尿病手帳を持参しているかなども併せて確認する必要があります．

　診療への活用方法としては①薬剤の重複投与予防，②相互作用のある薬剤の処方回避，③服薬歴を参考としたアレルギーリスクを考慮した処方，④かかりつけ医への対診の際の活用などがあります．①に関しては近年，高齢化に伴いポリファーマシーとなっている患者も多く，既に同様の作用を含む薬剤を処方されていることもあるため注意が必要です．②に関しては，例えばワルファリンカリウム内服中の患者にはアゾール系抗真菌薬は併用禁忌であり，ニューキノロン系の抗菌薬は併用注意です．このように，相互作用のある薬剤の処方を回避するのにお薬手帳は必須です．③では，過去に処方された薬剤の中でアレルギー反応があった薬剤を患者本人がメモしていることがあるため，処方薬剤の選択に活用できます．④ではお薬手帳には医療機関，診療科，処方医師が記載されているため，対診書を作成する際にそれらの情報を利用できます．

　お薬手帳活用時の注意点としては，患者の疾患の状態によって内服薬は随時変更されるため，定期的に確認する必要があります．また，ビスホスホネート製剤や抗RANKLモノクローナル抗体などの注射製剤に関してはお薬手帳とは別で管理している患者もいます．これらの注射製剤は薬剤関連顎骨壊死の発症に関わるため，確実に医療面接の段階で聴取しておく必要があります．

　また，厚生労働省の推進もありスマートフォンなどを用いた電子版お薬手帳アプリを活用している患者も増加してきています．電子版お薬手帳は，①携帯性が高く受診時に忘れにくい，②データの保存容量が大きく長期にわたる服薬歴の管理が可能，③病院で受け取った処方箋データをスマートフォンで撮影し薬局へ送信し薬を受け取ることが可能など，さまざまな利点があるため利用者は年々増えてきており，医療面接の際に使用について聴取しておく必要があります．

　以上のように，お薬手帳は歯科医師・薬剤師・患者間で情報共有を行う際に重要なツールであり，良質な医療を提供するために積極的に活用していく必要があります．
　　　　　　　　　　　　　　（小谷地雅秀，片倉　朗）

図1　お薬手帳記載内容

4 マイナンバーカードからの服薬情報の収集

健康保険証としてのマイナンバーカードの利用

2021年10月からマイナンバーカードが健康保険証として利用できるようになりました．現在では，保険証利用に必要な顔認証付きカードリーダー等（オンライン資格確認等システム）の設置が進んでおり，2023年9月からは，全ての医療機関・薬局において，マイナンバーカード保険証を利用しての受診が可能になっています．このオンライン資格確認等システムの運用により，医療機関・薬局においてマイナンバーカードから「薬剤情報閲覧」が利用可能となっています．この薬剤情報閲覧により，医療従事者は患者の過去の使用薬剤について情報を取得することができ，有用です（図1）．

薬剤情報（服薬情報）とは

薬剤情報とは，医療機関を受診した際の過去の診療情報および医療機関で投与された薬や薬局等で受け取った過去の薬の情報であり，これには注射・点滴等の情報も含まれます．薬剤情報については，過去3年分を閲覧可能です（※2021年8月診療・調剤分以前は閲覧対象外）．

健康保険証としてのマイナンバーカードの利用により，マイナンバーカードで受診し，本人の同意があれば，初めての医療機関でも今までに使用した薬剤情報や特定健診情報を医師などと共有できます．また，ジェネリック医薬品へ切り替えた場合の削減可能額やお薬手帳アプリへ連携可能な二次元バーコードが閲覧できる利点もあります．今後，さらに多くの情報をもとに診療情報や服薬管理が可能となり，今後の医療への応用が期待されます．

（加藤　宏，片倉　朗）

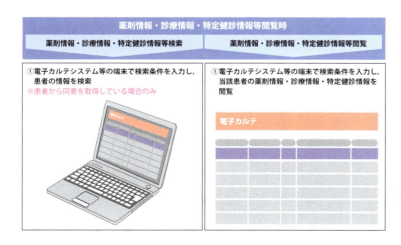

図1　オンライン資格確認等システムの流れについて．医療機関等向けポータルサイト ホームページ (iryohokenjyoho-portalsite.jp) より引用

Column 1　院外処方…どうして薬局によって値段が違うのか？

皆さん，気がついたことがありますか？　同じ内容の処方箋でも，保険薬局ごとに支払い金額が異なる事があるということを．

その理由は，『ジェネリックかどうかの違いでしょ？』と思いませんでしたか？　なんと実は，それだけではないんです！

われわれ，医療者が意外と知らない『お会計＝調剤報酬点数』がどうして薬局によって違うのか？について少しお話ししていきます．

『お会計＝調剤報酬点数』の内訳は下図に示します．

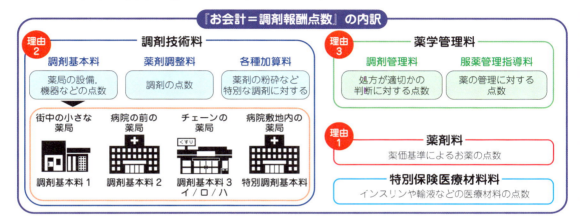

理由その1

『ジェネリック』かどうかが影響するのは，お薬そのものの値段部分である薬剤料です．薬局ごとに採用しているジェネリックは異なります．ジェネリックの種類によって薬価基準で定められている点数が異なりますので，薬剤料には差が生じます．

ジェネリックは形態などに改良が加えられていることも多く，薬剤料を2〜7割抑えることができます．

理由その2

根本的な違いが生じるのは『調剤基本料』による影響です．調剤基本料は国が薬局ごとに定めており，その薬局の立地条件や処方箋の受付回数等によって点数が異なります．

調剤基本料の違いは地域密着型の個人経営薬局，いわゆる門前薬局と言われる病院の前にある薬局，チェーンの薬局，病院敷地内にある薬局かどうかで異なります．

この薬局ごとに定められた調剤基本料の違いが，全く同じ種類，同じ量の処方を受けた時でも，お会計が異なる理由になります．

理由その3

もう一つ忘れてはならないのが，服薬管理指導料に関わる点です．服薬管理指導料は患者様に安全にお薬を使ってもらうために，薬剤師さんが患者さんの必要な情報，薬剤の管理，薬剤の記録，薬剤説明に対する点数であり，『お薬手帳』の提示の有無によってお会計に影響が出る場合があります．『お薬手帳』は患者さんと薬剤師さん双方に有益な情報となるため，持参すると良いでしょう．

いかがでしたか？『どうして薬局によって値段が違うのか？』について少し答えられるようになれたでしょうか？

（山本雅絵，片倉　朗）

Column 2　高齢者への処方は変化が多い…こまめに情報の確認を

　歯科においては，高齢者の身体的特徴を理解し，各個人に合わせた適切な薬物を処方する必要があります．高齢者は通常，複数の疾患を抱え，複数の医師から処方される薬物を服用することがあります．これらの薬物は相互作用（図1）を引き起こす可能性があるため，歯科医師が薬物を処方する際には，その整合性を確認することが重要です．

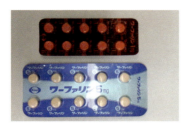

他の薬物	影響
抗凝固薬全般 ステロイド	相互に影響し消化管傷害・出血
ワルファリン	NSAIDsにより薬効増強・出血傾向
スルホニル尿素系血糖降下薬	併用により低血糖
メトトレキサート	NSAIDsにより腎排泄低下・毒性増強
ジゴキシン	NSAIDsにより腎排泄低下・ジギタリス中毒
炭酸リチウム	NSAIDsによりリチウム中毒
利尿薬全般	相互に影響し腎機能低下
利尿薬	NSAIDsにより薬効低下（心不全増悪）
K保持性利尿薬	相互に影響し高K血症
降圧薬全般	NSAIDsにより薬効低下（血圧上昇）
ニューキノロン系抗菌薬	NSAIDsにより高齢者で痙攣誘発
シクロスポリン	NSAIDsの効果増強
バルプロ酸	NSAIDsにより代謝阻害・中毒
フェニトイン	NSAIDsにより薬効増強・中毒

図1　NSAIDsと他の薬物とのおもな相互作用（川合ら，2023[1]）をもとに作成）

　また，高齢者では消化管の蠕動運動が低下し，胃液のpH上昇が生じて吸収に影響を与えます．体内水分量の減少により水溶性薬物の血中濃度が上昇し，また体脂肪量の増加に伴い，脂溶性薬物は脂肪組織に蓄積しやすくなります．さらに，血清アルブミンの低下傾向がみられ，蛋白結合型の薬物の遊離型が増加するため，薬効が増強する可能性があります．さらに高齢者の場合，健常者であってもクレアチニンクリアランスは平均で60％程度まで低下しており，特に腎排泄性薬物には慎重な投与が必要です．特に歯科領域で頻繁に使用される薬物にはNSAIDsと抗菌薬があります．これらの薬物と内科などで投与される薬物との相互作用について，十分に理解しておく必要があります．ワルファリンとの併用はその作用を増強させ，またニューキノロン系抗菌薬との併用では高齢者で痙攣発作の報告があるため注意が必要です．NSAIDsと他の薬物との相互作用について図1に示します．そのため歯科診療では既往歴だけでなく，服用中の薬物の確認も怠ってはなりません．また，医師や病院などから配布された血圧手帳，ワーファリン手帳，糖尿病手帳などの疾患に関する手帳も，日々の疾患のコントロール状態を知ることができ，申告忘れの服用薬や処方変更に気づける可能性があります．

　また近年では市販品の漢方薬，サプリメント，医薬部外品の健康食品などが簡単に入手できるため，日常的に使用している高齢者も多くいます．これらも副作用や相互作用のリスク因子となり得るため確認が必要です．さらに高齢者は生理的機能のみではなく，生活環境，日常生活動（ADL），認知機能に個人差があります．一般に高齢者は飲み間違え，飲み忘れが多く，正確に服用できている高齢者は1/3程度といわれています．服薬能力管理ができているかも確認を行う必要があります．このように歯科医師も高齢者の置かれている状況を把握し，医師や薬剤師と連携した安全な薬物療法を行うことが求められます．

（大神浩一郎，片倉　朗）

参考文献

1）川合眞一，伊豆津宏二，今井　靖，桑名正隆，北村正樹，寺田智祐．今日の治療薬2023　解説と便覧．南江堂，2023．

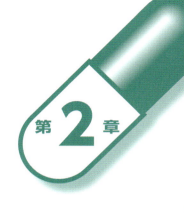

第2章

臨床における局所麻酔薬

第2章 臨床における局所麻酔薬

Introduction

おさえておきたい局所麻酔薬の基本事項

歯科用局所麻酔薬に関するQ&Aの前に，前提として知っておきたい局所麻酔薬の基本的知識について解説します．

表面麻酔用製剤と注射用製剤の成分

歯科用局所麻酔薬製剤には表面麻酔用製剤と注射用製剤があり，いずれも局所麻酔薬以外にさまざまな成分が含まれています．

表面麻酔用製剤（表1）：歯科用の表面麻酔用製剤はエステル型局所麻酔薬であるアミノ安息香酸エチル（ベンゾカイン）が主成分として使用されています．エステル型局所麻酔薬は，一般的にアミド型局所麻酔薬と比べてアレルギーを起こしやすいといわれていることから，アレルギー反応に注意が必要です．

注射用製剤（表2）：歯科用の注射用製剤にはアミド型局所麻酔薬であるリドカイン，プロピトカイン，メピバカインのいずれかが使用されています．血管収縮薬として，リドカイン製剤はアドレナリンまたはアドレナリン酒石酸水素塩を，プロピトカイン製剤はフェリプレシンを含有しています．その他に，リドカイン製剤には酸化防止剤として亜硫酸塩が，プロピトカイン製剤には防腐剤としてパラオキシ安息香酸エチル（メチルパラベン）が添加されています．メピバカイン製剤は血管収縮薬，酸化防止剤，防腐剤を含みません．アミド型局所麻酔薬に対するアレルギー反応はまれですが，添加されている酸化防止剤や防腐剤はアミド型局所麻酔薬に比べてアレルギーを起こしやすいとされています．また，プロピトカインとアミノ安息香酸エチルはメトヘモグロビン血症の患者に禁忌です．

表1 本邦で発売されている歯科用表面麻酔用製剤 文献[1]より引用改変

商品名	有効成分		防腐薬	性状
ジンジカインゲル20%	100 g中	アミノ安息香酸エチル 20 g	(一)	黄色の半固形ゼリー状で芳香（バナナ様）があり，わずかに苦い．
ハリケインゲル歯科用20%	100 g中	アミノ安息香酸エチル 20 g	(一)	ほとんど無色の半固形のゲルでミントのようなにおいがあり，甘い．
ビーゾカイン歯科用ゼリー20%	100 g中	アミノ安息香酸エチル 20 g	(一)	青色透明〜半透明の半固形ゼリー状で，芳香があり，わずかに苦い．
ネオザロカイン®パスタ	100 g中	アミノ安息香酸エチル 25 g 塩酸パラブチルアミノ安息香酸ジエチルアミノエチル塩酸塩 5 g	パラオキシ安息香酸ブチル	黄色半透明のパスタで，オレンジのような芳香がある．
プロネスパスタアロマ	100 g中	アミノ安息香酸エチル 10 g テトラカイン塩酸塩 1 g ジブカイン塩酸塩 1 g ホモスルファミン 2 g	パラオキシ安息香酸メチル	淡黄色の軟膏様で，わずかに特異なにおいがあり，やや甘い．4種の香り（ストロベリー，マスカット，マンゴー，ミント）がある．

表2 本邦で発売されている歯科用注射用局所麻酔薬製剤

		商品名	血管収縮薬	防腐剤	酸化防止剤	用法・用量
2%リドカイン塩酸塩製剤		歯科用キシロカイン®カートリッジ	アドレナリン (0.0125 mg/mL)	(-)	ピロ亜硫酸ナトリウム (0.55 mg)	浸潤麻酔または伝達麻酔には，通常，成人0.3～1.8mLを使用する．口腔外科領域の麻酔には，3～5mLを使用する．なお，年齢，麻酔領域，部位，組織，症状，体質により適宜増減するが，増量には注意すること．
		エピリド®配合注歯科用カートリッジ				
		キシレステシン™A注射液（カートリッジ）			乾燥亜硫酸ナトリウム (0.6 mg)	
		オーラ®注歯科用カートリッジ	アドレナリン酒石酸水素塩 (0.025 mg/mL)		ピロ亜硫酸ナトリウム (0.55 mg)	
3%プロピトカイン塩酸塩製剤		歯科用シタネスト-オクタプレシン®カートリッジ	フェリプレシン (0.03 IU/mL)	パラオキシ安息香酸メチル (1 mg)	(-)	一般成人に対して1回1管(1.8mL)を注射する．ただし，麻酔部位，麻酔手技，手術術式，年齢等により用量を適宜増減する．
3%メピバカイン塩酸塩製剤		スキャンドネスト®カートリッジ3%	(-)	(-)	(-)	通常，成人には1管1.8mLを使用する．なお，年齢，麻酔領域，部位，組織，症状，体質により適宜増減するが，増量には注意すること．

現在本邦で発売されている歯科用注射用局所麻酔薬製剤は，アミド型局所麻酔薬であるリドカイン，プロピトカイン，メピバカインを含む3種類6品目である．

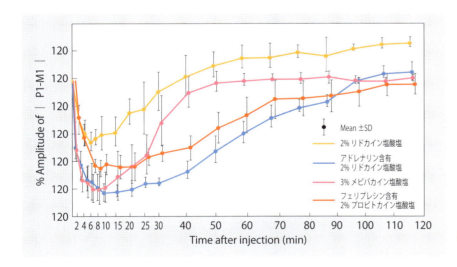

図1 局所麻酔薬製剤の効力の比較
（笹尾, 2006[2)]をもとに作成）

製剤としての麻酔効果の比較

図1は，ラットの実験で各局所麻酔薬製剤の麻酔効果の強さ（浸潤麻酔時）を比較した結果です．体性感覚誘発電位が小さいほど（グラフが下方にいくほど）麻酔効果が強いことを表しています．アドレナリン含有2%リドカイン製剤は速やかに強い麻酔効果が得られ，長時間麻酔効果が持続することが示されています．3%メピバカイン製剤も速やかに強い麻酔効果が得られますが，持続時間は約30分と短時間です（表3）．フェリプレシン含有3%プロ

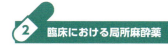

表3 歯科用注射用局所麻酔薬製剤の特徴

	止血効果	作用持続時間	基準最高用量*
アドレナリン含有2%リドカイン塩酸塩製剤	最良	90分	500mg（25mL）
フェリプレシン含有3%プロピトカイン塩酸塩製剤	やや良	75分	600mg（20mL）
3%メピバカイン塩酸塩製剤	やや良	30分	500mg（16.7mL）

*基準最高用量はわが国の成人に対する量である．アメリカでは，成人で7mg/kg，小児で4.4mg/kgが推奨されている．血管収縮薬（アドレナリンなど）の作用も考慮して，使用量が多くなる場合はモニタリング下に患者の全身状態を注意深く観察しながら行う．

表4 局所麻酔時の局所的合併症

	原因	症状	対応
1．遅延性感覚障害（神経障害）	・注射針による神経損傷 ・内出血や感染による神経圧迫 ・血管収縮薬による神経血行障害	・神経走行に一致した感覚障害 ・まれに神経障害性疼痛へ移行	・経過観察（障害の程度が軽度であれば自然治癒する） ・薬物療法（副腎皮質ステロイド，ビタミンB群など） ・低出力レーザー照射 ・温罨療法 ・星状神経節ブロック　など →歯科麻酔科医など専門医への対診を考慮
2．開口障害	・注射針による咀嚼筋の損傷や筋組織内出血 ・刺入部位からの感染	・開口障害 ・嚥下痛や開口時に疼痛が生じることが多い	・経過観察（数日から1週間程度で改善する） ・感染が疑われる場合は早期に消炎鎮痛薬や抗菌薬の投与
3．咬傷（図2）	・局所麻酔の効果遷延に伴う違和感，不快感から口唇，頰粘膜，舌などをかんだり傷つける	びらん，潰瘍，腫脹，血腫など	・創傷面の保護 ・重度の場合は抗菌薬，消炎鎮痛薬の投与
4．注射部位のびらん・潰瘍・壊死	・局所麻酔薬の過量使用 ・血管収縮薬による循環障害 ・Ⅳ型アレルギー ・強圧注射 ・不潔な針の使用 ・患者の易感染性	びらん・潰瘍・壊死（歯間乳頭部や口蓋側歯肉など，可動性の少ない部位に好発）	・局所を消毒して経過観察 ・症状が強い場合は抗菌薬，消炎鎮痛薬の投与
5．注射針の破折・組織内への迷入	・術者による人為的な屈曲の繰り返し ・患者の突然の体動 ・歯槽骨に対する強い力での繰り返しの刺入	組織内に迷入すると開口障害をきたすことがある	・開口器などで開口状態を保持し，速やかに摘出 ・注射針の断片が目視不能な場合は，エックス線撮影により位置関係を確認後，粘膜を切開し摘出
6．顔面神経麻痺	翼突下顎隙後方の耳下腺領域への局所麻酔薬の浸潤	下顎孔伝達麻酔を行った側の顔面神経麻痺	・経過観察（通常，麻酔薬の作用の消失とともに回復） ・眼瞼閉鎖不全がみられる場合は，眼球の保護
7．キューンの貧血帯（図3）	原因不明（血管攣縮や血管収縮薬の作用が考えられている）	上顎の伝達麻酔施行直後，頰部から鼻翼部にかけて境界明瞭な貧血帯が出現	経過観察（通常60分以内に消失，紫斑を伴う場合は1〜2週間で消失）
8．内出血・腫脹	注射針による血管の損傷	・紫斑 ・腫脹	・圧迫止血 ・温罨療法 ・抗菌薬の投与
9．視覚障害	局所麻酔薬の眼窩内への浸潤（眼窩下孔や上顎結節への伝達麻酔時）	・視覚障害 ・複視	経過観察
10．感染・炎症の拡大	不潔な歯面，感染部位に接触した注射針による刺入，薬液の注入	・発赤，腫脹，疼痛，発熱 ・重度の場合は開口障害，嚥下障害	・抗菌薬，消炎鎮痛薬の投与 ・症状に応じて切開，排膿
11．ドライソケット	・抜歯後の過剰な含嗽 ・血管収縮薬による血餅形成阻害	疼痛	・抗菌薬，消炎鎮痛薬の投与 ・抜歯窩の洗浄，消毒
12．後疼痛	粘膜壊死，アフタ形成，炎症の拡大，神経損傷など	疼痛	上記参照

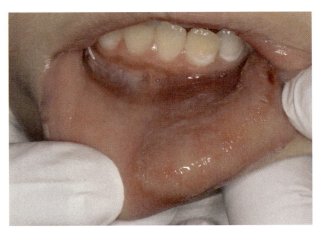

図2　咬傷（写真提供：東京歯科大学小児歯科学講座・櫻井 敦朗先生）

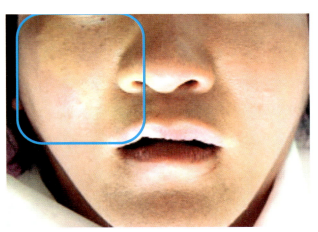

図3　キューンの貧血帯

ピトカイン製剤はアドレナリン含有2%リドカイン製剤よりも作用発現が遅く，かつ麻酔効果が弱く，作用持続時間は3%メピバカイン製剤よりは長いですがアドレナリン含有2%リドカイン製剤より短時間です．

したがって，現在わが国で発売されている3種類の歯科用注射用製剤のうち作用発現が速やかで，かつ麻酔効果が強く，作用時間が長いのはアドレナリン含有2%リドカイン製剤です．3%メピバカイン製剤は短時間で出血を伴わない治療や，小児や障がい者の歯科治療に，フェリプレシン含有3%プロピトカイン製剤は患者が合併する基礎疾患のためにアドレナリン含有2%リドカイン製剤が使用しにくい場合などに使用するのがよいと思われます．

局所麻酔時の局所的合併症（表4）

局所麻酔によっていくつかの局所的合併症がみられることがあります．表4に主な局所的合併症をまとめました．それぞれの特徴を理解したうえで，対応することが重要です．

メピバカインの伝達麻酔

2022年8月4日，3%メピバカイン製剤（スキャンドネスト® カートリッジ3%）に「伝達麻酔」の適応が追加されました．3%メピバカイン製剤は浸潤麻酔で使用すると作用持続時間は約30分と短いですが，伝達麻酔で使用すると作用持続時間は164.1±76.5分であり[4]，これはアドレナリン含有2%リドカイン製剤による伝達麻酔と遜色がないことから，一般的な歯科治療のための伝達麻酔として十分な作用持続時間が期待できるものと思われます．3%メピバカイン製剤は血管収縮薬を含有していないため血管収縮薬による心血管系への影響を考慮する必要がないことから，3%メピバカイン製剤を用いて伝達麻酔を行うことで，特に高齢患者や心血管系疾患を合併した患者に対する治療の安全性を高めることができると考えられます．

（小鹿恭太郎）

参考文献

1) 福島和昭監修．歯科麻酔学第8版．医歯薬出版，2019；125．
2) 笹尾真美．よりよい歯科用局所麻酔薬をめざして－浸潤麻酔効果の検討－．日歯麻誌．2006: 34(2): 126-134．
3) 一戸達也監修．局所麻酔薬によって麻酔効果に違いはありますか？ 臨床の疑問に答える安心納得の歯科局所麻酔ガイドブック．ヒョーロン・パブリッシャーズ，2019；6-7．
4) 一戸達也ほか．メピバカイン塩酸塩の歯科領域における伝達麻酔の使用実態調査．日歯麻誌，2021: 49(3): 71-80．

Q1. 高血圧，心疾患，糖尿病等を合併した患者にはどの局所麻酔薬がよいですか？

A. 歯科用局所麻酔製剤に含有される血管収縮薬が，循環器疾患や代謝内分泌疾患に影響を及ぼします．患者の合併疾患の状態に応じて適切に使い分けることで，より高い安全性を確保することができます．

現在，わが国で使用可能な歯科用局所麻酔薬カートリッジ製剤は，2％リドカイン製剤，3％プロピトカイン製剤，3％メピバカイン製剤の3種類6製品（表1）があります．このうち，リドカインとプロピトカインは血管拡張作用を有するため，血管収縮薬として，リドカイン製剤にはアドレナリン，プロピトカイン製剤にはフェリプレシンが含有されています．この血管収縮薬が，循環器疾患や代謝内分泌疾患に影響を及ぼします．

アドレナリン含有2％リドカイン製剤

1）循環系疾患合併患者に対して

アドレナリンは，心拍数増加と心筋収縮力の亢進により心拍出量を増加させますが，骨格筋血管の拡張によって全末梢抵抗が減少するので，血圧は大きく変化しません．ただし心拍数増加と心筋収縮力の亢進が生じるため，心筋酸素消費量が増加すると考えられます[1]．そのため，循環器疾患合併患者にアドレナリン含有局所麻酔薬製剤を使用する場合には，その合併症の程度を評価することが大切です．

心機能の評価として，NYHA（NewYork Heart Association）による重症度分類（表2），高血圧症の病期評価として，WHOの分類にもとづいて疾患の重症度の評価を行い，NYHA分類1度2度またはWHO分類1期2期ならカートリッジ2本以内，NYHA分類3度またはWHO分類3期なら1本以内と制限するのが安全です（表3）．それ以上使用したい場合には，アドレナリン非含有リドカインを用いて希釈し使用します．投与時には連続的なバイタルサインのモニタリングを行ったうえで，血圧が180/110mmHg以上（収縮期，拡張期いずれか）になった場合は投与を中止し，血圧が低下するまで十分な観察を続けることが推奨されています[2]．

2）代謝内分泌疾患に対して

アドレナリンはカテコールアミンであり，交換神経系の緊張に従って副腎髄質から分泌されるホルモンで，増加するとグリコーゲン分解や糖新生が活性化されるので，血糖値が上昇します．また，インスリン分泌を抑制する作用もあります．しかし，カートリッジ1～2本のアドレナリン含有リドカイン製

表1　歯科用局所麻酔薬カートリッジ製剤の種類

	商品名	血管収縮薬
2％リドカイン製剤	歯科用キシロカイン®カートリッジ	アドレナリン（0.0125mg/mL）
	キシレステシン™A注射液（カートリッジ）	アドレナリン（0.0125mg/mL）
	エピリド®配合注歯科用カートリッジ	アドレナリン（0.0125mg/mL）
	オーラ®注歯科用カートリッジ	アドレナリン酒石酸水素塩（0.025mg/mL）
3％プロピトカイン製剤	歯科用シタネスト‐オクタプレシン®カートリッジ	フェリプレシン（0.03IU/mL）
3％メピバカイン製剤	スキャンドネスト®カートリッジ3％	（—）

表2　NYHA（NewYork Heart Association）による心機能分類

NYHA 1度	身体活動は制限されない 通常の日常生活では，疲労感，動悸，呼吸困難，失神が起こらない
NYHA 2度	身体活動は軽度に制限される 通常の日常活動では，疲労感，動悸，呼吸困難，失神が起こるが，安静時は無症状である
NYHA 3度	身体活動は高度に制限される 通常よりも軽い労作の日常生活で，疲労感，動悸，呼吸困難，失神が起こるが，安静時は無症状である
NYHA 4度	どのような身体活動もできない 安静時においても症状があり，ほとんど寝たままである

表3　循環器合併患者に対する局所麻酔薬含有アドレナリンの使用基準（金子，1996[3]）をもとに作成）

	45μgまで	22.5μgまで
心疾患	NYHA分類1度・2度	NYHA分類3度
高血圧症	WHO分類1期・2期	WHO分類3期 β遮断薬常用者

閉塞性肥大型心筋症ではアドレナリン含有リドカインは禁忌

剤を用いても，血糖値上昇はわずかであるため，コントロール状態が良好な糖尿病患者には，それほど問題にはなりません．

甲状腺機能亢進症患者は，交感神経の感受性が亢進している状態にあるため，アドレナリンの投与や歯科治療中のストレスにより交感神経刺激症状が誘発される可能性があります．しかしながら，糖尿病患者と同様，コントロール良好な甲状腺機能亢進症患者に対しては，カートリッジ1～2本のアドレナリン含有リドカイン製剤の使用は，問題ありません．

フェリプレシン含有3％プロピトカイン製剤

フェリプレシンは主に細静脈に作用し，フェリプレシン含有プロピトカイン製剤の注射後には大きな全身的影響は少ないとされていますが，フェリプレシンの大量投与は冠動脈収縮と心機能抑制をもたらし，心筋酸素需給のバランスを悪化させると考えられます．そのため，虚血性心疾患患者に，フェリプレシン含有プロピトカイン製剤を使用する場合には，カートリッジ2本以内に制限することが安全あると考えられます[1]．

3％メピバカイン製剤

メピバカイン製剤は，メピバカイン自体に弱いながらも血管収縮作用を有しているため，血管収縮薬は含有されていません．血管収縮薬を使用しにくい患者には，メピバカイン製剤の使用も考慮しましょう．効力はアドレナリン含有2％リドカイン製剤と同程度です．ただし，血管収縮薬が含有されていないので，作用持続時間は約30分と短く，長時間の処置には不適です．

（川口　潤）

参考文献

1) 福島和昭　監修．歯科麻酔学　第8版．医歯薬出版，2019．
2) 一般社団法人 日本歯科麻酔学会．高血圧患者に対するアドレナリン含有 歯科用局所麻酔剤使用に関するステートメント，2019．
3) 金子　譲．血管収縮薬（局所麻酔薬添加）とその使い方．日歯医師会誌．1996；48(12)：1282-1296．

Q2. 患者の常用薬のうち，局所麻酔薬製剤と相性が悪いものがありますか？

A. 高血圧症，心疾患，精神疾患などを有する患者で，併用注意の常用薬を使用している可能性があります．

現在，歯科用アドレナリン含有リドカイン製剤，フェリプレシン含有プロピトカイン製剤，メピバカイン製剤のいずれも添付文書上で併用が禁忌となっている常用薬はありません．しかし，相互作用により過度の血圧変動などを生じる可能性があり，患者の全身状態の観察を十分に行いながら慎重に投与すべき常用薬があります（表1）．なお，歯科用表面麻酔用製剤には併用禁忌・併用注意の常用薬はありません．

β受容体遮断薬（表2）

β受容体遮断薬は本態性高血圧症，狭心症，不整脈（期外収縮，洞性頻脈，発作性心房細動など）の治療や予防などに使用されています．β遮断薬には$β_1$受容体選択性の薬物と$β_1$受容体・$β_2$受容体非選択性の薬物がありますが，非選択性β受容体遮断薬常用者では$β_2$受容体を介した血管拡張作用が遮断されているため，アドレナリン含有リドカイン製剤を使用すると$α_1$受容体を介した血管収縮作用のみがあらわれて過度に血圧が上昇するおそれがあります[1]．また，圧受容器反射により徐脈となることがあります．

三環系抗うつ薬，MAO阻害薬（表2）

三環系抗うつ薬はうつ病・うつ状態などの患者に，MAO阻害薬はパーキンソン病の患者に使用されています．これらの薬物は神経終末のカテコールアミン濃度を上昇させるため，アドレナリン含有リドカイン製剤を使用するとアドレナリンの作用が増強し，過度に血圧が上昇するおそれがあります．

α受容体遮断薬，抗精神病薬（表3）

α受容体遮断薬は高血圧症や前立腺肥大症などの患者に，抗精神病薬は統合失調症などの精神疾患の患者や自閉スペクトラム症などの発達障害の患児に

表1 併用注意薬剤と相互作用

局所麻酔薬製剤	併用注意	相互作用・臨床症状
アドレナリン含有リドカイン製剤	非選択性β受容体遮断薬	過度の血圧上昇
	三環系抗うつ薬	
	MAO阻害薬	
	麦角アルカロイド	
	α受容体遮断薬	過度の血圧低下
	抗精神病薬	
メピバカイン製剤	ⅠB群抗不整脈薬	中枢神経系及び心臓に対する副作用増強
すべての歯科用注射用製剤	Ⅲ群抗不整脈薬	心機能抑制

表2 併用注意の薬剤一覧（血圧上昇）

	主な適応	一般名	販売名
非選択性β受容体遮断薬	高血圧症 狭心症 頻脈性不整脈	カルテオロール塩酸塩	ミケラン®
		ナドロール	ナディック®
		ニプラジロール	ハイパジール®
		ピンドロール	カルビスケン®
		プロプラノロール塩酸塩	インデラル®
三環系抗うつ薬	うつ病・うつ状態	アミトリプチリン塩酸塩	トリプタノール®
		アモキサピン	アモキサン®
		イミプラミン塩酸塩	イミドール® トフラニール®
		クロミプラミン塩酸塩	アナフラニール®
		ドスレピン塩酸塩	プロチアデン®
		トリミプラミンマレイン酸塩	スルモンチール®
		ノルトリプチリン塩酸塩	ノリトレン®
		ロフェプラミン塩酸塩	アンプリット®
MAO阻害薬	パーキンソン病	サフィナミドメシル酸塩	エクフィナ®
		セレギリン塩酸塩	エフピー®
		ラサギリンメシル酸塩	アジレクト®
麦角アルカロイド	片頭痛	エルゴタミン酒石酸塩	クリアミン®

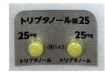

トリプタノール® 25mg

使用されています．抗精神病薬の多くは$α_1$受容体遮断作用を有するため，α受容体遮断薬や抗精神病薬の常用者に対してアドレナリン含有リドカイン製剤を使用すると，アドレナリンの$β_2$受容体作用が強くあらわれて過度に血圧が低下するおそれがあります．

従来，歯科用アドレナリン含有リドカイン製剤の添付文書には抗精神病薬は併用注意と記載されていましたが，抗精神病薬の添付文書にはアドレナリンが併用禁忌と記載されていました．このため，歯科治療で日常的に使用されるアドレナリン量では重篤な血圧低下を起こす可能性がきわめて低いにもかかわらず，抗精神病薬の常用者に対して歯科用アドレナリン含有リドカイン製剤を使用しづらい状況が続いていました[2]．

しかし，2018年3月にアナフィラキシーの救急治療時の医科用アドレナリン製剤の併用禁忌が解除され[3]，2023年10月には歯科領域における局所麻酔時の使用が併用禁忌から併用注意に改訂されました[4]（図1）．これにより，歯科用アドレナリン含有リドカイン製剤と抗精神病薬の添付文書が併用注意の記載で統一され，過度の血圧低下に注意して歯科用アドレナリン含有リドカイン製剤を使用することができるようになりました．なお，医科用アドレナリン含有リドカイン製剤の添付文書ではα受容体遮断薬および抗精神病薬は併用禁忌のままです．口腔外科手術のために医科用アドレナリン含有リドカイン製剤を使用している場合は注意が必要です．

麦角アルカロイド（表2）

麦角アルカロイドには血管収縮作用があり，片頭痛の治療に使用されていますが，トリプタン系薬の登場により使用頻度は激減しています．現在，一般歯科外来で目にする機会があるのはクリアミン®配合錠のみです．クリアミン®配合錠とアドレナリン含有リドカイン製剤を併用すると，過度の血圧上昇をきたすおそれがあります．

抗不整脈薬（表4）

抗不整脈薬はⅠ群からⅣ群に大別され，不整脈

表3 併用注意の薬剤一覧（血圧低下）

		主な適応	一般名	販売名
α受容体遮断薬		高血圧症	ドキサゾシンメシル酸塩 ブナゾシン塩酸塩	カルデナリン® デタントール®
		高血圧症 前立腺肥大症	ウラピジル テラゾシン塩酸塩 プラゾシン塩酸塩	エブランチル® バソメット® ミニプレス®
		前立腺肥大症に伴う排尿障害	シロドシン タムスロシン塩酸塩 ナフトピジル	ユリーフ® ハルナール® フリバス®
定型抗精神病薬	フェノチアジン系	統合失調症	クロルプロマジン	ウインタミン®，コントミン®
			フルフェナジン	フルデカシン®，フルメジン®
			プロクロルペラジン	ノバミン®
			プロペリシアジン	ニューレプチル®
			ペルフェナジン	トリラホン®，ピーゼットシー®
			レボメプロマジン	ヒルナミン®，レボトミン®
	ブチロフェノン系	統合失調症	スピペロン	スピロピタン®
			チミペロン	トロペロン®
			ハロペリドール	セレネース®，ハロマンス®
			ピパンペロン塩酸塩	プロピタン®
			ブロムペリドール	ブロムペリドール
	イミノベンジル系	統合失調症	クロカプラミン塩酸塩水和物	クロフェクトン®
			モサプラミン塩酸塩	クレミン®
	チエピン系	統合失調症	ゾテピン	ロドピン®
非定型抗精神病薬	セロトニン・ドパミン遮断薬	統合失調症	パリペリドン	インヴェガ®，ゼプリオン®
			ブロナンセリン	ロナセン®
			ペロスピロン塩酸塩水和物	ルーラン®
		統合失調症，自閉スペクトラム症	リスペリドン	リスパダール®
		統合失調症，双極性障害	ルラシドン塩酸塩	ラツーダ®
	多元受容体作用抗精神病薬	統合失調症	アセナピンマレイン酸塩	シクレスト®
			クロザピン	クロザリル®
		統合失調症，双極性障害	オランザピン	ジプレキサ®
			クエチアピンフマル酸塩	セロクエル®，ビプレッソ®
	ドパミン受容体部分作動薬	統合失調症，双極性障害 自閉スペクトラム症	アリピプラゾール	エビリファイ®
		統合失調症	ブレクスピプラゾール	レキサルティ®

表4 併用注意の抗不整脈薬一覧

分類	一般名	販売名	主な適応
ⅠB群	アプリンジン塩酸塩	アスペノン®	頻脈性不整脈
Ⅲ群	アミオダロン塩酸塩	アンカロン®	致死性不整脈の再発予防 心不全や肥大型心筋症に合併した心房細動

2. 禁忌，10 相互作用　改訂内容　―改訂部分のみ抜粋―

≪エビリファイ錠・散，OD 錠，内用液≫

改訂後	改訂前
2. 禁忌（次の患者には投与しないこと） 2.1 ～ 2.2〈略〉 2.3 アドレナリンを投与中の患者（アドレナリンをアナフィラキシーの救急治療，又は歯科領域における浸潤麻酔もしくは伝達麻酔に使用する場合を除く）［10.1 参照］ 2.4〈略〉	**2. 禁忌（次の患者には投与しないこと）** 2.1 ～ 2.2〈略〉 2.3 アドレナリンを投与中の患者（アドレナリンをアナフィラキシーの救急治療に使用する場合を除く）［10.1 参照］ 2.4〈略〉
10. 相互作用 本剤は，主として肝代謝酵素 CYP3A4 及び CYP2D6 で代謝される．［16.4 参照］ **10.1 併用禁忌（併用しないこと）**	**10. 相互作用** 本剤は，主として肝代謝酵素 CYP3A4 及び CYP2D6 で代謝される．［16.4 参照］ **10.1 併用禁忌（併用しないこと）**

10.1 併用禁忌（改訂後）

薬剤名等	臨床症状・措置方法	機序・危険因子
アドレナリン（アナフィラキシーの救急治療，又は歯科領域における浸潤麻酔もしくは伝達麻酔に使用する場合を除く）ボスミン［2.3 参照］	アドレナリンの作用を逆転させ，血圧降下を起こすおそれがある．	アドレナリンはアドレナリン作動性α，β受容体の刺激剤であり，本剤のα受容体遮断作用によりβ受容体刺激作用が優位となり，血圧降下作用が増強される．

10.1 併用禁忌（改訂前）

薬剤名等	臨床症状・措置方法	機序・危険因子
アドレナリン（アナフィラキシーの救急治療に使用する場合を除く）ボスミン［2.3 参照］	アドレナリンの作用を逆転させ，血圧降下を起こすおそれがある。	アドレナリンはアドレナリン作動性α，β受容体の刺激剤であり，本剤のα受容体遮断作用によりβ受容体刺激作用が優位となり，血圧降下作用が増強される．

10.2 併用注意（併用に注意すること）（改訂後）

薬剤名等	臨床症状・措置方法	機序・危険因子
アドレナリン含有歯科麻酔剤 リドカイン・アドレナリン	血圧降下を起こすおそれがある．	アドレナリンはアドレナリン作動性α，β受容体の刺激剤であり，本剤のα受容体遮断作用によりβ受容体刺激作用が優位となり，血圧降下作用が増強されるおそれがある．
〈略〉		

10.2 併用注意（併用に注意すること）（改訂前）

薬剤名等	臨床症状・措置方法	機序・危険因子
〈新設〉		
〈略〉		

下線部：改訂箇所

図 1　例：エビリファイ®添付文書の改訂
（https://www.otsuka-elibrary.jp/pdf_viewer/index.html?f=/news/1003/WI2001.pdf をもとに作成）

の種類に応じて使い分けがされています．このうち，ⅠB 群のアプリンジン，Ⅲ群のアミオダロンを常用している患者では，局所麻酔薬製剤の使用に注意が必要です．

ⅠB 群のアプリンジンは頻脈性不整脈に対して使用されることがあります．アプリンジンはメピバカインとの併用により，中枢神経系及び心臓に対する副作用が増強される可能性が報告されています[5]．このため，アプリンジンの常用者にメピバカイン製剤を使用する場合には慎重な投与が必要です．

Ⅲ群のアミオダロンは致死性不整脈（心室細動，心室頻拍）の再発予防や心不全，肥大型心筋症の患者に使用されることがあります．アミオダロンはアドレナリン含有リドカイン製剤，フェリプレシン含有プロピトカイン製剤，メピバカイン製剤のいずれであっても，併用により心機能が抑制されるおそれがあります．また，アミオダロンを常用している患者は心機能が低下している可能性が高く，主治医との十分な診療情報共有が重要です．局所麻酔薬製剤との相互作用にも注意が必要ですが，適切な全身管理のうえで歯科治療を行うことが望ましいです．

（小崎芳彦，一戸達也）

参考文献

1）Ichinohe T, Igarashi O, Kaneko Y. The influence of propranolol on the cardiovascular effects and plasma clearance of epinephrine. Anesth Prog. 1991；38（6）：217-220.
2）一戸達也，嶋田昌彦．抗精神病薬常用者に対するアドレナリン添加リドカイン製剤の使用に関する実態調査．日歯麻誌．2014；42（2）：190-195.
3）厚生労働省．平成 29 年度第 12 回薬事・食品衛生審議会　医薬品等安全対策部会　安全対策調査会．アドレナリン製剤の使用上の注意の改訂について．2018．https://www.mhlw.go.jp/file/05-Shingikai-11121000-Iyakushokuhinkyoku-Soumuka/0000197888.pdf
4）日本製薬団体連合会．医薬品安全対策情報（Drug Safety Update）No. 321．2023．https://dsu-system.jp/dsu/web/viewer.html?file=/dsu/321/321.pdf
5）G. Breithardt, et al. Cerebral Convulsions and Cardiac Arrest during Local Anesthesia in Patient on Antiarrhythmic Treatment. Chest. 1975；67（3）375-376.

Q3. 局所麻酔薬アレルギーって歯科臨床でも起きるのですか？

A.
局所麻酔薬アレルギーの発生頻度は非常にまれですが，局所麻酔薬を原因とするアナフィラキシーショックにより，患者が死亡した医療事故も報告されています[1~3]．局所麻酔薬に対してアレルギーが疑われる患者に対しては，十分な病歴聴取を行い，アレルギーとその他の全身的偶発症との鑑別が重要です．

局所麻酔薬アレルギー

局所麻酔薬によるアレルギー反応のタイプには，アナフィラキシーショックを引き起こす即時型アレルギーのⅠ型と，接触性皮膚炎を生じる遅延型アレルギーのⅣ型があります．

局所麻酔薬は，主に表面麻酔用製剤に使用されているエステル型と，歯科用注射用製剤に使用されているアミド型に分類され，エステル型の方がアレルギー反応を引き起こす頻度は高いといわれています．また，アミド型では局所麻酔薬そのものよりも，添加されている防腐剤（メチルパラベン）や酸化防止剤（亜硫酸ナトリウム）の方がアレルギー反応を起こしやすいとされています．

エステル型もアミド型も，遅延型（Ⅳ型）アレルギーが大半で即時型（Ⅰ型）アレルギーは極めてまれですが，アナフィラキシーショックを生じた場合は致死的な結果を招く恐れがあるため，迅速な対応が必要となります．

鑑別疾患（表1）

歯科臨床において局所麻酔は頻度の高い診療行為ですが，歯科治療時の全身的偶発症の多くは局所麻酔時またはその直後に生じています．その原因は，局所麻酔薬だけでなく，注射に対する恐怖や痛みも大きく関係しています．

そのため，局所麻酔薬アレルギーと誤診されやすいのですが，実際にはそのほとんどが血管迷走神経反射で，その他は過換気症候群，血管収縮薬（アドレナリン）による反応であり，局所麻酔薬による真のアレルギー反応は軽症のものまでを含めてもわずか1％程度で，リドカインによるアナフィラキシーの発生頻度に至っては0.00007％と推測されています[4]．アナフィラキシーショックの場合は，一般的に紅潮や蕁麻疹などの皮膚・粘膜症状がみられて血圧低下と頻脈を呈します[5]．

血管迷走神経反射の場合は，血圧低下は同様ですが，徐脈を呈して皮膚・粘膜症状はみられないのが特徴です．

病歴聴取とアレルギー検査

局所麻酔薬アレルギー疑いの患者が来院した場合，まずは詳細な病歴聴取が最も重要です．原因と考えられる局所麻酔薬の種類，症状，その後の経過や対応について患者から聴取し，可能であればその際に携わった医療機関へ情報提供を求めます．そして，アレルギー反応とその他の全身的偶発症とを鑑別し，アレルギー検査の必要性を検討します．

アレルギー検査には，患者へ直接抗原を投与して反応を見る生体内検査と，患者の血液を採取し抗原を投与して反応を見る生体外検査があります．

生体内検査で即時型（Ⅰ型）アレルギーの診断には皮膚テスト（プリックテスト，皮内テスト），誘発試験が用いられ，遅延型（Ⅳ型）アレルギーの診断にはパッチテストが用いられます．

生体外検査で即時型（Ⅰ型）アレルギーの診断には好塩基球活性化試験が用いられ，遅延型（Ⅳ型）

表1　局所麻酔薬アレルギーと鑑別疾患

全身的偶発症		症状
アレルギー	即時型（Ⅰ型）	皮膚・粘膜症状：全身性の蕁麻疹，掻痒または紅潮，口唇・舌・口蓋垂の腫脹など 呼吸器症状：呼吸困難，気管支痙攣，チアノーゼなど 循環器症状：血圧低下，頻脈，失神など 消化器症状：腹痛，嘔吐，下痢など
	遅延型（Ⅳ型）	かゆみを伴う紅斑，丘疹，小水疱など
血管迷走神経反射		血圧低下，徐脈，顔面蒼白，悪心，悪寒，めまいなど
過換気症候群		過呼吸，空気飢餓感，口唇・手足のしびれ感，手指のテタニー様痙攣，胸部絞扼感，胃部膨満感など
局所麻酔薬（アドレナリン）による反応		頻脈，血圧上昇，不整脈，動悸など

アレルギーの診断にはリンパ球刺激試験が用いられます．

しかし，100％信頼できる検査法はいまだ確立されておらず，いくつかの検査を併用し臨床症状と合わせて，総合的にアレルギーの有無を判断する必要があります．また，これまで安全に使用できていたとしても，今後の安全使用を保証するものではありません．感作されて突然アレルギー反応を引き起こす可能性もあるため，アナフィラキシーショックを生じた際に対応できるよう日頃から備えておくことが重要です．

（吉田香織）

参考文献
1) 青森地方裁判所弘前支部．平成15年10月16日判決．
   https://www.courts.go.jp/app/files/hanrei_jp/519/008519_hanrei.pdf
2) さいたま地方裁判所．平成22年12月16日判決．
   https://www.courts.go.jp/app/files/hanrei_jp/297/081297_hanrei.pdf
3) 日本医療安全調査機構．医療事故の再発防止に向けた提言 第3号　注射剤によるアナフィラキシーに係る死亡事例の分析（2018年1月）．
   https://www.medsafe.or.jp/uploads/uploads/files/teigen-03.pdf
4) 光畑 裕正．アナフィラキシーの治療と機序―局所麻酔薬アレルギーを中心に―．日歯麻誌．2003；31(3)：235-244.
5) 日本アレルギー学会．アナフィラキシーガイドライン 2022．
   https://www.jsaweb.jp/uploads/files/Web_AnaGL_2023_0301.pdf

Q4. 局所麻酔薬中毒って歯科臨床でも起きるのですか？

A. 局所麻酔薬中毒は，局所麻酔薬の血中濃度の異常上昇によって生じます．通常の歯科臨床で起きるのは稀ですが，2017年には歯科治療中の局所麻酔中毒による低酸素脳症が原因とみられる死亡事故も報告されています．局所麻酔を施行する際は，局所麻酔薬中毒を生じる可能性を念頭におき，適切な対応について熟知しておく必要があります．

発生機序

局所麻酔薬中毒の原因には，絶対的過量と相対的過量が考えられます[1)]．

絶対的過量とは，基準最高用量を超えて局所麻酔薬を投与し，中毒症状を発現した場合をいいます．歯科用局所麻酔製剤の基準最高用量は，それぞれアドレナリン含有リドカイン製剤が500 mg（25 mL），フェリプレシン含有プロピトカイン製剤が600 mg（20 mL），メピバカイン製剤が500 mg（16.7 mL）とされています[2)]．また，アメリカのFDAでは，アドレナリン含有リドカインの基準最高用量は，成人では4.5〜7 mg/kg，小児では4.4 mg/kgとされています．例えば，事故が報告された2歳児の体重は約12kgなので，アドレナリン含有リドカイ

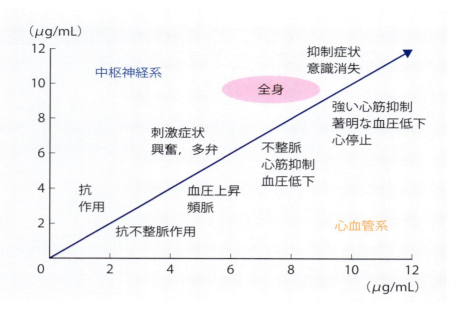

図1　局所麻酔薬中毒の症状と血漿リドカイン濃度

ン製剤の基準最高用量は，52.8 mg（2.64 mL）となります．1.8 mL カートリッジであれば，カートリッジ1本中にリドカインは36 mg 含まれているので，カートリッジ約1.5本分でこの量に達します．

　相対的過量とは，基準最高用量を超えていないにもかかわらず，中毒症状を発現した場合をいいます．下顎孔伝達麻酔や星状神経節ブロック時の血管内誤注では，たとえ少量であっても脳内濃度の上昇により急激に中毒症状を生じる可能性があります．また，注射用の局所麻酔薬は肝臓で分解されて腎臓で排泄されるため，患者の肝機能障害による代謝遅延や，腎機能障害による排泄遅延のため中毒症状を生じる可能性があります．とくに乳児は成人よりも肝臓の代謝酵素活性が低いため，中毒を起こしやすいとされています．

症状

　局所麻酔薬中毒の症状は，主に中枢神経系と心血管系にみられます．最初に中枢神経症状がみられ，初期では不安，多弁，興奮を生じ，さらに血中濃度が上昇すると四肢の振戦から全身けいれんを引き起

こします．末期になると意識消失，呼吸停止から心停止となります．心血管系では，神経症状に伴って初期では高血圧や頻脈を生じます．さらに血中濃度が上昇すると徐脈，低血圧，心静止となります（図1）[3]．

　血管内誤注の場合は，初期症状を認めることなく突然全身けいれんを生じることもあるため，注意が必要です．

治療

　初期症状のみの場合は，局所麻酔薬の投与を中止して，注意深く経過観察を行います．けいれんを生じた場合は，低酸素血症を防ぐために100％酸素投与を行い，ベンゾジアゼピン系薬物（ジアゼパムやミダゾラム）の静脈内投与を行います．重度の低血圧や不整脈を伴う場合は，20％脂肪乳剤（イントラリポス®）の静脈内投与を行います[4]．脂肪乳剤は血漿中に分布して局所麻酔薬と結合することにより，血中濃度を下げると考えられています．末期症状として心肺停止となった場合は，心肺蘇生の手順に従って対応します（図2）．

（吉田香織）

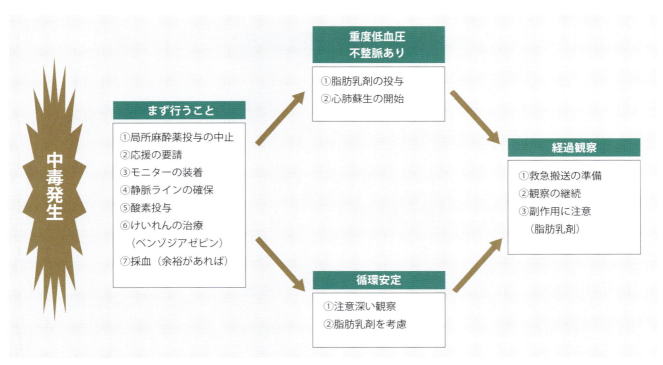

図2　局所麻酔薬中毒発生時の対応

参考文献

1) 一戸達也　監修．臨床の疑問に答える安心・納得の歯科局所麻酔ガイドブック．ヒョーロン，2019．
2) 日本歯科麻酔学会．安全な歯科局所麻酔に関するステートメント．2019．
http://kokuhoken.net/jdsa/publication/file/guideline/statement_safe_local_anesthesia.pdf
3) 福島和昭　監修．歯科麻酔学（第8版）．医歯薬出版，2019．
4) 日本麻酔科学会．局所麻酔薬中毒への対応プラクティカルガイド．2017．
https://anesth.or.jp/files/pdf/practical_localanesthesia.pdf

Q5. メトヘモグロビン血症って何ですか？

A. 局所麻酔薬による全身的偶発症のひとつです．

メトヘモグロビン血症とは

メトヘモグロビン血症には，先天性と後天性（中毒性）の2種類があり，ここでは後天性メトヘモグロビン血症について解説します．

人間の体内では，赤血球中のヘモグロビンが酸素運搬を担っています．メトヘモグロビンは，ヘモグロビンに配位されている二価の鉄イオンが三価になったもので，酸素運搬能を持ちません．メトヘモグロビンが何らかの要因（歯科領域ではほとんどが局所麻酔薬の大量投与）で過剰になると，組織が低

表1 局所麻酔薬アレルギーと鑑別疾患（西川ら，2019[2]）をもとに作成）

メトヘモグロビン血中濃度	症状
＜15%	無症状
20-30%	チアノーゼ，頭痛，倦怠感，精神状態の変化，意識消失，めまい，運動耐容能低下
30-50%	息切れ，頭痛
50-70%	嗜眠，昏迷，不整脈，痙攣発作，昏睡
＞70%	死亡

表2 メトヘモグロビン血症の関与が明らかな薬物（マシモジャパン[3]）をもとに作成）

メトヘモグロビン血症の関与が明らかな薬物
プロピトカイン
アミノ安息香酸エチル
ニトログリセリン
ニトロプルシドナトリウム
セレコキシブ
硝酸ナトリウム
硝酸塩を含んだ食品添加物，井戸水

酸素状態となります[1]．この状態をメトヘモグロビン血症といい，通常全ヘモグロビンのうち1～2%を占めていますが，メトヘモグロビンが15%を超えるとチアノーゼが出現し，重症化すると呼吸困難や意識消失を認めます（表1）[1,2]．

メトヘモグロビン血症発症のリスク

メトヘモグロビン血症の原因物質は局所麻酔薬だけではなく，冠血管拡張薬や食品添加物なども原因物質となります（表2）[3]．医科領域も含めると内視鏡検査時の咽頭部への局所麻酔薬スプレーの大量噴霧や，乳幼児の皮膚治療時の表面麻酔薬の大量塗布などでメトヘモグロビン血症を発症した報告もあります．アメリカでは，歯痛や口内炎の疼痛緩和目的で局所麻酔薬であるアミノ安息香酸エチルを含有した薬剤を大量に使用し，まれではありますが重篤で致死性のあるメトヘモグロビン血症を発症したケースが報告されています（119例のうち4例は死亡例）[4]．

日本で使用可能な歯科用局所麻酔薬カートリッジ製剤のうち，プロピトカイン製剤とアミノ安息香酸エチルはメトヘモグロビン血症の患者に使用禁忌です[1]．プロピトカイン製剤は，成人で600 mg（1.8 mLカートリッジで約11本分）または10 mg/kg以上の投与でメトヘモグロビン血症が発生すると言われています．通常の使用量での発症は稀ですが，局所麻酔下の歯科治療時に酸素投与で改善しない原因不明の動脈血酸素飽和度低下やチアノーゼを認めた場合は，メトヘモグロビン血症を疑いましょう[2]．

メトヘモグロビン血症の治療方法

メトヘモグロビン血症の治療はメチルチオニニウム塩化物水和物（メチレンブルー®）の静脈内投与です．意識障害，痙攣，不整脈などの症状がある場合は局所麻酔中毒との鑑別がとても困難となります[2]．局所麻酔薬投与後，発症までに時間がかかるようであればメトヘモグロビン血症の可能性が高いですが，確定診断にはCOオキシメーターによるメトヘモグロビン濃度の測定が必要です．院内にメチレンブルーの在庫がない場合は，迷わず高次医療機関へ救急搬送しましょう．

（手島麻子，一戸達也）

参考文献

1) 福島和昭 監修．歯科麻酔学 第8版．医歯薬出版，2019．
2) 西川精宣，森隆．局所麻酔薬中毒．日臨麻会誌．2019；39：391．
3) マシモジャパン株式会社．メトヘモグロビン血症の解明 https://www.masimo.co.jp/pdf/spmet/demystifying_methemoglobinemia_white_paper.pdf
4) 国立医薬品食品衛生研究所．NIHS医薬品安全性情報 Vol.16, No.17(2018/08/20). https://www.nihs.go.jp/dig/sireport/weekly16/17180820.pdf

Q6. 妊婦や授乳中の患者への局所麻酔では何に注意すればよいですか？

A. 妊婦へ局所麻酔薬を使用する際は，アドレナリン含有2％リドカイン塩酸塩製剤を必要最小量に留めることが安全です．また，歯科治療を行う時期は妊娠中期（14週～27週）が最適です．

各妊娠周期における注意事項

厚生労働省発表の妊娠期の区分[1]を示します（図1）．

1) **妊娠初期（～13週）**：妊娠初期は器官形成期であるため，催奇形因子(薬剤，放射線など)を避けるべきです．局所麻酔薬は容易に胎盤を通過しますが，通常臨床で使用される局所麻酔量では胎児に影響を及ぼす血中濃度にはなりません．しかし積極的な歯科治療は避け，応急処置に留めておくべきです．

2) **妊娠中期（14週～27週）**：妊娠中期になると臓器の発達は継続しますが，重篤な先天異常は起こしにくく，比較的安全に歯科治療が行えます．そのため，局所麻酔薬を使用した歯科治療を行うならばこの時期に行うのが望ましいです．

3) **妊娠後期（28週～）**：妊娠後期になると子宮が大きくなっているため，水平位にすると下大静脈が圧迫され仰臥位低血圧症候群を引き起こす可能性があります．そのため，長時間の歯科治療は避け，応急処置に留めるべきです．仰臥位低血圧症候群発生時には左仰臥位にすることで下大静脈の圧迫が解除されるため，症状が緩解します[2]．

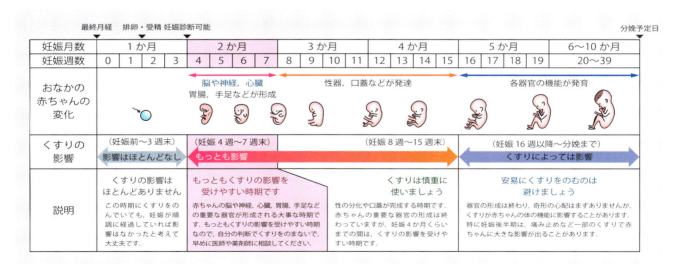

図1　妊娠の時期と薬剤の影響（一般社団法人くすりの適正使用協議会[3]をもとに作成）

局所麻酔薬の種類

1) **アドレナリン含有2%リドカイン塩酸塩製剤**：リドカインは容易に胎盤を通過するとともに、大量投与によって子宮血流を減少させ、胎児への酸素供給が減少する可能性がありますが、通常使用量であれば子宮筋を弛緩させて子宮血流を増加させます[2]。

2) **フェリプレシン含有3%プロピトカイン塩酸塩製剤**：プロピトカインはリドカインよりも胎盤通過性が高いです。また大量投与により、メトヘモグロビン血症により胎児への酸素供給が減少する可能性がありますが、通常使用量であれば問題ありません。血管収縮薬であるフェリプレシンは、大量投与により分娩促進作用があるため妊婦への使用は避けた方ほうが安全であると考えられます[2]。

3) **3%メピバカイン塩酸塩製剤**：リドカインよりも胎盤通過性は低いですが、作用持続時間が短いため使用量が増加する可能性があります。血中濃度が高くなると胎盤通過性が上昇するため、注意しなければなりません。

授乳中の患者への局所麻酔の使用

多くの薬物は母乳中へ移行するため、授乳中も薬物の使用は気を付けなければなりません。局所麻酔薬が母乳中へ移行する量は非常に少なく、通常使用量では乳児への影響はほとんどありません。しかし、歯科治療にはエックス線写真撮影や投薬が必要になることがあります。歯科治療を行うことが有益であるかを判断し、状況に応じて産科主治医へ対診を行い情報収集することも大切です。

（手島麻子、一戸達也）

参考文献

1) 厚生労働省ホームページ．
https://www.mhlw.go.jp/file/05-Shingikai-10901000-Kenkoukyoku-Soumuka/0000114401.pdf
2) 福島和昭 監修．歯科麻酔学 第8版．医歯薬出版，2019．
3) 一般社団法人くすりの適正使用協議会．
https://www.rad-ar.or.jp/knowledge/post?slug=maternity

Q7. 表面麻酔を上手に効かせるコツは何ですか？

A. よく乾燥させた粘膜に数分間表面麻酔を圧接して応用することで刺入時の痛みを軽減できます．

表面麻酔の特徴

歯科治療では、痛点が豊富で感覚が鋭敏な口腔粘膜に対して局所麻酔が行われます。浸潤麻酔の刺入部位として患歯の根尖部に最も近い歯肉頬移行部や骨小孔が多く存在する歯間乳頭部がしばしば選択されますが、付着歯肉部から歯肉頬移行部にかけては痛点が多く存在します[1]。患者にとって浸潤麻酔の痛みは苦痛であり、その後の治療の質にも関わる可能性があります。そのため、積極的に表面麻酔を使用することで患者の苦痛緩和や治療の成功につながると考えられます。また、表面麻酔は注射針刺入時の除痛以外に表1に挙げるような場合にも応用が可能です。現在、国内で市販されている表面麻酔薬の主成分はエステル型局所麻酔薬であるアミノ安息香

表1 表面麻酔の適応

・注射刺入点の麻酔
・歯石除去，歯周ポケット搔爬時の麻酔
・表在性の粘膜下膿瘍切開時の麻酔
・交換期の乳歯，高度動揺歯，歯の破折片の抜歯
・口腔潰瘍，びらん，アフタなどの除痛
・ラバーダムクランプ装着時の麻酔
・支台歯形成時などの歯頸部歯肉の麻酔
・異常絞扼反射（嘔吐反射）のある患者の口腔粘膜表面の麻酔

表2 表面麻酔用製剤の種類

分類・商品名	組成	性状
アミノ安息香酸エチル製剤（エステル型）	100g・100mL 中	
ジンジカインゲル 20%	アミノ安息香酸エチル 20g	黄色のゲル状で芳香（バナナ様）があり，味はわずかに苦い．
ハリケインゲル歯科用 20%	アミノ安息香酸エチル 20g	ほとんど無色のゲル状で，ミント様の芳香とわずかな甘みがある．
ビーゾカイン歯科用ゼリー 20%	アミノ安息香酸エチル 20g	青色透明〜半透明の半固形ゼリーで，芳香（バナナ様）があり，味はわずかに苦い．
プロネスパスタアロマ	アミノ安息香酸エチル 20g テトラカイン塩酸塩 1g ジブカイン塩酸塩 1g ホモスルファミン 2g	淡黄色の軟膏でストロベリー，マスカット，マンゴー，ミントの4種のフレーバーがあり，味はやや甘い．
ネオザロカイン®パスタ	アミノ安息香酸エチル 20g 塩酸パラブチルアミノ安息香酸ジエチルアミノエチル 5g	黄色半透明の軟膏でオレンジ様の芳香がある．
リドカイン製剤（アミド型）	1mL 中	
キシロカイン®ビスカス 2%	リドカイン塩酸塩 20mg	微黄色透明の粘性のある溶液で，芳香がある．
キシロカイン®液「4%」	リドカイン塩酸塩 40mg	薄い橙色の透明な溶液．
キシロカイン®ポンプスプレー 8%	リドカイン 80mg	無色〜微黄色の透明な溶液．

酸エチル製剤とアミド型局所麻酔薬であるリドカイン製剤の2種類であり，さまざまな性状のものがあります（表2）．そのうち歯科用表面麻酔薬製剤の主成分として使用されているのはエステル型局所麻酔薬であるアミノ安息香酸エチルです．

表面麻酔を上手に効かせるコツ

1）塗布部

表面麻酔薬は粘膜に浸透することで効果を発揮するため，塗布部が唾液で湿潤状態になっていると麻酔薬が唾液中に拡散して粘膜下まで十分に浸透せず，効果が発揮されません[2,3]．その場合は，唾液を綿球で拭き取ったり，エアで乾燥させたりなどの工夫が必要です．唾液が多い場合には唾液開口部（上顎：臼歯部頰側歯肉と頰粘膜の間，下顎：舌下部）にロールワッテを挿入するなども効果的です．

2）待ち時間

適用時間が長いほど，また適用部位に薬剤が停滞するほど確実な効果が期待できます．薬剤が流れるのを防止した状態で，少なくとも1〜2分待つことが望ましいです[4]．ゲルタイプやゼリータイプは作用部位に長く留まることができるため，ロールワッテやガーゼを併用し薬剤が流れるのを防ぐとより効果的です．

使用の際の注意点

エステル型局所麻酔薬は，アミド型局所麻酔薬に比べてアレルギーを発症する可能性が高いと言われています．その原因は，分解産物の1つであるパ

ラアミノ安息香酸（PABA）が，高い抗原性を示しアレルギー反応（大半が遅延型）を引き起こしやすいためと考えられています[5]．PABAは化粧品などの防腐剤として広く用いられているパラオキシ安息香酸メチル（メチルパラベン）の化学構造と類似しています．そのためエステル型表面麻酔薬を使用する際，化粧品に対して過敏に反応する患者には注意が必要です．

また，アミノ安息香酸エチル製剤はメトヘモグロビン血症の発症リスクがあります．近年，用法用量を守らず使用しメトヘモグロビン血症を発症した報告が増えており，中には乳幼児の死亡例も報告されています．そのため，2歳未満の乳幼児への使用には十分注意が必要です[6]．アミノ安息香酸エチル製剤をメトヘモグロビン血症の患者に使用することはプロピトカイン同様に禁忌です．

（森井雅子，一戸達也）

参考文献
1) 山田　守．口腔領域における痛みの生理—その1．歯界展望．1968; 31: 1207-1214.
2) Nakamura S, MatsuuraN, Ichinohe T : A new method of topical anesthesia by using anesthesia by using anesthetic solution in a patch. J Endod. 2013; 39(11):1369-1373.
3) Kishimoto T, Matsuura N, Kasahara M, Ichinohe T : Effect of topical anesthesia using an adhesive patch and anesthetic solution. Aneth Prog. 2017; 64(2):73-79.
4) 山口秀紀．痛くない局所麻酔のために．デンタルダイヤモンド．2017; 42(16): 29-34.
5) 丹羽　均．歯科臨床における局所麻酔薬アレルギー．日歯麻誌．2004; 32: 7-12.
6) 福島和昭　監修．歯科麻酔学　第8版．2019;121-122.

Q8. 浸潤麻酔を上手に効かせるコツは何ですか？

A. 麻酔効果を期待する部位へ適切な量を緩徐に注入し，3～5分以上待ってから治療します．

浸潤麻酔の特徴

浸潤麻酔とは，目的とする部位の近傍に局所麻酔薬を注入し，感覚神経終末を直接麻酔する方法です．麻酔薬の濃度が高いほど，また注入部位が目的とする神経に近いほど効果は速やかに発現し，かつ長時間持続します．

歯科治療で対象となる歯髄や歯根膜は歯槽骨の深部に存在しており，毛細血管網が発達しているため麻酔薬が希釈・吸収されやすく，局所麻酔が奏効しづらいです．さらに，歯髄への麻酔では，皮質骨の厚さや根尖部までの距離なども障害となります．そのため奏効させる部位の解剖学的特徴をよく理解しておくことが重要です[1]．特に下顎大臼歯部は，上顎や下顎前歯部に比べて皮質骨が緻密で厚く，根尖部までの距離も長いため，局所麻酔が奏効しにくく，十分な麻酔効果が得られにくいです．

浸潤麻酔は注射部位によって，粘膜下麻酔，傍骨膜麻酔，骨膜下麻酔，歯根膜内麻酔，歯髄腔内麻酔に分類されます（図1）[2]．一般的によく使われているのは，骨膜の近傍に局所麻酔薬を注入する傍骨膜麻酔であり，他の浸潤麻酔方法に比べて痛みが少ないのが特徴です．

浸潤麻酔を上手に効かせるコツ

1）部位

歯科処置では根尖部付近の歯肉頬移行部へ浸潤麻酔することが一般的です．しかし，下顎大臼歯部は

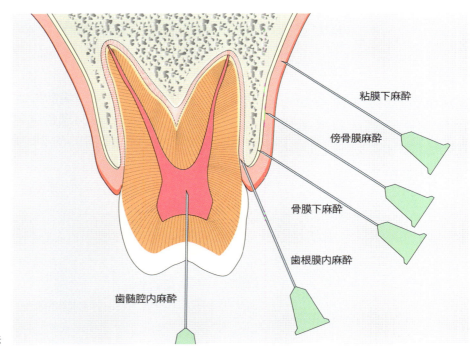

図1　浸潤麻酔法

歯肉頬移行部への注射のみでは奏効しにくいため，骨小孔の多い歯間乳頭部への麻酔の併用や歯根膜内麻酔，下顎孔伝達麻酔も考慮すると良いでしょう．

2）薬液量

治療部位や処置内容によって適切な使用量は異なりますが，局所麻酔を確実に奏効させるためにはむやみに節減せず，十分な量を使用すべきです．代表的な局所麻酔薬の使用量は，アドレナリン含有リドカイン製剤では通常成人に対して0.3〜1.8mLを適宜増減し使用し，フェリプレシン含有プロピトカイン製剤およびメピバカイン製剤では成人に対して原則として1.8mLを使用すると添付文書に記載されています．

3）注入圧・速度

麻酔薬の注入は強圧を避けてできるだけ緩徐に一定の速度で注入することが望ましいです[3]．電動式注射器の使用も有用です．強圧での注入は広範囲に薬液が広がってしまい目的部位への麻酔の奏効が不十分になる可能性があります．また，注入速度が速いと周囲の組織を急激に膨張させるため注入時痛が生じてしまいます．

4）待ち時間

注射後少なくとも3〜5分間待つことが望ましいです[4]．麻酔効果が確実に発現する前に治療を開始してしまうと，痛み刺激により疼痛閾値が低下してしまい，効果発現時間を過ぎても痛みを十分に抑制できなくなることがあります[5]．

（森井雅子，一戸達也）

参考文献

1) 一戸達也　編．歯科における安全で確実な局所麻酔−無痛治療の実践的テクニック．第一歯科出版，2013．
2) 福島和昭　監修．歯科麻酔学　第8版．2019;152-155．
3) Kudo M, Ohke H, Kawai T, Takagaki M, Katagiri K, Tateyama C, Kokubo M, Shinya N：Discomfort during dental local anesthetic injections correlated to pressure at the start of injection. Higashi Nippon Dental Journal. 2004; 23(2): 183-188.
4) 笹尾真美．よりよい歯科用局所麻酔薬をめざして−浸潤麻酔効果の検討−．日歯麻誌．2006; 34(2): 126-134.
5) 一戸達也．快適な歯科医療を目指して　痛くない歯科治療(2)先制鎮痛．歯界展望．2001; 98(2): 353-357.

Q9.
局所麻酔が効きにくかったりすぐ切れたりする患者がいます．どうしたらよいですか？

A.
急性歯髄炎など炎症が強い場合には，局所麻酔が奏効しにくいです．局所麻酔が奏効しない場合は無理に治療を進めようとせず，日を改めて局所麻酔が奏効しやすい環境を整えるのも大切です．

現在，日本で薬事承認されている歯科用局所麻酔薬製剤は，いずれも組織浸透性が良く，麻酔効力も高いため，適切な方法で局所麻酔を行えば十分な麻酔効果が得られることが多いです（表1）．それでも奏効しにくい場合，以下の原因と対応策が考えられます．

局所麻酔が奏功しにくい原因

1．炎症の存在

急性炎症のある組織では組織 pH が低下し，局所麻酔薬は神経線維内に侵入しにくいイオン型の割合が増加します．さらに，血管拡張により局所麻酔薬の血管内への吸収が促進されたり，浮腫により局所麻酔薬の濃度が希釈されたりするため，麻酔効果が減弱するとされています[2]．浸潤麻酔が奏効しにくい場合は，歯根膜内麻酔や伝達麻酔を併用するとよいですが，それでも奏効しない場合は，最後の手段として歯髄腔内麻酔を行うことも検討の対象となります．また，抗菌薬や非ステロイド性抗炎症薬を処方して，後日，炎症が軽減してから局所麻酔を行うのも選択肢の1つです．特に急性歯髄炎など炎症が著しく強い場合には，一時的に歯髄鎮痛消炎療法で急性症状の緩和を図り，次回来院時に抜髄処置を行うといった対応も必要でしょう．

2．解剖学的要因

下顎臼歯部では上顎や下顎前歯部と比較して皮質骨が緻密で厚く，下顎骨外壁から根尖部までの距離が長いため，局所麻酔薬が浸透しにくくなっています[3]．下顎臼歯部への局所麻酔が奏効しにくい場合には，頰側への浸潤麻酔に加えて骨小孔の多い歯間乳頭部への浸潤麻酔を行うのがよいでしょう．それでも十分な麻酔効果が得られない場合は，歯根膜内麻酔や下顎孔伝達麻酔を併用します．歯髄腔内麻酔はこれらの麻酔法が効かなかったときの最終手段です．

なお，下顎臼歯部舌側の皮質骨は頰側よりも薄く，根尖部までの距離も短いため，舌側歯肉への浸潤麻酔が有効な場合があります．しかし，感染によって口腔底に炎症が拡大する可能性があるため，基本的には舌側歯肉への浸潤麻酔は避けるのが安全です．また，智歯部の舌側歯肉では舌神経が近接している点にも注意が必要です．

表1 局所麻酔薬の特徴（渋谷ほか，2019[1] をもとに作成）

名称	組織浸透性	血管拡張能	麻酔抗力*	毒性*
リドカイン	非常に強い	強い	1	1.5
プロピトカイン	強い	弱い	1.5	0.7
メピバカイン	強い	なし	2	1

＊プロカインの麻酔効力／毒性を1としたときの相対値

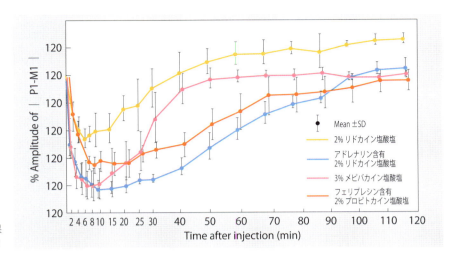

図1 局所麻酔薬製剤の浸潤麻酔効果の比較（笹尾, 2006[6]）をもとに作成）

3. 局所麻酔薬の性質

プロピトカインはリドカインやメピバカインよりも麻酔効力が弱く，作用発現が遅いのが特徴です．プロピトカイン製剤を使用する場合は，十分な量を投与したうえで，少なくとも5分以上待つ必要があります．

リドカイン製剤やプロピトカイン製剤の麻酔効果は通常60分以上持続しますが，メピバカイン製剤は血管収縮薬を含有していないため作用持続時間が約30分と短いのが特徴です（図1）．メピバカイン製剤を使用する際は短時間で麻酔効果が切れることを念頭に置き，30分以内に処置を終わらせましょう．

また，リドカイン製剤に含有されているアドレナリンは紫外線や高温で容易に分解され，麻酔効果が減弱します[4]．リドカイン製剤は凍結を避けて冷暗所に適切に保管することが重要です（**Q11** 参照）．

4. 術者の要因

治療内容に応じた必要最小量を投与することが望ましいですが，投与量が少ないと十分な麻酔効果が得られず作用持続時間も短くなります．また，局所麻酔を行うときに刺入点が多くなると他の刺入点から局所麻酔薬が漏出してしまい，注入速度が速すぎると周囲に局所麻酔薬が拡散して麻酔効果が得られにくくなります．したがって，必要十分な量を，必要最小限の刺入点から緩徐に注入し，少なくとも5分待ってから処置を開始するのが理想です．

5. 患者の心理的要因

処置に対する不安や恐怖心が強いと，痛み閾値が低下して弱い刺激でも痛みを感じやすくなります[5]．また，麻酔が十分に奏効していても触っただけで痛みを訴えることがあります．このような場合には，局所麻酔をしても触圧覚は残ることを丁寧に説明し，痛みではないことを認識してもらう必要があります．それでも不安や恐怖心が強くて治療が行えないときは，精神鎮静法が有効です．

（小崎芳彦，一戸達也）

参考文献

1) 渋谷 鑛，山口秀紀，一戸達也．各局所麻酔薬の特徴．歯科麻酔学 第8版（福島和昭監修）．医歯薬出版．2019；122-125．
2) 金子 譲．ハンドブック 歯科の局所麻酔Q＆A．医歯薬出版．2006；110-123．
3) 上条雍彦．口腔解剖学1骨学．アナトーム社．1965；165-184．
4) 櫻井 誠，金子 譲，一戸達也，中久喜 喬．歯科用局所麻酔薬2%リドカイン（キシロカイン）カートリッジ中のエピネフリン濃度の経時的変化．日歯麻誌．1986；14（4）：546-551．
5) Okawa K, et al. Anxiety may enhance pain during dental treatment. Bull Tokyo Dent Coll. 2005；46（3）：51-58．
6) 笹尾真美．よりよい歯科用局所麻酔薬をめざして ―浸潤麻酔の効果の検討―．日歯麻誌．2006；34（2）：126-134．

Q10. カートリッジを加温すると注入時の痛みが少ないというのは本当ですか？

A.
局所麻酔薬注入時の疼痛による身体的ストレッサーは血圧上昇や頻脈を招き，全身的な合併症を誘発する可能性があります．そのため局所麻酔時注入時の疼痛をできるだけ少なくするための配慮が不可欠です．その中でも局所麻酔薬の加温についてはさまざまな意見が存在しています．

痛みと温度

温度感覚の特徴として，15℃以下の冷却，43℃以上の熱刺激（侵害性熱刺激）は，自由神経終末の侵害受容器を刺激して痛覚として認識されます．つまり冷蔵庫保存してあった局所麻酔薬をただちに用いた場合には，冷刺激が刺激となり痛みを自覚する可能性があるため，局所麻酔薬を温めた方が疼痛を誘発しないようにも思われます．しかし，冷蔵庫温（3〜5℃），室温（20〜26℃），保温ボックス温（36.8〜37.2℃）の3種の局所麻酔温度と注入時の疼痛に関する過去の研究[1]では3温間に痛みの差異はありませんでした．この結果から局所麻酔薬を使用前に温める意味はないことが示されました．

効果的な使用方法

局所麻酔薬は熱や光に対して比較的に安定な化学物質ですが，歯科用局所麻酔薬カートリッジに血管収縮薬として含有されているアドレナリンは熱，光，紫外線に対して不安定です．特に空気（酸素）に触れたり，直射日光など強い光に当たることで分解しやすく，さらにこの分解は熱によりさらに促進されることが報告されています[2]．したがってアドレナリンの劣化，分解を避けるために，添付文書にも記載があるように「遮光し，凍結を避けて15℃以下に保存」が推奨されます．歯科用局所麻酔薬

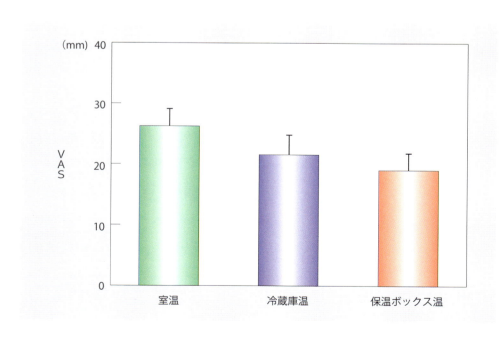

図1 局所麻酔薬の温度差による注射時の疼痛比較（仲西ら，1995[1]をもとに作成）

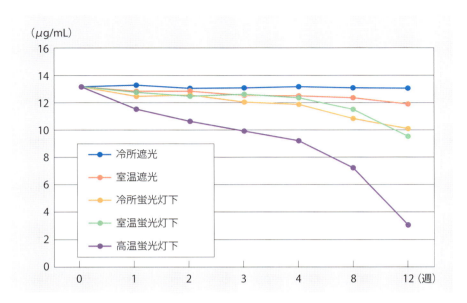

図2 保管条件によるアドレナリン濃度の変化（櫻井ら，1986[2]）をもとに作成）

カートリッジは冷蔵保存し，当日使用する分だけを室温遮光下に保管して使用するのがよいと思われます．

（齋藤菜月，一戸達也）

参考文献

1) 仲西修ほか．局所麻酔注射における注射液温度と注入時疼痛．日歯麻誌．1995; 23(3):484-489.
2) 櫻井　誠 他．歯科局所麻酔薬2％リドカイン（キシロカイン®）カートリッジ中のエピネフリン濃度の経時的変化．日歯麻誌．1986; 14(3): 546-551.

Q11. 局所麻酔薬カートリッジの保管と消毒はどうすればよいですか？

A. 冷暗所に保管します．

保管方法に関する研究

局所麻酔薬自体は熱や光などの環境の変化に対して安定性が高いですが，歯科用局所麻酔薬カートリッジに含有されている血管収縮薬のアドレナリンは紫外線，熱，光などで分解されやすく，不安定な物質です．これまでの研究で，冷所（5℃）遮光環境下では，12週間経過してもアドレナリン濃度がほぼ変化しないのに対して，室温（約24℃）遮光では約10％，室温蛍光灯下では約30％が分解してしまうと報告されています[1]．また，紫外線環境下や高温（50℃）環境下では，2カ月後にアドレナリンが55％も減少したという報告もあります．血管収縮薬を含有する歯科用局所麻酔薬カートリッジ製剤の添付文書には「遮光し，凍結を避けて15℃以下に保存」と記載されていることから，カートリッジ製剤は冷蔵庫内に保管し，その日の朝に必要な分だけを取り出して室温暗所において使用するのがよいと思われます．Q10で解説したように，局

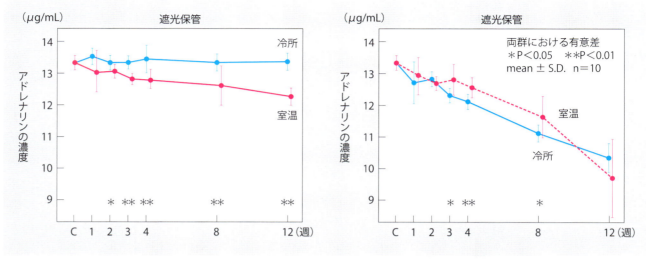

図1 保管条件によるアドレナリン

所麻酔薬製剤を加温して使用する意義は小さいと思いますが，もし局所麻酔薬加温器を使用するのであれば，長時間の加温によってアドレナリンの分解が促進されてしまう可能性があるため，加温は短時間とし，一度温めたカートリッジ製剤は再度加温することなく，その日のうちに使用するとよいと思われます．

劇薬の保管方法

医薬品は，毒薬，劇薬，麻薬，向精神薬，覚せい剤，習慣性医薬品，処方箋医薬品，生物由来医薬品・特定生物由来医薬品及び希少疾患医薬品に分類されます．この中でも局所麻酔薬製剤はすべて劇薬に分類されます．劇薬の保管については薬機法第48条により，「他の薬物と区別して貯蔵・陳列すること」が義務付けられています．同じ保管庫内であっても他の薬物との混在は認められていないので，明確に区別して専用の場所に「劇薬」と明示して保管・陳列しなくてはなりません．

高圧蒸気滅菌（オートクレーブ），乾熱滅菌，および煮沸消毒では，カートリッジの破損や血管収縮薬の分解を招き，ガス滅菌（エチレンオキサイド）や消毒液への浸漬では，カートリッジのゴム膜・ゴム栓を通してガスや消毒液がカートリッジ内に入り込む可能性があります．また紫外線滅菌でも血管収縮薬の分解を促進してしまいます．したがって，局所麻酔薬カートリッジは，滅菌した局所麻酔薬用注射器装填前に70％エタノールでカートリッジ周囲とゴム膜部分を清拭するだけとします．

（齋藤菜月，一戸達也）

参考文献

1）櫻井誠ほか：歯科局所麻酔薬2％リドカイン（キシロカイン®）カートリッジ中のエピネフリン濃度の経時的変化．日歯麻誌．1986;14(3):546-551.
2）川口充ほか：歯科用局所麻酔薬中の血管収縮薬の安定性に及ぼす因子．歯科学報．1999; 99(5): 421-427.

Column 3　局所麻酔拮抗薬

　痛みを伴う歯科治療に局所麻酔薬の使用は不可欠です．特に臼歯部の麻酔抜髄や埋伏歯の抜歯などは治療が長時間に及ぶこともあり，そのような治療においては局所麻酔薬の効果時間が持続することは好ましいことです．しかし，治療を終えた後も遷延してしまう麻酔効果によって，頬粘膜や舌，口唇の咬傷，熱傷をおこす危険性があります．また，摂食困難や発語困難の原因ともなります．大学病院小児歯科および個人小児歯科診療所を対象とした調査では，局所麻酔を使用した術後の不快症状の発生は 2.6％ であると報告[1]されています．その不快症状の内訳は，咬傷が最も多く局所麻酔を行った小児の 0.8％も発生し，それ以降は，痛み，麻痺感，違和感，かゆみ，歯肉の腫れ，しびれと続いています．小児の咬傷は場合によっては縫合が必要となることもあり，いくつかの取り組みがされてきました．取り組みの一つに局所麻酔をした側の頬にシールを貼るというのがありますが，頬にシールを貼ることを容認してくれない患児もおり，うまくいかないこともある．局所麻酔薬の使用量を調整も対策としてあげられているが，一度投与してしまった局所麻酔薬の効果時間を予測することは非常に困難です．これらのことから，欧米では局所麻酔は通法通り行い処置の終了時に局所麻酔効果を消失させることができる局所麻酔拮抗薬が多く用いられるようになってきています．

　歯科で用いられている多くの局所麻酔薬は基本的に血管収縮薬が含有されています．血管収縮薬は局所麻酔薬が血管内に吸収する時間を遅らせることで麻酔効果を延長させることを目的にしていますので，この血管収縮作用を拮抗することで麻酔効果を減衰させることができます．このメカニズムから血管拡張作用を有するフェントラミン製剤を用い，局所麻酔拮抗薬（Ora Verse™）が開発されました．フェントラミン製剤はカテコールアミンα受容体非選択的遮断薬であり強い血管拡張作用を持つため，手術中の褐色細胞腫の血圧調整が適応です．使用方法は局所麻酔を注入した部位にフェントラミン製剤を注入します．局所麻酔効果からの回復時間は，対照群と比較し優位に麻酔効果から回復[2]しました．副作用は注射部位の痛みと術後の痛み，頭痛が挙げられていますが，メタアナリシスにおいて有効性と副作用の少なさが報告[3]されています．アメリカでは 2009 年からドイツでは 2011 年から日常の臨床で使用されています．本邦でもフェントラミン製剤が使用できるようになると，小児の局所麻酔後の咬傷が少なくなると考えられ，今後の適応獲得が期待されます．

（半田俊之）

参考文献

1) 井上 美津子，浅里 仁，池田 訓子，小林 聡美，佐々 龍二，高木 裕三，朝田 芳信，大嶋 隆，小口 春久，田中 光郎，前田 隆秀，宮沢 裕夫，藥師寺 仁，渡部 茂，真柳 秀昭，鈴木 康生，下岡 正八，野田 忠，渋井 尚武，進士 久明，田村 康夫，土屋 友幸，大東 道治，香西 克之，西野 瑞穂，木村 光孝，本川 渉，藤原 卓，山崎 要一，吉田 昊哲，丸山 進一郎，嘉ノ海 龍三，品川 光春　小児に対する歯科用局所麻酔剤の安全性に関する臨床的研究　小児歯科学会雑誌 2005：43（5）：561-570
2) Daubländer M, Liebaug F, Niedeggen G, Theobald K, Kürzinger ML. Phentolamine mesylate to reverse oral soft-tissue local anesthesia: A systematic review and meta-analysis. The Journal of the American Dental Association 2017 ;148(3):149-156.
3) Prados-Frutos JC, Rojo R, González-Serrano J, González-Serrano C, Sammartino G, Martínez-González JM, Sánchez-Monescillo A. Phentolamine mesylate to reverse oral soft-tissue local anesthesia: A systematic review and meta-analysis. The Journal of the American Dental Association 2015;146(10):751-759.

2 臨床における局所麻酔薬

Column 4　新しい局所麻酔薬　アルチカイン

現在わが国で使用可能な歯科用局所麻酔カートリッジ製剤は，リドカイン製剤，プロピトカイン製剤，およびメピバカイン製剤の3種類ですが，欧米ではアルチカイン製剤やブピバカイン製剤なども使用されています．特にアルチカイン製剤は，世界的にはリドカイン製剤に次いで多くの本数が使用されており（表1），ドイツでは歯科用局所麻酔薬製剤のシェアの約98%を占めています[1]．わが国では未だに薬事承認を受けていませんが，2016年からアドレナリン酒石酸水素塩 0.018mg/mL（1:100,000 アドレナリン相当）含有 4% アルチカイン製剤の医師主導治験が行われています．

表1　歯科用局所麻酔薬の年間使用量（推定）（Malamed SE, 2023[5]）をもとに作成）

局所麻酔薬	年間使用量（カートリッジ）
リドカイン	1,000,000,000
アルチカイン	600,000,000
メピバカイン	300,000,000
プロピトカイン（プリロカイン）	50,000,000
ブピバカイン	10,000,000

表2　各局所麻酔薬の特徴

	化学構造	血管拡張性（リドカインを基準にした場合）	効力（リドカインを基準にした場合）	毒性（リドカインを基準にした場合）	主な代謝経路
リドカイン	（構造式）	基準	基準	基準	肝臓
プロピトカイン	（構造式）	弱い	やや弱い〜同程度	弱い	肝臓
メピバカイン	（構造式）	弱い収縮	同程度	やや弱い	肝臓
アルチカイン	（構造式：エステル結合，アミド結合）	同程度	同程度〜1.5倍	やや弱い〜同程度	血中の非特異的エステラーゼ

（宮脇，2022[4]），福島ほか，2019[6]）をもとに作成）

アルチカインの特徴（表2）

　アルチカインはリドカイン，プロピトカイン，メピバカインと同じアミド型局所麻酔薬ですが，アミド型にもかかわらずエステル結合も有しているため，約90％が血漿中のカルボキシエステラーゼ（非特異的エステラーゼ）により速やかに代謝されます．したがって主に肝臓で代謝される従来のアミド型局所麻酔薬と比べて代謝が速やかです[2]．また，毒性が比較的低く，安全域が広いという特徴を有しています[3]．

歯科用アルチカイン製剤とリドカイン製剤の比較

　血管収縮薬としてアルチカイン製剤にはアドレナリン酒石酸水素塩が，リドカイン製剤にはアドレナリンまたはアドレナリン酒石酸水素塩が含有されています．アルチカイン製剤とリドカイン製剤の作用発現時間および作用持続時間はほぼ同等ですが，麻酔効力は，含有されるアドレナリン濃度が若干低いにもかかわらず，同等またはアルチカイン製剤のほうが強いと報告されています[4]．

　国内では2022年にアドレナリン酒石酸水素塩0.018mg/mL（1:100,000アドレナリン相当）含有4％アルチカイン製剤の第Ⅲ相試験が終了し，現在薬事申請が行われています．近日中の薬事承認が期待されます．

（小鹿恭太郎）

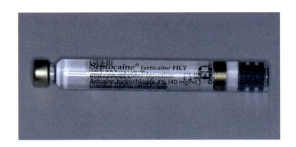

参考文献

1) Halling F, Neff A, Ziebart T. Local Anesthetic Usage Among Dentists: German and International Data. Anesth Prog. 2021 Mar 1;68(1):19-25. doi: 10.2344/anpr-67-03-12. PMID: 33827123; PMCID: PMC8033583.
2) 樋口　仁，若杉優花，川瀬明子，前田　茂，宮脇卓也．歯科用局所麻酔剤アーティカイン塩酸塩（アルチカイン塩酸塩）・アドレナリン酒石酸水素塩注射剤(OKAD01)の安全性および血中薬物動態の検討（第Ⅰ相，単施設，非盲検試験）．日歯麻誌：2021；49(3)：81-96.
3) 宮脇卓也，樋口　仁．2021年6月から医師主導の治験（第Ⅲ相試験）が始まる新しい歯科用局所麻酔剤"アルチカイン製剤"．日本歯科評論．2021；81(8)：16-17.
4) 宮脇卓也．歯科用局所麻酔薬の基礎的性質と新しい局所麻酔薬への期待歯科医療．2022；36(3)：4-10.
5) Malamed SF. Pain management following dental trauma and surgical procedures. Dent Traumatol. 2023;39(4):295-303.
6) 福島和昭　監修／一戸達也　編集代表／北畑洋・嶋田昌彦・丹羽均・宮脇卓也　編集委員．歯科麻酔学第8版．医歯薬出版，2019．

Column 5　局所麻酔用器具と機器

日常臨床で使用することができる局所麻酔に関わる器具や機器を紹介します．

歯根膜内麻酔専用注射器（図1，図2）

歯根膜内麻酔のための専用注射器は，歯根膜腔内に一定量の局所麻酔薬を低圧で注入可能なように設計されています．ペン型やピストル型などがあります．

電動注射器（図3）

電動注射器はプランジャーの動きをモーター駆動によりコントロールするため，局所麻酔薬を一定の注入圧と速度で注入することができます．市販されている製品の多くは注入速度の調整が可能で，なかにはコンピューター制御により注入速度を自動で変化させることができるものもあります．きわめて緩徐に麻酔薬を注入することが可能であるため，患者が受ける注入時痛を軽減することができます．

歯科用ディスポーザブル注射針の種類について（表1）

歯科用局所麻酔注射針は一般的にディスポーザブルのものが使用されています．注射針の太さ（外径）はゲージ（G）で表記されており，数字が大きいほど針は細くなります．注射針の長さは，ロング，ショート，エクストラショートなどの種類があります．

一般的には，伝達麻酔用はたわみが少なく，吸引試験も行いやすい27G，浸潤麻酔用には30G，

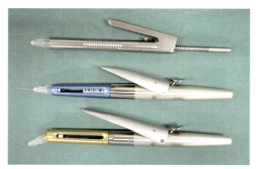

図1　歯根膜内麻酔専用注射器
上から，パロジェクトシリンジ（クロスフィールド），シトジェクト®（ストレートバレル）（クルツァージャパン），シトジェクト®（アングルバレル）（クルツァージャパン）

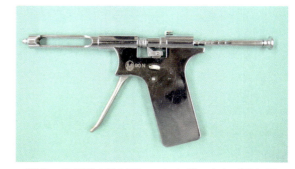

図2　歯根膜内注射器．ヘンケジェクト（茂久田商会）

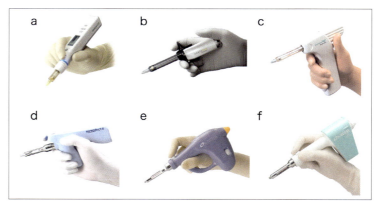

図3　電動注射器
a：アネジェクトⅡ（日本歯科薬品）
b：デンタペン（日本歯科薬品）
c：カートリーエース・プロ（デントロニクス）
d：ニプロジェクト（ニプロ／モリタ）
e：オーラスター®1.8S（昭和薬品化工）
F：オーラスター®1.8ST（昭和薬品化工）

表1 歯科用ディスポーザブル注射針規格の一例

注射針のサイズ			適応
規格（G）	外径（mm）	針の長さ（mm）	
33G ES	0.26	12	浸潤麻酔 歯根膜内麻酔
33G SS	0.26	14	
31G ES	0.28	12	浸潤麻酔 歯根膜内麻酔
31G SS	0.28	15	
30G S	0.30	21	浸潤麻酔
30G L	0.30	25	
27G S	0.40	21	伝達麻酔
27G L	0.40	30	

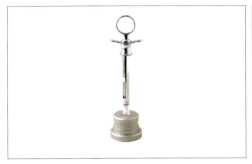

図4 リキャップのための専用器具．ニードルステーション®（プレミアムプラスジャパン社）

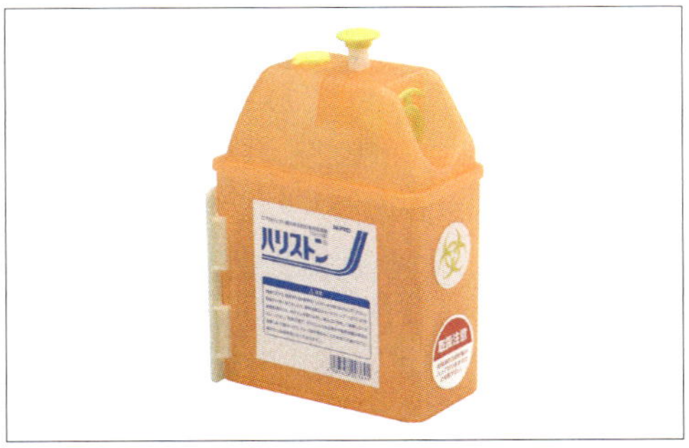

図5 針廃棄容器．ハリストン®（ニプロ）

31G，歯根膜麻酔用には33Gが使用されます．これまでの研究報告によると，注射針の太さによる注入時の痛みは，細い針の方が痛みは少ない傾向にありますが，患者が認識できるような痛みの有意差は認められていません．細い注射針ほど麻酔薬の組織内流入速度が高くなり，局所麻酔薬の注入時痛の原因となる可能性もあるため，注入速度には注意を払う必要があります[1,2]．

針刺し予防器具

血液や唾液に接する機会が多い歯科医師は針刺し事故により肝炎ウイルスやHIV等に感染するリスクがあります．特にリキャップをする際や，使用後に廃棄する際に針刺し事故が生じてしまうことがあります．使用後の注射針はリキャップをせずに専用容器に捨てるのが原則ですが，日常の臨床においては局所麻酔薬の奏功不良による再投与などに備えて，一度使用した注射針を再使用する機会もあります．リキャップする際の手技としては，ピンセット法やすくい上げ法などがありますが，リキャップのための専用器具もあります（図4）．

また，廃棄の際に注射針を外す際の針刺し事故の予防として 使用済みの注射針を廃棄容器に刺してシリンジを回すことにより簡単に外して廃棄することができる針廃棄容器もあります（図5）．

（川口　潤）

参考文献

1) 一戸達也　監修，松浦信幸　編集．臨床の疑問に答える安心納得の歯科局所麻酔ガイドブック．ヒョーロンパブリッシャーズ，2019．
2) 一戸達也　編．無痛治療の実践テクニック　歯科における安全で確実な局所麻酔．第一歯科出版，2013．

Guideline

安全な歯科局所麻酔に関するステートメント

編集：日本歯科麻酔学会
ガイドライン作成委員会：診療 statement 策定作業部会
発行年月日：2019 年 8 月 29 日
アドレス：
http://kokuhoken.net/jdsa/publication/file/guideline/statement_safe_local_anesthesia.pdf

くすりに関連した推奨

4. 歯科用局所麻酔剤の投与量

1) 成人における投与量

　健康成人において，通常の歯科治療での各歯科用局所麻酔剤の基準最高用量や添付文書上の用量に十分配慮して使用することを推奨する．歯科・口腔外科領域の手術・処置における浸潤麻酔では，麻酔部位，麻酔法，治療（手術）内容，年齢などにより用量を適宜増減する．

　歯科用局所麻酔剤の基準最高用量（引用改変）

リドカイン塩酸塩・アドレナリン注射剤（20mg/mL）	500mg または 7mg/kg
プロピトカイン塩酸塩・フェリプレシン注射剤（30mg/mL）（フェリプレシン非含有でのデータ）	400mg
メピバカイン塩酸塩注射剤（30mg/mL）	500mg または 6mg/kg

2) 小児における投与量

　わが国では通常の歯科治療における小児への歯科用局所麻酔製剤の安全性は確立されておらず，基準最高用量の有用なエビデンスもない．よって，局所麻酔使用量は必要かつ最小限にとどめ，過量投与にならないよう注意が必要である．

リドカイン塩酸塩・アドレナリン注射剤	4.4mg/kg
プロピトカイン塩酸塩・フェリプレシン注射剤	6mg
メピバカイン塩酸塩注射剤	4.4mg/kg

本ステートメントの意義

　本ステートメントは，歯科用局所麻酔剤について，成人と小児の基準最高用量（中毒量）に関する提言を示したものです．局所麻酔薬中毒を起こさないために，総投与量がこの量を超えないようにすることが重要ですが，血管内誤注入の場合にはこの量よりも遥かに少ない量で局所麻酔薬中毒が起こる可能性があることに注意すべきです．

（一戸達也）

Guideline

高血圧患者に対するアドレナリン含有歯科用局所麻酔剤使用に関するステートメント

編集：日本歯科麻酔学会
ガイドライン作成委員会：診療 statement 策定作業部会
発行年月日：2019 年 8 月 29 日
アドレス：
http://kokuhoken.net/jdsa/publication/file/guideline/statement_ht_adrenalin_local_anesthesia.pdf

くすりに関連した推奨

4. 血圧とアドレナリン含有歯科用局所麻酔剤使用量の上限（目安）（抜粋）

　高血圧患者ではアドレナリンによる有害事象発生の可能性があり，1/80,000 アドレナリン含有局所麻酔剤の初回投与量は 1.8mL カートリッジ 2 本までを目安に必要最小量に留める．特に治療開始前の血圧が 180／110 mmHg 以上（収縮期，拡張期のいずれか）で，かつ歯科的な緊急性がなければ，医科への紹介を優先すべきである．

　アドレナリン含有歯科用局所麻酔剤の投与後に血圧上昇や心拍数増加を認めた場合は，プロピトカイン塩酸塩・フェリプレシン注射剤やメピバカイン塩酸塩注射剤など，他の局所麻酔剤へ変更を検討する．

5. 頻脈を認める患者に対するアドレナリン含有歯科用局所麻酔剤使用について（抜粋）

　頻脈（心拍数が 100 回／分以上）を認める高血圧患者に対してアドレナリン含有歯科用局所麻酔剤の使用が必要な際，治療の緊急性（疼痛，出血など）がなければ医科受診を優先する．特に，虚血性心疾患を合併している高血圧患者での心拍数の上昇は，心筋酸素消費量の増加と冠動脈血流量の減少によって病態を悪化させるため，頻脈に対する許容範囲は狭い．

本ステートメントの意義

　本ステートメントは，高血圧を有する歯科患者に対し，アドレナリン含有歯科用局所麻酔剤を安全に使用するための提言を示したものです．患者の全身状態を踏まえて局所麻酔剤を適切に選択することに加えて，必要に応じて医科への紹介，治療の中断，生体モニタによるバイタルサインの監視や精神鎮静法の併用を考慮することを提言しています．

（一戸達也）

Guideline 虚血性心疾患患者に対する安全な歯科治療に関するステートメント

編集：日本歯科麻酔学会
ガイドライン作成委員会：診療 statement 策定作業部会
発行年月日：2022 年 7 月 21 日
アドレス：
https://kokuhoken.net/jdsa/publication/file/guideline/statement_safe_dentaltreatment.pdf

くすりに関連した推奨
2. リスク評価を行う上での留意点
3）抗血栓薬使用患者への対応（抜粋）

　冠動脈血行再建術後に抗血栓療法を受けている虚血性心疾患患者の歯科診療に際しては，循環器内科主治医への対診および冠動脈疾患患者における抗血栓療法に関するガイドラインを参照して対処する．歯科処置（抜歯，歯周外科手術，膿瘍切開，インプラント埋入）における抗血栓薬の術前休薬については，処置時間や患者の病状等を踏まえて決定する．加えて，中等度以上の感染性心内膜炎リスク患者に対して抜歯などの菌血症を誘発する歯科治療を実施する場合には，術前からの予防的抗菌薬投与を検討する．

3. 局所麻酔に関する留意点
1）局所麻酔剤の選択（抜粋）

　局所麻酔剤に含有されているアドレナリンは，心拍数増加，心筋収縮力増加により心筋酸素消費量の増加を起こすので，心筋虚血症状が強い患者では注意が必要である．また，患者が常用している内服薬（抗精神病薬・α遮断薬・三環系抗うつ薬・β遮断薬など）によっては，アドレナリンとの相互作用により過度な循環動態の変動をきたすことがある．フェリプレシンはアドレナリンに比べて循環系への影響は少ないが，冠血管を収縮させる作用があるので虚血性心疾患患者では注意を要する．

2）局所麻酔剤の使用量

　虚血性心疾患患者へのアドレナリン含有局所麻酔剤の使用基準は NYHA 分類Ⅰ～Ⅱ度ではカートリッジ 2 本まで，NYHA 分類Ⅲ度ではカートリッジ 1 本までが使用できるとされており，またフェリプレシン含有局所麻酔剤はカートリッジ 2 本以内の使用に留めるべきとされている．

本ステートメントの意義

　本ステートメントは，虚血性心疾患を合併する歯科患者の急性冠症候群発症のリスク評価に加えて，術前の抗血栓薬の取り扱いと，血管収縮薬を含有する歯科用局所麻酔剤を安全に使用するための提言を示したものです．歯科治療の内容と処置時間や患者の病状等を踏まえて抗血栓薬の術前休薬について検討し，局所麻酔剤を適切に選択することに加えて，生体モニタによる心電図を含めたバイタルサインの監視や急性冠症候群発症時の対応について提言しています．

（一戸達也）

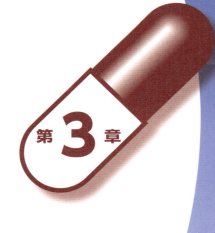

第3章 臨床における抗菌薬

第3章 臨床における抗菌薬

Introduction

おさえておきたい抗菌薬の基本事項

抗菌薬の定義と作用機序と適正使用

抗菌薬（antibacterial agents）とは，抗微生物薬の中で細菌に対して作用する薬剤の総称として用いる．抗菌薬は細菌に対して，細胞壁合成の阻害，細胞膜の透過性亢進，タンパク質合成・核酸代謝などの代謝過程の阻害などの作用機序によってその効果を発揮する（表1）．

抗菌薬は，適切な抗菌薬の選択と投与量・投与期間および安全に配慮して感染症を治療させることであり，科学的根拠に基づいた適正な使用が厚生労働省から求められている．

抗菌スペクトル

感染症に対する抗菌薬の選択には感染源の細菌培養と薬物感受性試験が不可欠である．薬物感受性試験では細菌の発育を阻止できる最低濃度（最小発育阻止濃度［MIC］）も判定する．しかし，臨床ではその結果を待たずに治療を開始せざるを得ないため，経験的に最も可能性の高い起炎菌を包括する広域なスペクトルを有する抗菌薬を選択することが多い．

有効性

殺菌性の薬剤は細菌を死滅させ，静菌性の薬剤は生体内での細菌の増殖を遅延または阻止する．至適な効果を得るための薬剤の選択は，その薬剤が殺菌性か静菌性ではなく，薬物濃度がMICと比較してどのような経時変化をするかに基づいて判断すべきである．

抗菌薬は抗菌活性（薬力学）を最適化する薬物動態に基づいて3つに分類され，これを指標として年齢や体重に応じた投与方法を決める（表2）．

抗菌薬におけるPK/PD

薬物動態を意味するPharmacokinetics（PK）と薬力学を意味するPharmacodynamics（PD）を組み合わせて関連づけることにより，抗菌薬の用法・用量と作用の関係を表し，抗菌薬の有効性や安全性の観点から，最適な用法・用量を設定し，適正な臨床使用を実践するための考え方である（表3）．

他の薬剤との相互作用

抗菌薬は他の薬物と相互作用を起こし，代謝の亢進または阻害やその他の機序により相手の薬物の血清中濃度を上昇または低下させる．相互作用が臨床的に最も重要となるのは，治療可能比の低い（すなわち毒性濃度が治療濃度に近い）薬物が関与する場合である．同様に他の薬物が抗菌薬の濃度を上昇または低下させることもあるので抗菌薬の投与にあたっては添付文書をよく読み併用薬に注意を払う必要がある．

（片倉　朗）

表1 抗菌薬の種類

主に殺菌作用を持つ抗菌薬	主に静菌作用を持つ抗菌薬
細胞壁合成阻害薬 ■ β-ラクタム系 　▷ペニシリン系 　▷セフェム系 　▷カルバペネム系 　▷モノバクタム系 　▷ペネム系 ■ グリコペプチド系 ■ ホスホマイシン系 核酸合成阻害薬 ■ キノロン系 ■ ニューキノロン系 細胞膜機能障害薬 ■ リピペプチド系 ■ ポリペプチド系	タンパク質合成阻害薬 ■ マクロライド系 ■ リンコマイシン系 ■ オキサゾリジノン系 ■ ストレプトグラミン系 ■ クロラムフェニコール系 ■ アミノグリコシド系 ■ テトラサイクリン系 アミノグリコシド系は例外的に殺菌作用を持つ 葉酸合成阻害薬 ■ サルファ剤 ■ 非サルファ剤 ■ ST合剤

表2 本邦で発表されている歯科用注射局所麻酔薬製剤

濃度依存性
最高濃度がMICを超える度合い（最高血中濃度/MIC比）が抗菌活性と最もよく相関する

時間依存性
投与間隔中に抗菌薬の濃度がMICを超える時間（MICを超える時間の割合）が抗菌活性と最もよく相関する

曝露量依存性：MICに対する薬物量（薬物量は24時間の濃度-時間曲線下面積［AUC24］とする）の比（AUC24/MIC比）が抗菌活性と最もよく相関する

表3 PK-PD理論による抗菌薬の投与

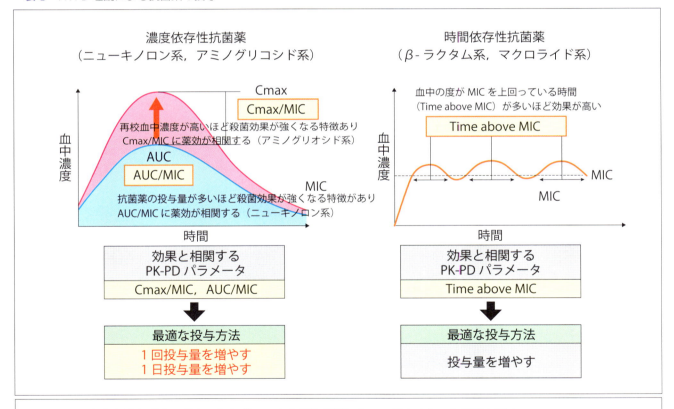

Cmax：最高血中濃度 薬物の投与にしたがって血中薬物が増加し，一番高くなった濃度を示す
AUC：濃度曲線の下の面積を「AUC」といい，これが大きいほど体の中で薬がたくさん利用されたと判断できる
Time above MIC：薬剤濃度がMICを超える持続時間を示す．病巣内ではMIC以上の濃度が保たれている時間が長いほど，臨床効果は高くなる．細胞壁合成阻害薬であるβラクタム系薬，マクロライド系薬など時間依存性薬剤が比較的関連

3 臨床における抗菌薬

Q1. 歯科で使う抗菌薬は何を選べばよいですか？

A. 最新のガイドラインを参照されることをおすすめします．

歯科疾患に適応のある薬剤を選んでください

　添付文書の〈適応症〉欄に，「歯周組織炎，歯冠周囲炎，顎炎」等の歯科疾患が含まれる抗菌薬を使用してください．これは大前提となります．疾患適応の添付文書記載がない薬剤については，歯科医学的評価が十分に確立されていないことがあります．すなわち保険医の場合，抗菌薬に限らず歯科適応外の薬剤を投与することは，療養担当規則に反することになるので注意が必要です．また，同じ商品名の抗菌薬でも剤型，規格によって，適応症が異なるケースもあります．これらの選択を誤ると期せずして適応外使用になってしまいます．

　日常臨床での使用でわかりやすく，かつ保険請求上も妥当適切な選択となるよう，「歯周組織炎，歯冠周囲炎，顎炎」等に添付文書の適応記載がある経口抗菌薬を列挙します（表1-a，b）．

経口投与を原則としてください

　抗菌薬には注射剤もありますが，次の場合等を除き経口投与が基本です．
1) 患者さんの状態により経口投与が不可能なとき．
2) 経口投与によって胃腸障害を起こすおそれのあるとき．
3) 経口投与で十分な治療効果が期待できないとき（重症歯性化膿性炎症など）．

抗菌薬を選ぶ基準は？

　前述の通り，適応症に「歯周組織炎，歯冠周囲炎，顎炎」等が含まれている抗菌薬であれば，歯性感染症の第一選択薬として投与できます．但し，薬剤耐性（Antimicrobial Resistance：AMR）への対策を考慮し，「適切な抗菌薬」を「適切な用法用量と投与期間」で使用することを心がけなくてはなりません．具体的には「診療ガイドライン」の利用が勧められます．診療ガイドラインは，薬剤の種類について強制するものではありませんが，臨床現場における薬剤選択の判断基準の一つとして有用です．現在の歯科領域における抗菌薬使用に関連する主な診療ガイドラインは次の4編です．

1) JAID／JSC感染症治療ガイド2023
2) 歯周病患者における抗菌薬適正使用のガイドライン2020
3) 術後感染予防抗菌薬適正使用のための実践ガイドライン
4) 感染性心内膜炎の予防と治療に関するガイドライン（2017年改訂版）

　ここでは，疾患別に推奨される抗菌薬の種類，投与方法について，最新のガイドラインに準拠して呈示します（表2〜5）．

（笠原清弘，片倉　朗）

表1-a 歯科疾患に適応のある抗菌薬（経口薬 / βラクタム系）

分類 / 成分	後発品の有無	主な商品名	会社名	歯周組織炎	歯冠周囲炎	上顎洞炎	顎炎	顎骨周辺の蜂巣炎	抜歯創・口腔手術創の二次感染	感染性口内炎	化膿性唾液腺炎	成人	小児※1
ペニシリン系													
アモキシシリン水和物		サワシリン錠 250	LTL	○	○	○注1	○					●	● 小児
	後あり	サワシリンカプセル 125	LTL										
	後あり	サワシリンカプセル 250	LTL										
	後あり	サワシリン細粒 10%	LTL										
	後あり	パセトシン細粒 10%［経過措置期間：2024年3月31日まで］	サンド										
	後あり	アモキシシリン細粒 20%	各社										
アンピシリン水和物		ビクシリンカプセル 250mg	MeijiSeika	○	○		○	○				●	
		ビクシリンドライシロップ 10%	MeijiSeika	○	○		○	○					● 小児
バカンピシリン塩酸塩		ペングッド錠 250mg	日医工	○	○		○						● 小児
セフェム系													
セファクロル	後[基]あり	ケフラールカプセル 250mg	共和薬品	○	○		○					●	● 体重20kg以上の小児
	後[基]あり	ケフラール細粒小児用 100mg	共和薬品										
	後[基]あり（右記のみ）	セファクロル細粒 20%「日医工」	日医工	○	○		○						● 幼小児
セファレキシン	後[基]あり	セファレキシン錠 250mg	各社	○	○		○	○		○		●	● 体重20kg以上の小児
	後[基]あり	ケフレックスカプセル 250mg	共和薬品										
	後[基]あり	ケフレックスシロップ用細粒 100	共和薬品										
	後[基]あり	ケフレックスシロップ用細粒 200	共和薬品	○			○	○					● 幼小児
	後[基]あり（右記のみ）	セファレキシンドライシロップ小児用 50%「日医工」	日医工										
セファレキシン複合（胃溶性粒、腸溶性粒）		L-ケフレックス小児用顆粒	共和薬品	○			○						● 幼小児
	後[基]あり	L-ケフレックス顆粒	共和薬品	○	○		○					●	● 体重20kg以上の小児
セフカペン ピボキシル塩酸塩水和物	後あり	フロモックス錠 75mg	塩野義									●	
	後あり	フロモックス錠 100mg	塩野義									●	
	後あり	フロモックス小児用細粒 100mg	塩野義	○	○		○					●※2	
セフジトレン ピボキシル	後[基]あり	メイアクト MS 錠 100mg	MeijiSeika	○	○		○					●※2	
	後[基]あり	メイアクト MS 小児用細粒 10%	MeijiSeika	○	○		○						● 小児
セフジニル	後[基]あり（右記のみ）	セフジニル錠 50mg「サワイ」	沢井										
	後[基]あり（右記のみ）	セフジニル錠 100mg「サワイ」	沢井	○	○		○					●	
	後[基]あり	セフゾンカプセル 50mg	LTL										
	後[基]あり	セフゾンカプセル 100mg	LTL										
セフテラム ピボキシル		トミロン錠 50	富士フイルム富山化学									●	
		トミロン錠 100	富士フイルム富山化学, ジーシー昭和薬品	○	○		○					●	
		トミロン細粒小児用 20%	富士フイルム富山化学	○	○		○					●※2	
セフポドキシム プロキセチル	後あり	バナン錠 100mg	GSK, 第一三共	○	○		○					●	
セフロキシム アキセチル		オラセフ錠 250mg	GSK, 第一三共	○	○		○				○	●	
ペネム系													
ファロペネムナトリウム水和物		ファロム錠 150mg	マルホ	○	○		○					●	
		ファロム錠 200mg	マルホ										
		ファロムドライシロップ小児用 10%	マルホ	○									● 小児

注1：JAID／JSC 感染症治療ガイド 2023 において，急性歯性上顎洞炎に対して推奨あり．

※クラブラン酸カリウム・アモキシシリン水和物（オーグメンチン配合錠，クラバモックス小児用配合ドライシロップ）については，歯周組織炎，歯冠周囲炎，顎炎に対する適応外使用が承認されている．→添付文書に記載はないが，歯性感染症の第一選択薬となり得る．

3 臨床における抗菌薬

表1-b 歯科疾患に適応のある抗菌薬（経口薬/βラクタム系以外）

分類/成分	後発品の有無	主な商品名	会社名	歯周組織炎	歯冠周囲炎	上顎洞炎	顎炎	顎骨周辺の蜂巣炎	抜歯創・口腔手術創の二次感染	感染性口内炎	化膿性唾液腺炎	成人	小児※1
マクロライド系													
アジスロマイシン水和物	後あり	ジスロマック錠250mg	ファイザー	○	○		○					●	
	後あり	アジスロマイシン錠500mg	各社	○	○		○					●	
エリスロマイシン	後あり（右記のみ）	エリスロマイシン錠200mg「サワイ」	沢井		○							●	●小児
エリスロマイシンステアリン酸塩		エリスロシン錠100mg	マイランEPD		○							●	●小児
		エリスロシン錠200mg	マイランEPD		○							●	●小児
クラリスロマイシン	後あり	クラリシッド錠200mg	ケミファ	○	○		○					●	
		クラリス錠200	大正製薬	○	○		○					●	
ジョサマイシン		ジョサマイシン錠50mg［経過措置期間：2024年3月31日まで］	LTL	○	○	○	○				○	●	●小児
		ジョサマイシン錠200mg［経過措置期間：2024年3月31日まで］	LTL	○	○	○	○				○	●	●小児
ジョサマイシンプロピオン酸エステル		ジョサマイシロップ3%［経過措置期間：2024年3月31日まで］	LTL	○	○	○	○				○		●幼小児
		ジョサマイドライシロップ10%［経過措置期間：2024年3月31日まで］	LTL	○	○	○	○				○		●幼小児
ロキシスロマイシン	後あり	ルリッド錠150	サノフィ	○	○		○					●	
テトラサイクリン系													
テトラサイクリン塩酸塩		アクロマイシンVカプセル50mg	サンファーマ	○								●	●小児※4
		アクロマイシンVカプセル250mg	サンファーマ	○								●	●小児※4
		アクロマイシン末※3	サンファーマ	○								●	●小児※4
ドキシサイクリン塩酸塩水和物		ビブラマイシン錠50mg	ファイザー			○				○		●	
		ビブラマイシン錠100mg	ファイザー			○				○		●	
ミノサイクリン塩酸塩	後あり	ミノマイシン錠50mg	ファイザー	○	○	○						●	
	後あり	ミノサイクリン塩酸塩錠100mg	各社	○	○	○						●	
		ミノマイシンカプセル50mg	ファイザー	○	○	○						●	
		ミノマイシンカプセル100mg	ファイザー	○	○	○						●	
	後[基]あり	ミノマイシン顆粒2%	ファイザー	○						○	○	●	●小児※4
リンコマイシン系													
クリンダマイシン塩酸塩		ダラシンカプセル75mg	ファイザー				○	○				●	●小児
		ダラシンカプセル150mg	ファイザー				○	○				●	●小児
クロラムフェニコール系													
クロラムフェニコール		クロロマイセチン錠50	アルフレッサファーマ	○	○							●	●小児
		クロロマイセチン錠250	アルフレッサファーマ	○	○							●	●小児
ニューキノロン系													
オフロキサシン	後[基]あり	タリビッド錠100mg	アルフレッサファーマ	○	○		○					●	
シタフロキサシン水和物	後あり	グレースビッド錠50mg	第一三共	○	○		○					●	
	後あり	グレースビッド細粒10%	第一三共	○	○		○					●	
トスフロキサシントシル酸塩水和物	後あり	オゼックス錠75	富士フイルム富山化学	○	○		○			○		●	
		トスキサシン錠75mg	ヴィアトリス	○	○		○			○		●	
	後あり	オゼックス錠150	富士フイルム富山化学	○	○		○			○		●	
		トスキサシン錠150mg	ヴィアトリス	○	○		○			○		●	
レボフロキサシン水和物	後あり	クラビット錠250mg	第一三共	○	○		○			○		●	
	後あり	クラビット錠500mg	第一三共	○	○		○			○		●	
	後あり	レボフロキサシンOD錠250mg「トーワ」	東和薬品	○	○		○			○		●	
	後あり（右記のみ）	レボフロキサシンOD錠500mg「トーワ」	東和薬品	○	○		○			○		●	
	後あり	レボフロキサシン粒状錠250mg「モチダ」	持田	○	○		○			○		●	
	後あり（右記のみ）	レボフロキサシン粒状錠500mg「モチダ」	持田	○	○		○			○		●	
	後あり	クラビット細粒10%	第一三共	○	○		○			○		●	
	後あり（右記のみ）	レボフロキサシン内服液250mg「トーワ」	東和薬品	○	○		○			○		●	
塩酸ロメフロキサシン		バレオン錠200mg	ヴィアトリス	○	○		○					●	
		バレオンカプセル100mg	ヴィアトリス	○	○		○					●	

表2 歯周組織炎および歯冠周囲炎に推奨される抗菌薬－経口薬－

抗菌薬	投与量	投与回数	投与日数
第一選択			
●サワシリンカプセル・錠，他	1回 250mg	1日3～4回	3日間（目安）
（小児：サワシリン細粒，他	1回 10～15mg/kg	1日3回）	
●オーグメンチン配合錠*	1回 250mg	1日3～4回	3日間（目安）
（小児：クラバモックス小児用配合ドライシロップ*	1回 48.2mg/kg	1日2回　食直前）	
第二選択			
●グレースビット錠，他	1回 100mg	1日1～2回	3日間（目安）
（小児は禁忌）			
●ジスロマック錠，他	1回 500mg	1日1回	3日間
（小児は歯科適応なし）			
成人でペニシリンアレルギーのある場合			
●ダラシンカプセル	1回 150mg	1日4回	3日間（目安）
●クラリス錠，他	1回 200mg	1日2回	3日間（目安）
小児でペニシリンアレルギーのある場合（マクロライド系またはセフェム系薬を用いる）			
●クラリス錠小児用・ドライシロップ小児用，他**	1回 7.5mg/kg	1日2回	3日間（目安）
●ジスロマック細粒小児用，他（歯科適応なし）	1回 10mg/kg	1日1回	3日間
●ケフラール細粒小児用，他	1回 10～15mg/kg	1日3回	3日間（目安）
ペニシリンアレルギー患児の約15％がセフェム系薬にもアレルギーを有するので注意			

* 社会保険診療報酬支払基金審査情報では，原則として「クラブラン酸／アモキシシリン」を「歯周組織炎，歯冠周囲炎，顎炎」に処方した場合，当該使用事例を審査上認める．

** 社会保険診療報酬支払基金審査情報では，原則として「クラリスロマイシン（小児用）」を「歯周組織炎，顎炎」に処方し場合，当該使用事例を診査上認める．

表3 顎炎（膿瘍形成を伴う歯周組織炎，歯冠周囲炎を含む）に推奨される抗菌薬－経口薬－

抗菌薬	投与量	投与回数	投与日数
第一選択			
●オーグメンチン配合錠*	1回 250mg	1日3～4回	3日間（目安）
（小児：クラバモックス小児用配合ドライシロップ*	1回 48.2mg/kg	1日2回　食直前）	
●ユナシン錠**	1回 375mg	1日3回	3日間（目安）
（小児：ユナシン細粒小児用**	1回 10mg/kg	1日3回）	
●サワシリンカプセル・錠，他	1回 500mg	1日3回	3日間（目安）
（小児：サワシリン細粒，他	1回 15mg/kg	1日3回）	
第二選択			
●グレースビット錠，他	1回 100mg	1日2回	3日間（目安）
（小児は禁忌）			
●ダラシンカプセル	1回 150mg	6時間ごと	3日間（目安）
（小児：ダラシンカプセル	1回 10mg/kg	1日3回）	
●ミノマイシンカプセル・錠，他	1回 100mg	1日2回	3日間（目安）
小児でペニシリンアレルギーのある場合			
●ケフラール細粒小児用，他	1回 15mg/kg	1日3回	3日間（目安）
ペニシリンアレルギー患児の約15％がセフェム系薬にもアレルギーを有するので注意が必要			
重症の場合			
●オーグメンチン配合錠*	1回 250mg	1日3回	3日間（目安）
＋			
サワシリンカプセル・錠，他	1回 250mg	1日3回	
小児でペニシリンアレルギーのある場合（マクロライド系またはセフェム系薬を用いる）			

* 社会保険診療報酬支払基金審査情報では，原則として「クラブラン酸／アモキシシリン」を「歯周組織炎，歯冠周囲炎，顎炎」に処方した場合，当該使用事例を審査上認める．

** 社会保険診療報酬支払基金審査情報では，原則として「スルタミシリン」を「手術創などの二次感染，顎炎，顎骨周囲蜂巣炎」に処方した場合，当該使用事例を審査上認める．

表4 顎炎(開口障害,嚥下困難を伴う重症例)および顎骨周囲の蜂巣炎に推奨される抗菌薬-注射薬-

抗菌薬	投与量	投与回数
第一選択		
おもに外来加療治		
●ロセフィン静注用,他	1回1〜2g	1日1〜2回 点滴静注
(小児:サワシリン細粒,他	1回25〜60mg/kg	1日1〜2回 [50〜60mg/kg/日])
おもに入院加療時		
●スルバシリン静注用,他*	1回3g	1日4回 点滴静注
(小児:静注または点滴静注	1回75mg/kg	1日3回)
重症例および第二選択		
●メロペン点滴用,他	1回0.5〜1g	1日3回 30分以上かけて点滴静注
(小児:点滴静注	1回20〜40mg/kg	1日3回 30分以上かけて,1日最大3gまで)
●フィニバックス点滴静注用,他	1回0.5〜1g	1日3回 30分以上かけて点滴静注
(小児:点滴静注	1回20〜40mg/kg	1日3回 30分以上かけて,1日最大3gまで)
壊死性筋膜炎など最も重篤な症例		
●カルバペネム系薬とダラシンS注射液,他**の併用		

* 社会保険診療報酬支払基金審査情報では,原則として「スルバクタム/アンピシリン」を「顎骨周囲の蜂巣炎,扁桃周囲膿瘍」に静脈内投与した場合,当該使用事例を審査上認める.

** 社会保険診療報酬支払基金審査情報では,原則として「クラリスロマイシン(小児用)」を「壊死性筋膜炎,毒素ショック症候群」に静脈内投与した場合,当該使用事例を診査上認める.

表5 副鼻腔炎(歯性上顎洞炎)に推奨される抗菌薬-経口薬-

抗菌薬	投与量	投与回数	投与日数
急性歯性上顎洞炎(一次治療) 軽症			
●抗菌薬非投与・5日間経過観察			
急性歯性上顎洞炎(一次治療) 中等症〜重症 **第一選択**			
●サワシリンカプセル・錠,他	1回500mg	1日3〜4回	5日間(原則)
第二選択			
●グレースビット錠,他 　　(小児は禁忌)	1回100mg	1日1〜2回	5日間(原則)
●クラビット錠,他 　　(小児は禁忌)	1回500mg	1日1回	5日間(原則)
●オゼックス錠,トスキサシン錠,他 　　(小児は歯科適応なし)	1回150mg	1日2〜3回	5日間(原則)
慢性歯性上顎洞炎			
●クラリス錠,他	1回200mg	1日1回	3か月以内

参考文献

1) 大曲高夫. 特集 薬剤耐性(Antimicrobial Resistance:AMR)対策. 医療の質・安全学会誌. 2017; 12: 291.
2) 医薬関連情報Q&A. 歯科薬物療法学会誌. 2019; 38: 219-227.
3) 一戸達也. 歯界展望別冊 Q&A 歯科のくすりがわかる本 2020. 医歯薬出版, 204-210.
4) 社会保険研究所. 歯科点数表の解釈(令和4年4月版). 2022.
5) JAID/JSC感染症治療ガイド・ガイドライン作成委員会. JAID/JSC感染症治療ガイド 2023. 2023: 359-363.

Q2. 歯科で使う抗菌薬でも耐性菌は発現しますか？

A. はい，歯科で使う抗菌薬でも耐性菌は発現します．

近年，世界中で抗微生物薬耐性（AMR: Antimicrobial resistance）が問題となっています．

薬剤耐性獲得のメカニズム

「耐性菌の出現」は現在，大きな社会問題の一つです．

歯性感染症の起炎菌の薬剤耐性化は現在まで大きな問題にはなっていませんが，抗菌薬の使用について考える際は作用機序・有効性のみならず，その使用による耐性菌の出現のメカニズムを理解しなければなりません．

薬剤耐性には，細菌の構造上の理由ではじめから効果がない場合と，当初は効果があった細菌の性質が変わる，つまり『耐性能』を獲得し効果がなくなる場合があります．歯科を含めた医療の現場においては後者が問題となります．薬剤耐性獲得のメカニズムは，細菌が①抗菌薬の標的物質を変異させその親和性を変化させる，②抗菌薬の分解酵素を産生するようになる，③外膜の透過性を変化させ抗菌剤の浸透を障害する，④能動排出を促進するなどの変異を通して生じます．

医療に限らず，農業などにおける抗菌薬の無秩序な使用は自然界にその蓄積をもたらしています．環境における抗菌薬の濃度上昇は，構成する細菌叢に選択圧として作用し，自然界におけるその薬剤への感受性菌の増殖を抑制します．その結果，もともと存在する薬剤耐性菌が大多数である感受性菌からの圧力が無くなることにより優勢に発育します．抗菌薬の使用量の増加により耐性菌は一層急速に増殖します．以上のことは口腔内細菌でも歯周病患者の歯肉縁下細菌の調査で耐性化が1986年にはKinderらによって報告されています[1]．歯科においてペニシリン系やマクロライド系経口抗菌薬が多く使用されていますが，ガイドラインを基本にして抗菌薬の必要性がある症例を適切に判断し，適切な抗菌薬を適切な期間使用することが重要です．今後，薬剤耐性化への対策を講じない限り全ての抗菌薬が無効になる可能性も考えなければならなりません．

薬剤耐性菌問題

薬剤耐性菌はCOVID-19のような急速なパンデミックではなく，人々が気付かないうちに進行するサイレントパンデミックといわれ，今まさに世界中に静かに広がっています．

2019年4月29日に国連は薬剤耐性菌が世界的に増加し，危機的状況にあるとして各国に対策を勧告しています．米国では年間3.5万人以上[2]，欧州では年間3.3万人[3]がAMRに関連した死亡と推定され，世界全体では2050年にはAMRに関連した死亡数が年間1,000万人に達する可能性があるとされています[4]．

本邦においても，厚生労働省からAMR対策アクションプラン（2023-2027）が提案されています．その概要はAMRに起因する感染症による疾病負荷のない世界の実現を目指し，AMRの発生をできる限り抑えるとともに，薬剤耐性微生物による感染症のまん延を防止するための対策をまとめたものです．普及啓発・教育，動向調査・監視，感染予防・

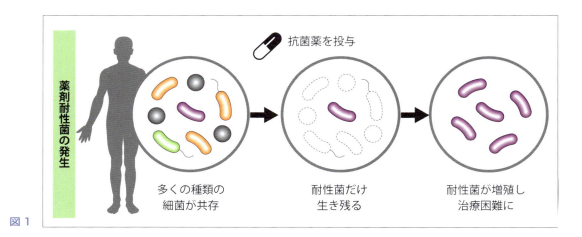
図1

管理，抗微生物剤の適正使用，研究開発・創薬，国際協力の6分野の目標と戦略が記載されています．

具体的な成果指標としては，①2027年までに人口千人当たりの一日抗菌薬使用量を2020年の水準から15％減少させる，②経口第3世代セファロスポリン系薬，経口フルオロキノロン系薬，経口マクロライド系薬の人口千人当たりの一日使用量を2020年の水準からそれぞれ経口第3世代セファロスポリン系薬は40％，経口フルオロキノロン系薬は30％，経口マクロライド系薬は25％削減する，などが掲げられています．

（菅原圭亮，片倉　朗）

参考文献

1) Kinder SA, et al.: Penicillin resistance in the subgingival microbiota associated with adult periodontitis. J Clin Microbiol. 1986;23(6):1127-33.
2) Antibiotic Resistance Threats in the United States, 2019. https://www.cdc.gov/drugresistance/biggest-threats.html
3) Cassini A, et al. Attributable deaths and disability-adjusted life-years caused by infections with antibiotic-resistant bacteria in the EU and the European Economic Area in 2015: a population-level modelling analysis. Lancet Infect Dis. 2018 Nov 5. https://doi.org/10.1016/S1473-3099 (18) 30605-4
4) O'Neill J.: Tackling Drug-Resistant Infections Globally: final report and recommendations. The Review on Antimicrobial Resistance. 2016
5) 厚生労働省　薬剤耐性（AMR）対策アクションプラン 2023-2027. https://www.mhlw.go.jp/content/10900000/ap_honbun.pdf

Q3. 抜歯後の感染あるいは感染予防にはどのように抗菌薬を投与したらよいですか？

A.

抜歯後における抗菌薬の投与は，感染予防目的の「予防投与」と抜歯後感染に対する「治療投与」に分けられます．

予防投与

予防投与は，易感染性宿主に対して，あるいは感染性心内膜炎（Infective Endocarditis：IE）予防（表1，2）のための「術前投与」と，術後の感染予防目的に投与する「術後投与」があります．IE予防以外の術前投与は，糖尿病やステロイド服用患者など易感染性宿主に対し処置1時間前にAMPC経口1回250mg～1gを投与します．ペニシリンア

表1 IE予防が必要な病態

Class Ⅱa　特に重篤な感染性心内膜炎を引き起こす可能性が高い心疾患で，予防すべき患者
- 生体弁，同種弁を含む人工弁置換患者
- 感染性心内膜炎の既往を有する患者
- 複雑性チアノーゼ性先天性心疾患（単心室，完全大血管転位，ファロー四徴症）
- 体循環系と肺循環系の短絡造設術を実施した患者

Class Ⅱb　感染性心内膜炎を引き起こす可能性が高く予防した方がよいと考えられる患者
- ほとんどの先天性心疾患
- 後天性弁膜症
- 閉塞性肥大型心筋症
- 弁逆流を伴う僧帽弁逸脱

表2 IE予防法

対象	抗菌薬	投与方法　いずれも単回投与，処置前 30〜60分以内に投与終了する
経口投与可能	AMPC	成人：経口1回2g 小児：経口1回50mg/kg
経口投与不能	ABPC	成人：点滴静注1回2g 小児：点滴静注1回50mg/kg
ペニシリンアレルギーを有する場合		
経口投与可能	CEX	成人：点滴静注1回2g 小児：点滴静注1回50mg/kg
	AZM	成人：点滴静注1回500mgまたは徐放製薬2g 小児：点滴静注1回15mg/kg
	CAM	成人：点滴静注1回400mg 小児：点滴静注1回15mg/kg
	DOXY	成人：点滴静注1回100mg 小児：点滴静注1回2.2mg/kg・最大100mg
	CLDM	成人：点滴静注1回600mg 小児：点滴静注1回20mg/kg
経口投与不能	CEZ あるいは CTRX	成人：点滴静注1回1g 小児：点滴静注1回50mg/kg
	CLDM	成人：点滴静注1回600mg 小児：点滴静注1回20mg/kg

レルギーがある場合は，CLDM経口1回150〜600mgを投与します．

術後投与は手術部位感染（Surgical Site Infection：SSI）予防目的に投与します．基本的には術後の投与は不要とされていますが，智歯抜歯や骨削除などの手術侵襲や術中汚染を認めた場合には，投与期間を術後48時間に留めて投与します．投与を行う場合，第一選択はAMPC経口1回250mg，1日3回×2日，ペニシリンアレルギーがある場合はCLDM経口1回150mg，1日3回×2日を投与します．通常の抜歯でも，糖尿病やステロイド服用患者などSSIリスク因子がある場合も術後48時間までに留め術後投与を考慮します．

治療投与

歯性感染症は感染病巣である顎骨や膿瘍腔などへの抗菌薬移行濃度が低いため，抗菌薬の投与に加え，膿瘍切開や感染根管治療などの局所消炎処置を併用することが重要です．抜歯後感染に対して行う

3 臨床における抗菌薬

表3 歯性感染症の臨床分類

1群 歯周組織炎	歯髄感染から起こる根尖性歯周炎と辺縁性歯周炎がある．これらが原因となり，歯肉膿瘍，歯槽膿瘍，口蓋膿瘍などを形成する．
2群 歯冠周囲炎	主に埋伏智歯の歯冠周囲に，発赤，腫脹，排膿などが認められるが，膿瘍が形成されることは少ない．歯冠周囲炎が原因で顎炎，蜂巣炎などに進展することがある．
3群 顎炎	1群，2群の炎症から波及する顎骨周囲炎，顎骨炎および顎骨骨髄炎が含まれる．1群，2群に比べて重症で，骨膜下のドレナージが必要である．
4群 顎骨周囲の蜂巣炎	1～3群からの炎症が舌下隙，顎下隙，オトガイ下隙，翼突下顎隙，側咽頭隙，咽頭隙などに波及する隙感染症が含まれる．隙のドレナージが重要となる．

表4 1群，2群で推奨される治療薬

第一選択
- AMPC 経口1回 250mg・1日3～4回
 （小児：経口1回 10～15mg/kg・1日3回）
- CVA/AMPC 経口1回（AMPCとして）
 250mg・1日3～4回（小児：経口［1：14製剤］
 （クラバモックス®）1回 48.2mg/kg・1日2回・食直前）

第二選択
- STFX 経口1回 100mg・1日1～2回
- AZM 経口1回 500mg・1日1回

成人でペニシリンアレルギーのある場合
- CLDM 経口1回 150mg・1日4回
- CAM 経口1回 200mg・1日2回

小児でペニシリンアレルギーのある場合
- CAM 経口1回 7.5mg/kg・1日2回
- AZM 経口1回 10mg/kg・1日1回
- CCL 経口1回 10～15mg/kg・1日3回

表5 3群（顎炎）で推奨される治療薬

第一選択
- CVA/AMPC 経口1回（AMPCとして）250mg・1日3～4回 （小児は1群と同様）
- SBTPC 経口1回 375mg・1日3回（小児：経口1回 10mg/kg・1日3回）
- AMPC 経口1回 500mg・1日3回（小児：経口1回 15mg/kg・1日3回）

第二選択
- STFX 経口1回 100mg・1日2回
- CLDM 経口1回 150mg・6時間ごと（小児：経口1回 10mg/kg・1日3回）
- MINO 経口1回 100mg・1日2回

小児でペニシリンアレルギーのある場合
- CCL 経口1回 15mg/kg・1日3回

重症の場合
- CVA/AMPC 経口1回 250mg・1日3回 + AMPC 経口1回 250mg・1日3回

治療投与は，炎症の程度や範囲により1群～4群に分類されます（表3～6）．

感染に対する抗菌薬の効果判定の目安は3日間とし，改善しない場合や増悪する場合は外科的消炎処置の追加および他剤への変更を考慮します．感染症は口腔レンサ球菌および嫌気性菌が主たる原因微生物で，1群や2群など初期の炎症では好気性菌が，3群や4群などの重篤化あるいは遷延化すると嫌気性菌が主体となります．

嫌気性菌にはPrevotella属などβ-ラクタマーゼ産生菌がいるため，重症例への抗菌薬はβ-ラクタマーゼ合成阻害作用を有するCVA/AMPCやSBTPCが推奨されます．また投与の際にはバイオアベイラビリティーの良好な抗菌薬を選択する必要があります．消炎後には，原因歯に対する治療が必要となります．

（岩本昌士，片倉　朗）

表6 3群（開口障害，嚥下困難を伴う重症例），4群で推奨される治療薬

第一選択
おもに外来加療時
・CTRX 点滴静注1回1～2g・1日1～2回（1～2g/日）
　（小児：静注または点滴静注1回25～60mg/kg・1～2回［50～60mg/kg/日］）
おもに入院加療時
・SBT/ABPC 点滴静注1回3g・1日4回
　（小児：静注または点滴静注1回75mg/kg・1日3回）

重症例および第二選択
・MEPM 点滴静注1回0.5～1g・1日3回・30分以上かけて（小児：点滴静注1回20～40mg/kg・1日3回・30分以上かけて，1日最大3gまで）
・DRPM 点滴静注1回0.5～1g・1日3回・30分以上かけて，1回最大1gまで（小児：点滴静注1回20～40mg/kg・1日3回・30分以上かけて，1日最大1gまで）

壊死性筋膜炎など最も重篤な症例
・カルバペネム系薬とCLDMの併用

表7 抗菌薬略語一覧

略　語	一般名	代表的な商品名
ABPC	アンピシリン	ビクシリン®
AMPC	アモキシシリン	サワシリン®
AZM	アジスロマイシン	ジスロマック®
CAM	クラリスロマイシン	クラリス®
CCL	セファクロル	ケフラール®
CEX	セファレキシン	セファレキシン®
CEZ	セファゾリン	セファゾリン®
CLDM	クリンダマイシン	ダラシン®
CTRX	セフトリアキソン	ロセフィン®
CVA/AMPC	クラブラン アモキシシリン	オーグメンチン®
DOXY	ドキシサイクリン	ビブラマイシン®
DRPM	ドリペネム	フィニバックス®
MEPM	メロペネム	メロペン®
MINO	ミノサイクリン	ミノマイシン®

参考文献

1) 日本感染症学会，日本化学療法学会，JAID/JSC感染症治療ガイド・ガイドライン作成委員会．JAID/JSC感染症治療ガイド2023．一般社団法人日本感染症学会，公益社団法人日本化学療法学会，2023．

2) 日本化学療法学会，日本外科感染症学会，術後感染予防抗菌薬適正使用に関するガイドライン作成委員会編．術後感染予防抗菌薬適正使用のための実践ガイドライン．公益社団法人日本化学療法学会，一般社団法人日本外科感染症学会，2016．

Q4. 骨膜炎で抗菌薬を投与しましたが，排膿がとまりません．抗菌薬を変更する必要がありますか．

A. もう一度，処置と投薬内容を確認してみましょう．それから，必要であれば抗菌薬を変更しましょう．

　歯性感染症は，好気性菌と嫌気性菌の混合感染症で，悪化とともに嫌気性菌の占める割合が多くなるのが特徴の一つです．軽度から中等度までの歯性感染症の治療は，第一選択薬であるセフェム系，ペニシリン系の抗菌薬の投与とともに感染根管治療や切開などの消炎処置を併用します．すなわち，抗菌薬による化学療法と好気的な環境を整えることが最も重要で，ほとんどの症例が数日後に改善がみられます．しかし，抗菌薬の効果判定として抗菌薬投与3日後に改善が見られない場合や悪化している場合には，時として重症化し，極めて重篤な感染症に発展することがあるので注意が必要です．今回の質問（Q4）ですが，まず，以下の事項について確認し，次の治療へ進みましょう．

① どのような抗菌薬を選択しましたか？（歯性感染症に対する第一選択薬ですか？）

② 抗菌薬の用量・用法が守られていますか？（PK/PD理論による投与はできていますか？）

③ 好気的な環境が整っていますか？（消炎処置は十分に行われていますか？）

① **どの様な抗菌薬を選択しましたか？（歯性感染症に対する第一選択薬ですか？）**

　歯性感染症で多くみられる口腔連鎖球菌や嫌気性菌に対して抗菌効力が強い抗菌薬が最適であり，アレルギーがない限りペニシリン系やセフェム系の抗菌薬が第一選択となることが多いと思います．また，ペニシリンアレルギーのある場合は，状況に応じてCLDMかAZMを選択します．

　抗菌薬の投与後に炎症症状改善の遅延や悪化する場合は，病態として嫌気性菌の占める割合が多くなり，中でもPrevotella属が認められ，β-ラクタマーゼ産生菌が多く分離されます（図1）．つまり，セフェム系，ペニシリン系の抗菌薬に耐性菌が多く出現していることを考慮すると，口腔連鎖球菌や嫌気性菌に対して抗菌力が強いニューキノロン系，カルバペネム系の抗菌薬に変更する必要があります．

② **抗菌薬の用量・用法が守られていますか？（PK/PD理論による投与はできていますか？）**

　抗菌薬の殺菌作用の性質には，時間依存性と濃度依存性に分けられます（表1）．そして，セフェム系，ペニシリン系，β-ラクタム系などの抗菌薬は，時間依存性分類され薬剤の濃度を上げるよりも細菌に触れている時間の長さが重要であり，用量・用法を誤るとあまり効果が期待できないことがあります．つまり，何らかの事情で1日に1回しか内服しなかったケースでは効果があまり期待できません．また，抗菌薬を増量するには，1日量が同じであれば1回量を増やすのではなく，分3から分4に分けて内服させる方が抗菌薬の効果が期待できます．一方，ニューキノロン系の抗菌薬は，濃度を上げると効果的な濃度依存性のタイプの抗菌薬として分類されます．つまり，1日量が同じであれば，1日数回に分割して投与するより，1回で投与した方が有効であります．このように抗菌薬の性質を理解し，薬物動態学的解析のPK/PD理論による投与することが推奨されています．

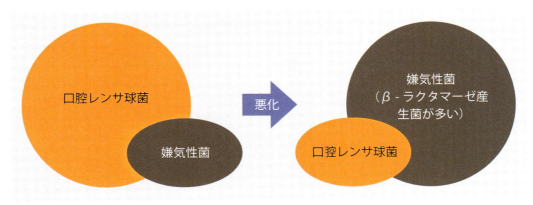

図1 急性炎症の症状が悪化した際の菌の分布（金子，2004[2]）をもとに作成）

表1 抗菌薬の性質

抗菌薬	性質　効果
ニューキノロン系　アミノグリコシド系	濃度依存性　長い持続効果
カルバペネム系　セフェム系 モノバクタム系　ペニシリン系	時間依存性　短い持続効果
アジスロマイシン　クラリスロマイシン テトラサイクリン系　バンコマイシン	時間依存性　長い持続効果

③好気的な環境が整っていますか？（消炎処置は十分に行われていますか？）

骨膜炎の治療は，感染根管治療や切開などの消炎処置を行い好気的な環境を整えることが重要です．膿は，白血球や菌の残骸，破壊組織，壊死物質，滲出液の混ざったものが含まれます．そして，排膿が十分に行われていない場合には炎症が進行期し，深部に波及して重篤化します．まず，膿瘍部にしっかりと切開が行われ，排膿路が確保されているかが重要です．洗浄針で患部を洗浄し，ようやく排膿するようであるならば好気的な環境としては不十分であるので，再度，消炎処置が必要となります．

炎症は，初期の段階で適切な処置を行わないと刻々と悪化します．しっかりと好気的な環境を作り，起炎菌を予測し，抗菌薬の特性を十分に利用し，早期に対応することが重要であります．不幸にも炎症が進行して，開口障害や嚥下時痛を認めた場合には，顎骨周囲の隙に波及していると考えます．その際には，迅速に手術，入院のできる専門医療施設での処置が必要となります．

（渡邊　章）

参考文献

1）金子明寛ほか．JAID/JSC　感染症治療ガイドライン2019　-歯性感染症-
2）金子明寛．歯性感染症．耳展．2004；47(1)：60-65．

Q5. 歯周炎に抗菌薬は効きますか？

A. 症例により一定の効果はあります．
しかし，抗菌薬投与のみで歯周炎を治療することは困難です．

歯周病の主要な原因は，歯周病原細菌を含むデンタルプラーク（バイオフィルム）です[1]．よって歯周治療では，プラークの除去が基本となります．バイオフィルムは，抗菌薬が浸透しにくい性質を有しています．スケーリング・ルートプレーニング（SRP）などの機械的な処置によりバイオフィルムを破壊し，抗菌薬を補助的に使用することにより，歯周病治療の効果を上げることができる症例もあります[2]．近年，薬剤耐性（AMR）は，世界的な問題であり，歯周病治療においても抗菌薬は慎重に選択し，使用する必要があります．

抗菌療法の基本原則

日本歯周病学会は「歯周病患者における抗菌薬適正使用のガイドライン 2020」に，根拠に基づいた歯周病治療での抗菌薬の使用法について示しています[2〜4]．指針では，歯周病における抗菌療法は，検査からサポーティブ治療までの，系統的かつ基本的な歯周病治療体系のなかで計画的に実施することが重要としています．抗菌療法の目的は，①急性症状の軽減，②SRPによる臨床的治療効果の促進，③菌血症の予防，④歯周治療後の感染防止です．症例ごとに目的を明確にすることが重要です．歯周基本治療前あるいは基本治療後に，細菌検査や薬剤感受性検査を実施して，検査結果に基づいて抗菌療法を行うことが望まれます．抗菌薬の乱用や漫然とした使用は耐性菌を生み出すため厳に慎むべきです．

歯周病治療における抗菌療法の実際

1. 歯周膿瘍の治療

歯周疾患に関連した急性症状としては，歯周膿瘍がみられます．歯周膿瘍を有する症例に対する抗菌薬の歯周ポケット内投与（ミノサイクリン塩酸塩のLDDS）は，急性症状の改善に有効です．また十分な排膿路が確保できない場合などでは抗菌薬の経口投与が有効です．しかしながら，いずれも対症療法であり，急性症状の改善後には物理的方法による歯周治療を行うことが必要です．歯周膿瘍および歯周治療後の感染予防に対する経口抗菌薬の第一選択はペニシリン系です．

2. SRPによる臨床的治療効果の促進

歯周病に対する抗菌療法では，抗菌薬の単独使用は行わず，機械的プラークコントロール（良好な口腔清掃が確立した後のSRP）との併用や直後の投与を原則とします．抗菌療法はあくまでSRPによる臨床効果の促進を目的とします．

3. 菌血症の予防

SRP等歯周治療の過程においては，一過性の菌血症が生じる頻度が高いといわれています．よって，細菌性心内膜炎，大動脈弁膜症，チアノーゼ性先天性心疾患，人工弁・シャント術実施などの最上リスク患者においては，菌血症防止のために抗菌薬の術前投与を行う必要があります．

表1 歯科領域で保険適応されているペニシリン系抗菌薬（金子ら，2022[5]，日本歯科医師会，2022[6]）をもとに作成）

口系抗菌薬	用法・用量	代表的な販売名
アンピシリン	成人：1回250～500mgを1日4～6回 小児：未承認	ビクシリンカプセル250mg
アモキシシリン	成人：1回250～500mgを1日3～4回 小児：20～40mg/kg/dayを3，4分割 （最大90mg/kg/dayまで）	サワシリンカプセル250mg
バカンピシリン塩酸塩	成人：1日500～1,000mg（力価） 小児：15～40mg（力価）/kg3～4回に分割（増減）	ペングッド錠250mg

表2 特定の歯周病原細菌を目標とした経口抗菌薬の選択（日本歯周病学会，2022[2]）および研究報告をもとに作成）

目標細菌				抗菌薬					
Aa	Pg	Tf	Td	ペニシリン系[①]	テトラサイクリン系[②]	マクロライド系[③]	ニューキノロン系[④]	リンコマイシン誘導体[⑤]	ニトロイミダゾール[⑥]
+				C	S		S・C	S	C
	+			S	S	S		S	S
		+							S
	+	+	+	C		S	S		S・C
+	+	+	+	C					

Aa：*Aggregatibacter actinomycetemcomitans*, Pg：*Porphyronas gingivalis*, Tf：*Tannerella forsythia*, Td：*Treponema denticola*
①アモキシシリン，オーグメンチン（アモキシシリン＋クラブラン酸カリウム）②テトラサイクリン，ミノサイクリン，ドキシサイクリン ③クラリスロマイシン，アジスロマイシン ④レボフロキサシン，シプロフロキサシン，シタフロキサシン ⑤クリンダマイシン ⑥メトロニダゾール
S：単独投与 C：複合投与（アモキシシリン，オーグメンチン，シプロフロキサシン＋メトロニダゾール）
※国内において歯周組織炎の適応がないものも含む．複合投与は，主に海外における研究や投与例を参考に提示

抗菌薬の選択

歯周病治療ではペニシリン系や経口第三世代セフェム系がよく使われていますが，アレルギーなどの問題がなければ，まず，ペニシリン系およびβ-ラクタマーゼ阻害薬配合ペニシリン系を第一選択にすることが推奨されます（表1）[5]．第三世代セフェム系はbioavailability（投与された薬物が，どれだけ全身循環血中に到達し作用するかの指標）が低く，経口投与での治療効果は予測が困難です．また，歯周病には偏性嫌気性菌の感染が深く関与しています．嫌気性菌はβ-ラクタムおよびβ-ラクタマーゼ阻害薬の配合薬で治療することが多いのですが，第三世代セフェム系は，バクテロイデスなどβ-ラクタマーゼ産生の嫌気性菌のカバーがないこともペニシリン系およびβ-ラクタマーゼ阻害薬配合ペニシリン系を第一選択とする理由となります．

歯周病原細菌の細菌検査を実施し，特定細菌をターゲットに抗菌療法を選択する場合の考え方を表2に示します．細菌検査の結果に応じた経口抗菌薬選択の根拠については，さらなるエビデンスが必要です[2]．

(喜田大智，齋藤 淳)

参考文献

1) 日本歯周病学会 編．歯周治療のガイドライン2022．医歯薬出版，2022．
2) 日本歯周病学会 編．歯周病患者における抗菌薬適正使用のガイドライン2020．医歯薬出版，2020．
3) 佐藤聡．高齢者の歯周病治療での抗菌療法の位置づけ．国際歯学士日本部会誌．2011；42（1）：25-29．
4) 三辺正人，吉野敏明，田中真喜 編著．ペリオドンタルメディスンに基づいた抗菌療法の臨床．医学情報社．2014；38-40．
5) 金子明寛，富野康日己，小林真之，飯田征二，北川善政，一戸達也，篠原光代 編．歯科におけるくすりの使い方＜2023-2026＞．デンタルダイヤモンド社．2022；38-49．
6) 日本歯科医師会 編．薬価基準による歯科関係薬剤点数表．2022．

Q6. 高齢者に抗菌薬を処方する時の注意点を教えてください．

A.
成人と比較して副作用に注意し，投与量と投与期間は最小限にしましょう．

高齢者の薬物動態の変化

薬物動態は加齢によって変動し，分布，代謝，排泄に関しては影響を受けやすい（表1）．高齢者では特に①脱水，②体脂肪の相対的増加，③血漿アルブミン減少を認めることを把握することが重要である．脱水により水溶性薬剤濃度の上昇と相対的な体脂肪の増加から脂溶性薬剤の作用持続時間の延長を来たす．また，投与された薬物は血中で赤血球や蛋白と結合している状態と結合していない遊離体の形で存在する．そのうちタンパクと結合していない遊離体（5％）だけが組織に移行して効果を発揮することになる．高齢者では低栄養状態から低アルブミン血症に陥ることで，遊離型が増加するため，作用時間の延長を来すことが考えられる．生理的機能において肝機能，腎機能も低下している．よって，抗菌薬を処方には留意が必要になる．高齢者では血中半減期が長い薬剤は避けて，成人の1/2〜1/3の量から開始して副作用に注意して効果を見て，投与期間は最小限に留めなければならない．

薬は主に肝臓にあるシトクロムP450（CYP450）という物質で代謝されるが，投与する薬によってはCYP450の阻害や誘導が起こり，併用する薬の代謝を促進または阻害することがある．抗菌薬の長期投与は高齢者に投与されていることが多い降圧薬の効果の減弱，抗血栓薬の効果を助長することがあるため注意が必要である．

歯科で処方する機会が多い抗菌薬について注意点

1）ペニシリン系抗菌薬

過去にペニシリン系抗菌薬でアレルギー症状の既往がある患者には再投与を避けなければならない．腎代謝であり，高齢者ではペニシリンの排泄が遅延して血中濃度が上がりやすいため，投与量は調整が必要である．ADLが低下している患者では投与後に偽膜性腸炎を発症しやすい．処方例としては以下の通りである．また，ペネム系やセフェム系と交差アレルギーを示す可能性があるので，投与は慎重に行う必要がある．

処方例：（高齢者）アモキシシリン®125　4カプセル　1日4回毎食後，就寝前　2日分

アモキシシリン®250　2カプセル　1日2回朝夕食後　3日分

高齢者が若年者と同様の血中濃度を保つには1回の投与量を成人量の半分にしたり，投与回数を増減することが必要になる．

2）セフェム系抗菌薬

アレルギー，投与量の調整，偽膜性腸炎についてはペニシリン系と同様である．歯科領域でも汎用されているため耐性菌株も多く，多疾患を有し様々な治療経験がある高齢者ではその頻度が上がる．ワルファリンの作用を増強することがあり，経口摂取が困難で食事が十分に取れていない場合はさらにその頻度が増すので，注意が必要である．抜歯後など術後感染予防薬として用いる際の処方例は以下の通り

表1 加齢による薬物動態の変化（山根 明：小児，高齢者への薬物投与の注意点は？歯界展望，Vol105 No.6 2005－6 ）

薬物動態		変動
吸収		特に影響を受けない
分布	脱水	水溶性薬剤濃度の上昇
	体脂肪の相対的増加	脂溶性薬剤の必要量の増加，作用時間の延長
	血漿アルブミン量減少	遊離型（活性型）薬剤の増加
代謝		肝血流量減少，代謝抑制
排泄		腎血流量減少，排泄抑制

である．

処方例：フロモックス®100mg 1日2回朝夕
　　　　　食後 2日分
　　　　　メイアクトMS®100mg 1日2回朝夕
　　　　　食後 2日分
　　　　　セフゾン®100mg 1日2回朝夕
　　　　　食後 2日分

3）マクロライド系抗菌薬

　肝排泄の薬剤で，他の抗菌薬に比べて副作用が少なく高齢者でも処方しやすい．腎障害がなければ投与量の調整は必要ない．ジスロマイシンは血中濃度が維持されやすいため，投与回数や服用方法が大きく異なる．高齢者では服薬指導を丁寧に行う必要がある．また，シクロスポリン，ワルファリン，テオフィリン等の効果を増強するため，これらを服用中の患者への投与には注意を要する．

4）ニューキノロン系抗菌薬

　ペニシリン系，セフェム系と同様に腎排泄の薬剤で，濃度依存性に殺菌作用を示すため，投与回数を分けるより，1回の投与量の調整が必要になる．また，歯科で処方する機会が多いNSAIDsとの併用でニューキノロン系抗菌薬が有する痙攣誘発作用が増強する可能性があるため，処方の際は注意が必要である．

処方例：グレーズビット®50mg　1日2回朝夕
　　　　　食後 3日分

（星野照秀，片倉　朗）

Q7.
小児に抗菌薬を処方する時の注意を教えて下さい.

A.
成人同様, 抗菌薬の PK/PD 理論に基づいた投与方法を選択することが重要です[1].

　小児は, 急速な身体および生理機能の成長に伴い, PK だけではなく PD も成人と比較して急速に変動するため, 成長・成熟度に考慮した投与を行わなければなりません[2]. 例えば, 小児患者に対して汎用されているβラクタム薬は, 時間依存性殺菌作用で持続効果が短いため, 1回投与量を減らして1日投与回数を増すと効果が増します[3]. しかし, 新生児から小児期にかけて, 筋肉や体脂肪, 水分などの体の構成バランスが大きく変化し, 組織分布が影響を受けることから薬の1日投与量を調整しなければなりません. 通常, 臨床において記載されている体重換算量で計算しても小児用量が成人用量を超えてしまい, 対応に困ることが多いと思います. これは, 小児の臓器は, 生後間もなくから数年で急激に変動し, 成人に近づくにつれて徐々にその変動が緩やかになる特徴のためです[2]. そこで, 体表面積あたりで投与量を決定する Augsberger の式 (図1) や von Harnack の算定法 (図2) は, 体重当たりの投与量決定と比較して成人と小児の隔たりを小さくして, 発達的変動に近似するという点では臨床上有効な方法と考えます[4]. しかし, 患者ごとにその作業を行うのは忙しい臨床に於いて現実的ではありません. そのためこれらの方法を利用し, よく処方する薬を事前に計算をして (表1) などのように診療室に常備することをお薦めします[5]. 最近は, 電子カルテで投与量の警告システムがありますが, 体重データの更新をしないと以前の投与量でそのまま処方するエラーを起こすため, 診療ごとの確認が必要です.

　小児で禁忌, 投与注意となっている抗菌薬は, 事前に対応を把握しておく必要があります. レボフロキサシンに代表されるようなニューキノロン系は 15 歳未満の小児には禁忌となっています. 添付文書上でも『小児は安全性が確立してないので, 投与しないこと』となっており, 海外臨床試験においても小児には関節毒性があると報告もあります. また, テトラサイクリン系は, 8 歳未満の小児に投与した場合, 歯の着色・エナメル質形成不全を起こす可能性があるため, 極力投与を避けることになっています. さらに, セフェム系でピボキシル基を持つ抗菌薬は, 低カルチニン血症に伴う低血糖症, けいれん, 脳症等を起こすとの報告があります. 特に口腔領域の炎症は, 腫脹, 熱発や疼痛などにより小児の食思が減退し栄養不良に陥ることが多いため, この低カルチニン血症には十分注意が必要です[5].

　また知っておくべきこととして, 服用後の尿や便の変色を来す抗菌薬があることです. 第三世代セフェム系のセフジニルは, 尿が赤色に変色し, 鉄添加物併用時に便も赤色に変色します. テトラサイクリン系のミノサイクリン塩酸塩は, 尿が黄褐色から茶褐色に変色します. これらを有害作用と勘違いする保護者もいるので, 特に問題となる事象でないことを事前に説明することにより, 服用の自己中断などを防止できます.

　小児は, 先にも述べたように体重当たりの臓器の重量が重いため, 抗菌薬投与時に臓器に影響を受けやすく, 主に代謝を担う肝臓, 排泄を担う腎臓には注意する必要があります. 特に抗菌薬と併用する頻度が高いアセトアミノフェンは解熱鎮痛薬として一般に使用されることもあり, 重篤な肝障害には注意

$$小児量 = \frac{年齢（歳）\times 4 + 20}{100} \times 成人量$$

図1　Augsbergerの式（1歳以上）

年齢	6カ月	1歳	3歳	7.5歳	12歳
	1/5	1/4	1/3	1/2	2/3

図2　von Harnackの算定法：成人量を1とした時の年齢ごとの用量割合

表1　抗菌薬の小児用量早見表（参考）（斎藤ら，2022[4]）をもとに作成）

医薬品名	体重				
	10kg	15kg	20kg	25kg	30kg
サワシリン細粒 10%	2.0〜4.0g	3.0〜5.0g	4.0〜8.0g	5.0〜10.0g	6.0〜10.0g
ケフラール細粒小児量 100mg	2.0〜4.0g	3.0〜5.0g	4.0〜7.5g	5.0〜7.5g	6.0〜7.0g
メイアクトMS小児用細粒 10%	0.9g	1.3g	1.8g	2.2g	2.7g

注：成人量を超えないようにする

が必要です．診療において処方する際は，小児患者が使用している薬剤を確認すること，また処方する薬剤の規格（「○％」や剤型）を確認しつつ最終的な投与に至るまで気をつける必要があります[6]．

実際，日本の小児患者を対象として汎用されている医療用医薬品のうち，添付文書に小児の用法・用量が記載されていないものが60〜70％にものぼるとの報告があります．また，『重症あるいは他の抗菌薬を使用しても十分な臨床効果が得られない患者に限定して使用すること』などの記載が添付文書にされており，現在の状況が使用可能なのかの判断がしづらいこともあります．このようなことから国立成育医療研究センターの研究により，現在小児患者に医薬品が投与された際の投与量情報，検体検査情報，患者の状態・症状等の情報を収集し，一元管理できるデータベース『小児医療情報収集システム』としての運用が検討されています[7]．それまでは，抗菌薬の投与が必要な小児患者が来院した時に対応するのではなく，常に抗菌薬に関する最新の情報を手に入れるため医薬品医療機器情報配信サービス（PMDAメディナビ）に登録すること，投与に不安な場合は薬剤師にすぐに相談できるようにするなど自らネットワークの確立をするための事前準備をしておきましょう．

（吉田秀児）

参考文献

1) 木村利美ほか．3.抗菌薬の小児臨床薬理．臨床薬理．2014；35(6)：280-284.
2) 辻泰弘．小児の成熟度を考慮した薬物動態と抗菌化学療法．2021;36(2):77-82.
3) 尾内一信．小児感染症における抗菌薬の適正使用 - 耐性菌をふやさないための考え方 -. 小児感染免疫．2014；26(2)：279-282.
3) 林昌洋．抗菌薬の妊婦・小児への投与での留意点．ラジオ NIKKEI 病院薬剤師ができる ICT 活動（7月21日）内容集．2006.
4) 斎藤義夫ほか．小児薬用量の計算違いを防ぐには？ 医薬療法．2022;41(2):49-51.
5) 冨家俊弥．シリーズ - 小児感染症・小児抗菌薬療法と薬剤師の役割　その他2　小児抗菌薬療法における小児特有の注意点．ラジオ NIKKEI 第1病薬アワー（6月13日）内容集．2016.
6) 小児への薬剤10倍量間違い（医療安全情報 No.29）．医療事故情報収集等事業 第70回報告書．2022:47-60.
7) 俵木登美子ほか．医薬品の適正使用と医薬品情報．外科小児科．2018；24(4)：510-516.

Q8.
**妊産婦や授乳中の抗菌薬の使用はどうしたらよいですか？
また，患者にはどのような説明が必要ですか？**

A.
妊娠中であっても疾患の治療のために抗菌薬の投薬が必要となることがあります．妊娠時期等によって使用に注意すべき，または使用を避けるべき抗菌薬があります．いずれも慎重な投与を心掛けます．

適齢期の女性患者への投与は，慎重に

処方医は適齢期の女性患者が受診したら妊娠の可能性を考え，薬物は慎重に投与するべきであり，患者が妊娠と気づかずに服用した場合には，薬物の胎児への影響について，正しい情報を伝え，不安を取り除く必要があります．

妊娠中の不必要な投薬は避ける

医療用医薬品の添付文書には，「妊娠中の投与に関する安全性は確立していない」と記載されているものが多く，妊婦に対して使用禁忌とされている薬物も多くあります．妊婦への抗菌薬の使用は，原則，不必要な投薬は避け，母胎への治療的効果が胎児への薬物有害反応のリスクを上回る場合のみ投与します．

時期に応じた説明を

薬物の胎児への影響には時期と薬物自体のリスクがあります．時期のリスクは妊娠週数により異なります．表1に妊娠週数と薬物の影響について示します．

特に注意が必要なのは妊娠4週から7週末の催奇形性の絶対過敏期です．胎児の薬物への感受性が高くなるため，催奇形性を起こす可能性がある薬物は避け慎重に処方します．妊娠8週から妊娠15週末は催奇形性のある薬物への感受性は低下するため，大奇形は生じませんが小奇形を生じる可能性があります．妊娠16週以降から分娩までは胎児への奇形は引き起こされないものの，胎児毒性が生じる可能性があります．

表1 妊娠週数と薬物の影響

妊娠月数	1カ月	2カ月	3～4カ月	5～10カ月	11カ月
妊娠週数	0～3週	4～7週	8～15週	16～40週	41週
	妊娠初期　妊娠15週まで				
		妊娠中期　妊娠16～27週末まで			
			妊娠後期　妊娠28～39週末まで		
薬物への影響	無影響期	絶対過敏期	相対過敏期	潜在過敏期	
	All or Noneの法則により、この時期に薬物の影響を受けた場合、受精卵はほとんど着床しない。妊娠が継続すればほとんど問題ない。	胎児の重要臓器が発生・分化する時期。催奇形性が問題となる。	性器の分化や口蓋閉鎖が問題となる時期。発育の個人差を考慮すると、催奇形性のある薬物の使用は注意が必要である。	胎児の形態的奇形は誘引されないが、胎児毒性・分娩について問題となる。	

薬物による奇形は非常に少ない

出生時に確認される先天奇形の自然発率は3％前後[1]存在し、薬物が原因と考えられる奇形発症率は1％程度[1]であり、非常に少ないことを説明し理解して頂く必要があります。

添付文書上禁忌の抗菌薬は使用しない

表2[2]に妊婦・授乳婦に対する薬剤選択について示します。β-ラクタム系抗菌薬は妊婦には汎用され、使用歴も長く、比較的安全に使用することが出来るため第一選択となります。マクロライド系抗菌薬でも、アジスロマイシンやクラリスロマイシンは安全に投与できます。

2005年10月に厚生労働省事業として国立成育医療研究センター内に設置された「妊娠と薬情報センター」[3]では、患者自身が妊娠・授乳中の薬物治療に対する不安の相談業務を行っており、全国47都道府県の拠点病院に「妊娠と薬外来」を設置しています。Web問診票システムによる相談申し込みが可能ですので、国立成育医療研究センター「妊娠と薬情報センター」のホームページの確認を勧めて

表2 妊婦・授乳婦に対する薬剤選択

分類		一般名	主な商品名	総合評価 妊娠中	総合評価 授乳中
ペニシリン系		アモキシシリン水和物	サワシリン	○	○
		アンピシリン水和物	ビクシリン	○	○
		スルタミシリントシル酸水和物	ユナシン	○	○
		バカンピシリン塩酸塩	ペングッド	○	○
セフェム系	第一世代	セファクロル	ケフラール	○	○
		セファレキシン	ケフレックス	○	○
	第二世代	セフメタゾールナトリウム	セフメタゾン	○	○
		セフロキシムアキセチル	オラセフ	○	○
	第三世代	セフカペンピボキシル塩酸塩水和物	フロモックス	○	○
		セフジトレンピボキシル	メイアクトMS	○	○
		セフテラムピボキシル	トミロン	○	○
		セフトリアキソンナトリウム水和物	ロセフィン	○	○
		セフポドキシムプロキセチル	バナン	○	○
	第四世代	セフェピム塩酸塩水和物	マキシピーム	○	○
マクロライド系		アジスロマイシン水和物	ジスロマック	○	○
		エリスロマイシン	エリスロマイシン	○	○
		クラリスロマイシン	クラリシッド		○
リンコマイシン系		クリンダマイシン塩酸塩	ダラシン		○
テトラサイクリン系		テトラサイクリン塩酸塩	アクロマイシンV		○
		ミノマイシン塩酸塩	ミノマイシン		
ニューキノロン系		シタフロキサシン水和物	グレースビット		
		メシル酸ガレノキサシン水和物	ジェニナック		
		トスフロキサシントシル酸塩水和物	オゼックス		
		レボフロキサシン水和物	クラビット		○
ペネム系		メロペネム水和物	メロペン		○
		ファロペネムナトリウム水和物	ファロム		○

(伊藤ら，2020[2] をもとに作成)

もよいでしょう．

乳児への影響は

　母乳への薬物の移行は，母胎の摂取量の1％未満といわれており[4]，乳児への影響はほとんどないことを説明する必要があります．

(森田奈那，松浦信幸)

参考文献

1) L. C. Gilstrap, B. B. Little, "Drugs and pregnancy second edition" International Thomson Publishing Thomson Science, New York, 1998, :3-4
2) 伊藤真也，村島温子 編，薬物治療のコンサルテーション 妊娠と授乳 改訂3版，南山堂，2020: 134-136
3) 国立成育医療研究センター「妊娠と薬情報センター」https://www.ncchd.go.jp/kusuri/ 2023/11/21
4) 水野克己，【知っておくと役に立つ小児科の知識】授乳中の女性に処方するときの注意点，昭和学士会雑誌，2013: 301-306

Column 6　抗菌薬の剤形と効果について

　歯科領域で感染症の治療や予防に使われる抗菌薬には，ペニシリン系，セフェム系，テトラサイクリン系，リンコマイシン系，マクロライド系抗菌薬などがあり，主な剤形としては，錠剤・カプセル剤，散剤・顆粒剤などの経口薬，注射薬，局所塗布薬（歯科用軟膏）があります[1,2]．

　注射薬は重篤な感染症や手術前の感染予防に主に医療機関で使用されますが，経口薬は患者が自分で服用できるため在宅治療にも用いられます．抗菌薬の剤形による効果と副作用の違いは，バイオアベイラビリティ（BA）に関連しています．BAは，全身循環血中に到達した薬物の量の割合を指します．注射薬では薬剤が直接体内に入るため，BAは100％ですが，経口薬の場合，消化管からの吸収は抗菌薬の種類によって異なります．第二，三世代セフェム系，マクロライド系以外の上記抗菌薬のBAは約90％と高いですが，第二世代セフェム系とマクロライド系は約50％です[3]．

　さらに，第三世代セフェム系抗菌薬のBAは20％程度と，ほとんどが糞便となって排泄されるため，高い効果が望めないだけでなく，大腸の細菌叢バランスを崩し下痢や軟便などの副作用を引き起こす場合があります[3]．局所塗布薬は，歯周ポケットに直接注入するため，BAはほぼ0で，局所的な効果のみを示します[3]．

　経口薬のBAに影響する因子として，食事や薬物相互作用なども考慮が必要です．例えば，テトラサイクリン系抗菌薬やセフジニルなどは，鉄，アルミニウム，マグネシウム含有製剤により吸収が阻害されるため，服用時間を2時間程度ずらす必要があります[4]．

　嚥下障害時の経口薬の服薬では，重度の場合は経管投与を行い，中等度から軽度の場合はゼリーや粥などの嚥下しやすい食品と一緒に内服するか，市販の薬内服用ゼリーやトロミ水を使用します[4]．経管投与の場合には，錠剤，カプセル剤を粉砕する前に，保険上の問題がなければドライシロップに変更するか，簡易懸濁法（投与時に約55℃のお湯で崩壊・懸濁させる方法）が可能か検討します[3]．

（門田佳子）

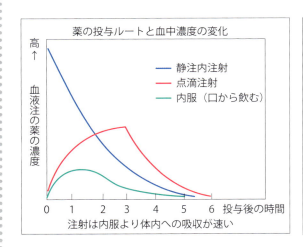

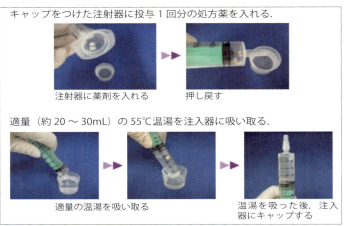

参考文献

1) 青木誠．レジデントのための感染症診療マニュアル第4版．医学書院．2020：1020-1027．
2) David N Gilbert et al編，菊地　賢，橋本正良日本語版監修．日本語版サンフォード感染症診療ガイド2022第52版．ライフサイエンス出版．2022：79, 312-313．
3) 各種添付文書
4) 倉田なおみ編，藤島一郎監修．内服薬　経管投与ハンドブック－簡易懸濁法可能医薬品一覧－第4版．じほう．2020：2-5, 19-20, 77-79．

Column 7　歯周病における抗菌薬の局所デリバリーシステム

　歯周病は歯周病原細菌の感染とそれに対する宿主免疫応答のバランスの乱れによって引き起こされます．医科における感染症に対する治療としては，抗菌療法が一般的であり，最も効果的です．しかし，歯周病の治療においては，細菌によって形成されたバイオフィルムを機械的に除去することが重要であり，抗菌療法はあくまでも補助的な役割を担っています．

　歯周病治療における抗菌療法としては，全身投与と局所投与があります．全身投与の場合，経口摂取された薬剤は，消化管から腸管膜，門脈，肝臓を通過し，末梢血管から歯周組織に至り，歯肉溝滲出液に移行します．この経過を辿るため，歯周ポケット内に到達する薬剤濃度はきわめて微量です．さらに，バイオフィルムは細菌と細胞外高分子物質（extracellular polymeric substances：EPS）で構成され，EPSは抗菌薬に対する抵抗性を向上させます．歯周ポケット内での濃度や他の臓器に対する影響を考えた場合，歯周治療としての全身投与による抗菌療法には問題もあります．

　歯周病に効果的な抗菌療法の要件としては，次の3つがあげられます[1]．

（1）歯周ポケット内へ抗菌薬が到達する
（2）感染局所において薬剤濃度が最低有効濃度以上に達する
（3）長期間効果が持続する

　これらの要件を満たし得るのが，局所投与です．なかでも局所薬物配送システム（local drug delivery system；LDDS）は，感染局所に直接薬剤を投与するため，腸管循環の影響を受けにくいという特徴があります．そのため，薬剤の使用量は最小限に抑えられ，結果として副作用，腸内細菌への影響を低くすることが可能となります．歯周ポケットはその他の臓器と比べて感染部位が比較的明確であり，明視下での投与が可能です．さらに，少量で有効な薬剤濃度へ到達させることができます．わが国においては，LDDSとしてミノサイクリン塩酸塩が使用されています．ミノサイクリン塩酸塩の抗菌スペクトルは広域であり，多くの歯周病原細菌に対して効果を発揮します．特に中等度に進行した歯周炎患者において，複雑な骨欠損形態や分岐部病変が認められる部位ではスケーリング・ルートプレーニング（SRP）が困難になります．この様な部位では，SRPのみでの治療効果が現われにくく，LDDSとの併用を検討することが推奨されています[2]．

　他にも，局所投与としては，イリゲーションシステムや繊維，ゲル，ストリップス，フィルム，マイクロ粒子やナノ粒子を用いる方法が検討されてきました．ナノ粒子（直径100 nm以下）を標的部位に送達するNanoparticulate drug delivery systemの研究も進められています（図1）[3]．金，銀，チタン，銅などのナノ粒子には抗菌作用，骨再生，抗がん作用があるとして，歯科分野でも注目を集めています．口腔内嫌気性菌に対するナノ粒子の有効性を評価した研究において，銀ナノ粒子が*Aggregatibacter actinomycetemcomitans*や*Fusobacterium nucleatum*などの生存・増殖を抑制することが報告されています[4]．また，ミノサイクリン塩酸塩の局所応用にメソポーラスシリカナノ粒子を用いた研究では，マクロファージのM1からM2への極性化を促し，炎症性サイトカインの発現を制御することで歯槽骨吸収を抑制したという報告もあります[5]．高分子ナノ粒子であるポリ乳酸・グリコール酸共重合体（PLGA）を使用する方法についても研究されています[6]．しかし，わが国において日常的な臨床応用されるためには，さらに安全性や効果についての検討が必要です．LDDSは，経口投与と比較すると副作用が少なく，薬剤耐性への影響は低いものの，全くないというわけではありません．歯周病の治療において，LDDSを含めた抗菌療法を選択するにあたっては，学会ガイドラインなども参考に，そのメリット，デメリットを十分に理解したうえで，適切な使用を心がけることが重要です．

（今村健太郎，齋藤　淳）

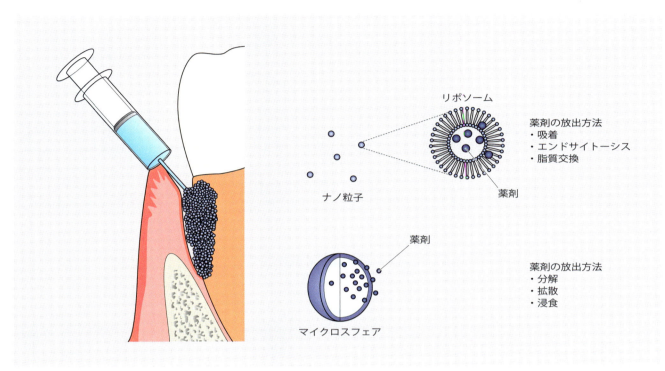

図1 ナノ粒子/マイクロスフェアを応用した薬物配送システム（H R R et al, 2019[2]）をもとに作成）

参考文献

1) 鴨井久一．縁下プラークの制御方法．クインテッセンス出版，1991：145-164．
2) 特定非営利法人日本歯周病学会編．歯周病患者における抗菌薬適正使用のガイドライン．医歯薬出版，2020．
3) H R R, Dhamecha D, Jagwani S, Rao M, Jadhav K, Shaikh S, Puzhankara L, Jalalpure S. Local drug delivery systems in the management of periodontitis：a scientific review. J Control Release. 2019；307：393-409.
4) Lu Z, Rong K, Li J, Yang H, Chen R. Size-dependent antibacterial activities of silver nanoparticles against oral anaerobic pathogenic bacteria. J Mater Sci Mater Med. 2013；24 (6): 1465-1471.
5) Bingbing B, Chaoyu G, Xiaohui L, Xingyu G, Junling Y, Chenfei W, Yongchun G, Aidong D, Yuehua G, Xingmei F, Zhifeng G. Polydopamine functionalized mesoporous silica as ROS-sensitive drug delivery vehicles for periodontitis treatment by modulating macrophage polarization. Nano Res. 2021；14(12)：4577-4583.
6) de Freitas LM, Calixto GM, Chorilli M, Giusti JS, Bagnato VS, Soukos NS, Amiji MM, Fontana CR. Polymeric nanoparticle-based photodynamic therapy for chronic periodontitis in vivo. Int J Mol Sci. 2016；17(5)：20.

感染性心内膜炎の予防と治療に関するガイドライン（2017年改訂版）

感染性心内膜炎（infective endocarditis: IE）は，弁膜や心内膜，大血管内膜にフィブリンと血小板が固まった中に細菌が付着したもの（疣腫）を形成し，菌血症，血管閉塞，心障害などの多彩な臨床症状を呈する全身性敗血症性疾患である．そして，年間10万人に3～7人の割合で発症し，的確な診断のもと適切な治療を行わなければ多くの合併症を引き起こし，ついには死に至る重篤な疾患である．観血歯科治療の際に生じる菌血症がIEの発症の原因の一つで，早期診断，早期治療が重要視される一方，同等レベルで歯科治療での予防が重要とされている．

今回のガイドラインは，3回目の改定となり，IEの多様性を考慮し，日本循環器学会および関連する9つの学会とIE発症に重要な歯科の分野から歯科医師がさらに加わり，世界最高峰のガイドラインが作成された．一番の特徴は，歯科の二大疾患である齲蝕や歯周病の進行と菌血症の発生を解りやすく解説と図示され，医科と歯科の連携を強く訴えている．

また，欧米とは異なり高度リスク，中等度リスク共に抗菌薬予防投与が推奨され，IEの発症予防を見直した点である．

推奨クラス分類とエビデンスレベル（本文抜粋）（表1）

表1 推奨クラス分類とエビデンスレベル

推奨クラス分類	
クラスI	手技，治療が有効，有用であるというエビデンスがあるか，あるいは見解が広く一致している
クラスII	手技，治療が有効，有用であるというエビデンスがあるか，あるいは見解が一致していない
クラスIIa	エビデンス，見解から有用，有効である可能性が高い
クラスIIb	エビデンス，見解から有用性，有効性がそれほど確立されていない
クラスIII	手技，治療が行こう，有用でなく，ときに有害であるとおのエビデンスがあるか，あるいはそのような否定的見解が広く一致している
エビデンスレベル	
レベルA	複数のランダム化介入臨床研究または，メタ解析で実証されたもの
レベルB	単一のランダム化介入臨床研究または，大規模なランダム化介入ではい臨床研究で実証されたもの
レベルC	専門家および/または，小規模臨床研究（後ろ向き研究および登録を含む）で意見が一致したもの

今回のガイドラインでは，5つのCQに絞ってシステマティックレビューを行い，CQでカバーされないその他の部分については従来通りの記載を行った．また，システマティックレビューを用いた部分とそれ以外の部分の推奨を区別するために，システマティックレビューを用いた部分については，エビデンス総体を評価してMinds 2014の方法にのっとった推奨（強い推奨，弱い推奨，エビデンス総体の強さA～D）を作成し，その他の部分については従来の推奨（クラスI～III，エビデンスレベルA～C）を用いた．

歯科に関するCQにおける推奨の強さとエビデンス総体の強さの表記は以下の通りである．（表2）

■ 推奨の強さ
「1」：強く推奨する
「2」：弱く推奨する（提案する）

■ エビデンス総体の強さ
A（強）：効果の推定値に強く確信がある
B（中）：効果の推定値に中程度の確信がある

表2 ガイドラインで検討した歯科に関するクリニカルクエスチョンとその推奨

		システマティックレビューによる評価	
		推奨の強さ	エビデンス総体の強さ
CQ4	高リスク心疾患患者に対する歯科処置に際しての抗菌薬投与はIE予防のために必要か？ (【記載個所】「VIII章 3. IEのリスクとなる手技・処置・背景と予防 3.2 歯科疾患」,【関連個所】「VIII章. IE予防についての総論」. 表23)		
	①成人の高度リスク患者に対し，抜歯などの菌血症を誘発する歯科治療の術前には予防的抗菌薬投与を推奨する	1（強い）	B（中）
	②成人の中等度リスク患者に対し，抜歯などの菌血症を誘発する歯科治療の術前には予防的抗菌薬投与を提案する	2（弱い）	C（弱）
CQ5	小児／先天性心疾患に対する歯科処置に際して抗菌薬投与はIE予防のために必要か？ (【記載個所】「IX章 1 先天性心疾患，小児領域のIE 1.5の予防」,【関連個所】「IX章. 1.2 基礎疾患別リスク」. 表29)		
	①小児／成人先天性心疾患の高度リスク患者に対する，抜歯などの菌血症を誘発する歯科治療の術前には，予防的抗菌薬投与を推奨する	1（強い）	C（弱）
	②小児／成人先天性心疾患の中等度リスク患者に対する，抜歯などの菌血症を誘発する歯科治療の術前には，予防的抗菌薬投与を提案する	2（弱い）	C（弱）

C（弱）：効果の推定値に対する確信は限定的である
D（とても弱い）：効果の推定値がほとんど確信できない
それ以外の記載における推奨クラス分類とエビデンスレベルの表記は表1，表2の通りである．

成人におけるIEの基礎心疾患別リスクと，歯科口腔外科手技に際する予防的抗菌薬投与の推奨とエビデンスレベル（本文抜粋）（表3）

　IE発症時にとくに死亡などの重篤な結果を招く可能性の高い一群を高度リスク群，そうでないものを中等度リスク群と分ける考え方が一般的となってきた．さまざまな国での取り組みやIE発症率を参考に，IE高度リスク患者に対する予防的抗菌薬投与を推奨することとした．また，IE中等度リスクとした疾患においてもリスクの高低があると考えられることから各項において，各疾患のIEリスクを記載した．

表3 成人におけるIEの基礎心疾患別リスクと，歯科口腔外科手技に際する予防的抗菌薬投与の推奨とエビデンスレベル

IEリスク	推奨クラス	エビデンスレベル
1. 高度リスク群（感染しやすく，重症化しやすい患者）		
・生体弁，機械弁による人工弁置換術患者，弁輪リング装着例 ・IEの既往を有する患者 ・複雑性チアノーゼ性先天性心疾患（単心室，完全大血管転位，ファロー四徴症）	I	B
2. 中等度リスク群（必ずしも重篤とはならないが，心内膜炎発症の可能性が高い患者）		
・ほとんどの先天性心疾患[*1] ・後天性弁膜症[*2] ・閉塞性肥大心筋症 ・弁逆流を伴う僧帽弁逸脱	IIa	C
・人工ペースメーカ，植込み型除細動器などのデバイス植込み患者 ・長期にわたる中心静脈カテーテル留置患者	IIb	C

エビデンス評価の詳細は「CQ 4：高リスク心疾患患者に対する歯科処置に際して抗菌薬投与はIE予防のために必要か？」参照
[*1] 単独の心房中隔欠損症（二次孔型）を除く
[*2] 逆流を伴わない僧帽弁狭窄症ではIEのリスクは低い
IE：感染性心内膜炎

感染性心内膜炎の予防と治療に関するガイドライン（2017年改訂版）

IE 高リスク患者における，各手技と予防的抗菌薬投与に関する推奨とエビデンスレベル（本文抜粋　改変）（表4）

表4　IE 高リスク患者における，各手技と予防的抗菌薬投与に関する推奨とエビデンスレベル

抗菌薬投薬	状況	推奨クラス	エビデンスレベル
予防的抗菌薬投与を行うことを強く推奨する	・歯科口腔外科領域：出血を伴い菌血症を誘発するすべての侵襲的な歯科処置（抜歯などの口腔外科手術・歯周外科手術・インプラント手術，スケーリング，感染根管処置など） ・耳鼻科領域：扁桃摘出術・アデノイド摘出術 ・心血管領域：ペースメーカや植込み型除細動器の埋め込み術	I	B
抗菌薬投与を行ったほうがよいと思われる	・局所感染巣に対する観血的手技：膿瘍ドレナージや感染巣への内視鏡検査・治療（胆道閉塞を含む） ・心血管領域：人工弁や心血管内に人工物を植え込む手術 ・経尿道的前立腺切除術：とくに人工弁症例	IIa	C
予防的抗菌薬投与を行ってもかまわない．ただし，IE の既往がある症例には予防的抗菌薬投与を推奨する	・消化管領域：食道静脈瘤硬化療法，食道狭窄拡張術，大腸鏡や直腸鏡による粘膜生検やポリープ切除術，胆道手術 ・泌尿器・生殖器領域：尿道拡張術，経膣分娩・経膣子宮摘出術，子宮内容除去術，治療的流産・人工妊娠中絶，子宮内避妊器具の挿入や除去 ・心血管領域：心臓カテーテル検査・経皮的血管内カテーテル治療 ・手術に伴う皮膚切開（とくにアトピー性皮膚炎症例）	IIb	C
予防的抗菌薬投与を推奨しない	・歯科口腔外科領域：非感染部位からの局所浸潤麻酔，歯科矯正処置，抜髄処置 ・呼吸器領域：気管支鏡・喉頭鏡検査，気管内挿管（経鼻・経口） ・耳鼻科領域：鼓室穿孔時のチューブ挿入 ・消化管領域：経食道心エコー図・上部内視鏡検査（生検を含む） ・泌尿器・生殖器領域：尿道カテーテル挿入，経尿道的内視鏡（膀胱尿道鏡） ・心血管領域：中心静脈カテーテル挿入	III	B

IE：感染性心内膜炎

　これらの表は菌血症をきたす可能性があるため，IE の既往がある症例には予防的抗菌薬投与を行うことが推奨される．

う蝕の進行と菌血症の発生　歯周病の進行と菌血症の発生（図1）（本文抜粋　改変）

　歯科の二大疾患はう蝕（むし歯）と歯周病であり，それぞれを引き起こす口腔細菌種によって生じるとされている．上段にう蝕の進行（健全，C1〜C4），下段に歯周病の進行（健全，歯肉炎，歯周炎）を模式的に示す．

歯科処置による菌血症の発症率　（表5）（本文抜粋）

　菌血症を起こす歯科処置としては，出血を伴ったり根尖を越えたりするような侵襲的な歯科処置があげられ，そのうち抜歯がもっともよく認識されている．また，出血を伴う口腔外科処置やインプラント治療，歯石の除去（スケーリング）なども菌血症を誘発する処置として認識されている．

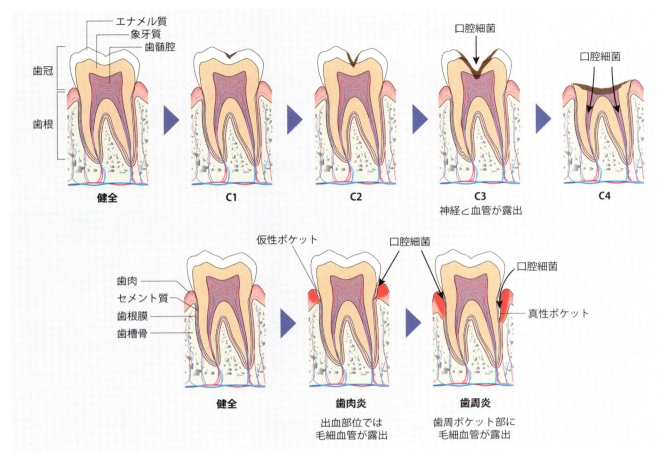

図1 う蝕の進行（上）と歯周病の進行（下）の菌血症の発生

　さらに，感染根管治療（歯髄腔内や歯根の先の壊死組織を除去する処置）も菌血症を起こす処置の1つとして考えられているが，抜髄（神経を取る処置）は歯髄腔への感染がないため，菌血症を伴う処置としては認識されていない．非感染部位からの歯肉への局所麻酔や，出血を伴わない充填（詰める）や修復（被せる）処置も菌血症を生じるリスクは低い．デンタルエックス線撮影，歯科矯正処置，口唇・口腔粘膜の外傷処置もリスクである．一方で，日常生活における咀嚼やブラッシングでも出血することがあるため菌血症が引き起こされる．

表5　歯科処置による菌血症の発症

歯科処置	発症率（％）
抜歯	18～100
智歯抜歯	55
スケーリング	8～79
歯周外科	36～8
感染根管処置	42
ラバーダム装着	29
ブラッシング	23
咀嚼	38

Guideline 感染性心内膜炎の予防と治療に関するガイドライン (2017年改訂版)

歯科処置前の抗菌薬の標準的予防投与法（成人）(表6)(本文抜粋)

本ガイドラインでは，基本的には AMPC 2 g の術前 1 時間以内の経口単回投与を推奨した（表6）．βラクタム系薬アレルギーの場合には CLDM，CAM，AZM，経口不可能な場合には ABPC，CEZ，CTRX，CLDM を推奨した（表6）．何らかの理由で AMPC 2 g 投与を減量する場合は，弁膜に付着した細菌の増殖を抑制するという薬理学的な根拠から，初回投与の5～6時間後に AMPC 500 mg の追加投与を考慮する．

小児/先天性心疾患における IE の基礎心疾患別リスクと，歯科口腔外科手技に際する

表6 歯科処置前の抗菌薬の標準的予防投与法（成人）

投与方法	βラクタム系抗菌薬アレルギー	抗菌薬	投与量	投与回数	備考
経口投与可能	なし	AMPC	2g [*1, *2]	単回	処置前1時間
	あり	CLDM	600mg	単回	処置前1時間
		AZM	500mg		
		CAM	400mg		
経口投与不可能	なし	ABPC	1～2g	単回	手術開始30分以内に静注，筋注，または手術開始時から30分以上かけて点滴静注
		CEZ	1g		
		CTRX	1g		手術開始30分以内に静注，または手術開始時から30分以上かけて点滴静注
	あり	CLDM	600mg		手術開始30分以内に静注，または手術開始時から30分以上かけて点滴静注

[*1] または体重あたり 30mg/kg
[*2] なんらかの理由で AMPC 2 g から減量する場合は，初回投与5～6時間後に AMPC 500 mg の追加投与を考慮する

予防的抗菌薬投与の推奨とエビデンスレベル (表7)(本文抜粋改変)

小児における IE のリスクの特徴としては，乳歯から永久歯に変わるため抜歯などの歯科治療の機

表7 小児/先天性心疾患における IE の基礎心疾患別リスクと，歯科口腔外科手技に際する予防的抗菌薬投与の推奨とエビデンスレベル

IE リスク	推奨クラス	エビデンスレベル
1．高度リスク群（感染しやすく，重症化しやすい患者） ・人工弁術後 ・IE の既往 ・姑息的吻合術や人工血管使用例を含む未修復チアノーゼ型先天性心疾患 ・手術，カテーテルを問わず人工材料を用いて修復した先天性心疾患で修復後6カ月以内 ・パッチ，人工材料を用いて修復したが，修復部分に遺残病変を伴う場合 ・大動脈狭窄	I	B
2．中等度リスク群（必ずしも重篤にならないが，心内膜炎発症の可能性が高い患者） ・高度リスク群，低リスク群を除く先天性心疾患（大動脈二尖弁を含む） ・閉塞性肥大心筋症 ・弁逆流を伴う僧帽弁逸脱	IIa	C
3．低リスク群（感染の危険性がとくになく，一般の人と同等の感染危険率とされる患者） ・単独の二次孔型心房中隔欠損 ・術後6カ月を経過し残存短絡を認めない心室中隔欠損または動脈管開存 ・冠動脈バイパス術後 ・弁逆流を合併しない僧帽弁逸脱 ・生理的，機能性または無害精神雑音 ・弁機能不全を伴わない川崎病の既往	III	C

エビデンス評価の詳細は「CQ5：小児／先天性心疾患に対する歯科処置に際して抗菌薬投与は IE 予防のために必要か？」参照
IE：感染精神疾患

会が成人にくらべて多いことが挙げられる．基礎心疾患別リスクを高度，中等度，軽度の3つに分類し，罹患しやすくかつ重症化しやすい群を高度リスク群，罹患しやすいが重症化のリスクは低い群を中等度リスク群，疾患を有しない場合とリスクが同等な群を軽度（低）リスク群と定義している．つまり，軽度（低）リスク群以外はIE罹患のリスクが高いことを意味する．歯科処置に際する予防的抗菌薬投与に関して，高度リスク群では強い推奨，中等度リスク群では弱い推奨とした．

歯科処置前の抗菌薬の標準的予防投与法（小児）（表8）（本文抜粋改変）

　日本人小児に対する抗菌薬の投与に関するエビデンスは不足しているが，経口投与可能な対象であればAMPCを選択し，体重1 kgあたり50 mg（最大2 g）を処置1時間前に服用することが前版ガイドラインにも記載されている．歯科治療時の予防対象菌は口腔レンサ球菌であり，感受性の観点からはペニシリン系薬が第一選択となること，ペニシリンアレルギーを有する場合はマクロライド系薬を使用することが推奨されてきた．

（渡邊　章）

表8　歯科処置前の抗菌薬の標準的予防投与法（小児）

投与方法	βラクタム系抗菌薬アレルギー	抗菌薬	投与量	投与回数	備考
経口投与可能	なし	AMPC	50mg/kg（最大2g）	単回	処置前1時間
	あり	CLDM	20mg/kg（最大600mg）	単回	処置前1時間
		AZM	15mg/kg（最大500mg）		
		CAM	15mg/kg（最大400mg）		
経口投与不可能	なし	ABPC	50mg/kg（最大2g）	単回	手術開始30分以内に静注，筋注，または手術開始時から30分以上かけて点滴静注
		CEZ	50mg/kg（最大1g）		
		CTRX	50mg/kg（最大1g）		手術開始30分以内に静注，または手術開始時から30分以上かけて点滴静注
	あり	CLDM	20mg/kg（最大600mg）		手術開始30分以内に静注，または手術開始時から30分以上かけて点滴静注

参考文献

1) 中谷敏ほか．感染性心内膜炎の予防と治療に関するガイドライン（2017年改訂版）
2) 坂本春生．口腔外科周術期における抗菌薬投与の原則を理解する．日本口腔外科学会雑誌．2018; 64(12): 694-702.
3) 浮村聡，歯科治療における心内膜炎予防のための抗菌薬投与．環境感染誌．2019; 34(5): 237-241

Guideline

歯周病患者における抗菌薬適正使用のガイドライン 2020

編集：日本歯周病学会
ガイドライン作成委員：「歯周病患者における抗菌薬適正使用のガイドライン 2020」策定に関するワーキンググループ
発行年月日：2020 年 12 月
アドレス：https://www.perio.jp/publication/upload_file/guideline_perio_antibiotic_2020.pdf

くすりに関連したクリニカルクエスチョン（CQ）と推奨　（一部を抜粋）

CQ3）スケーリング・ルートプレーニングと抗菌薬のポケット内投与を併用すべきか？

推奨　中等度以上の歯周炎において，スケーリング・ルートプレーニングの効果が十分期待できない症例に対し，歯周ポケット内への局所投与の併用を提案する．GRADE 2C（推奨の強さ「弱い推奨」，エビデンスの確信性「低」）

本ガイドラインの意義

歯科医師ならびに歯科医療従事者に対して，歯周治療における適正な抗菌療法の指針とすべく 2010 年に「歯周病患者における抗菌療法の指針」が発刊されました．その後約 10 年が経過し，その間に抗菌療法に関する科学的エビデンスがさらに積み上げられました．加えて，医療において薬剤耐性（Antimicrobial Resistance; AMR）が大きな問題となり，これまで以上に抗菌薬を適切に使用することが世界的に求められています．

このような背景を受け，今回のガイドラインは，前回の指針発刊以降に蓄積されたエビデンスを吟味し，内容は全面的に update されました．本ガイドラインが，歯周病認定医・専門医のみならず，歯周治療に真摯に取り組んでいる多くの歯科医療従事者に活用され，ひいては国民の口腔保健の維持・向上さらには全身の健康増進にも寄与することが期待されます．

（齋藤　淳）

参考文献

1) 青木誠．レジデントのための感染症診療マニュアル第 4 版．医学書院．2020：1020-1027.
2) David N Gilbert et al 編，菊地　賢，橋本正良日本語版監修．日本語版サンフォード感染症診療ガイド 2022 第 52 版．ライフサイエンス出版．2022：79, 312-313.
3) 各種添付文書
4) 倉田なおみ編，藤島一郎監修．内服薬　経管投与ハンドブック－簡易懸濁法可能医薬品一覧－第 4 版．じほう．2020：2-5, 19-20, 77-79.

Guideline

糖尿病患者に対する歯周治療ガイドライン 改訂第3版

編集：日本歯周病学会
ガイドライン作成委員：日本歯周病学会ペリオドンタルメディシン委員会
発行年月日：2023年6月
アドレス：https://www.perio.jp/publication/upload_file/guideline_diabetes_2023.pdf?20230703

くすりに関連したクリニカルクエスチョン（CQ）と推奨

CQ2）糖尿病患者に対する歯周治療で抗菌療法の併用は有効か？

推奨 糖尿病患者の歯周治療に抗菌療法を併用することを弱く推奨する．
（エビデンスの確実性：低　推奨の強さ：弱い推奨）

本ガイドラインの意義

　本ガイドラインは，適切な歯周病治療が糖尿病患者で円滑に行われ，国民の口腔保健の向上のみならず全身の健康の維持増進に寄与することを目的としてまとめられた初版（2009年）に，その後のエビデンスを盛り込んで発刊された改訂第2版（2015年）を踏襲した内容です．5年間の新たな研究成果を加えるとともに，クエスチョン（Q）とクリニカルクエスチョン（CQ）を見直し，モチベーション維持のための患者説明を念頭に置いてQの数が増やされました．

　糖尿病は日本においても罹患度の高い疾患です．糖尿病患者には歯周病患者が多く，歯周病がインスリン抵抗性に関わり，歯周病治療で血糖コントロールが改善されることも報告されています．このように，「ペリオドンタルメディシン」において，歯周病と糖尿病には双方向性の関係性があることは明確にされています．本ガイドラインを基盤として，糖尿病患者に対する歯周治療の正しい理解と，高齢者を含む糖尿病患者に対する適切な歯周治療が行われることで，国民の口腔保健の向上のみならず，全身の健康維持，増進に寄与することが期待されます．

（齋藤　淳）

JAID/JSC 感染症治療ガイドライン 2019 ―歯性感染症―

　一般社団法人日本感染症学会と公益社団法人日本化学療法学会では，「JAID/JSC 感染症治療ガイド 2019」を作成しています（図1）．本治療ガイドは，全ての臨床医を対象とし，感染症治療に対する理解と適切な抗菌薬使用の普及を願って作成されたものです．わが国の感染症の診療や教育に本ガイドが広く活用され，診療の質の向上につながることを目的としています．主要16領域の感染症と耐性菌・ブレイクポイント・PK/PDの情報が網羅され，日本の感染症と薬剤の現状に即した実践的な治療ガイドです．その中に歯性感染症についても記載されています．

　歯性感染症の治療にあたって記載されている基本的な事項を表1，2，3に示します．

（片倉　朗）

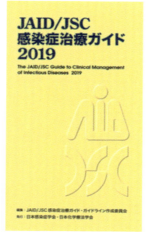

図1　JAID/JSC 感染症治療ガイド 2019

表1　歯性感染症の分類

	分類	病態
経口	1群	歯周組織炎（根尖性・辺縁性）
経口	2群	歯冠周囲炎（智歯周囲炎）
注射	3群	顎炎（骨膜炎・骨髄炎）
注射	4群	顎骨周囲炎（蜂窩織炎）

表2　歯科での経口抗菌薬の使い方

・歯性感染症に対する
　抗菌薬効果判定の目安は3日

・口腔組織への抗菌薬移行濃度は低いため
　感染根管治療・外科的消炎処置を併用

表3　歯科での経口抗菌薬の選択

1群や2群の比較的軽度な歯性感染症
　ペニシリン系抗菌薬が第一選択　　サワシリン
　アレルギーのある患者：
　　リンコマイシン系・マクロライド系の抗菌薬を選択
　　膿瘍を形成している症例は切開などの消炎処置後に投与

3群・4群の重度の感染症
　βラクタマーゼ阻害剤配合の
　ペニシリン系抗菌薬が第一選択　　オーグメンチン
　βラクタマーゼ産生嫌気性菌の検出頻度が高い

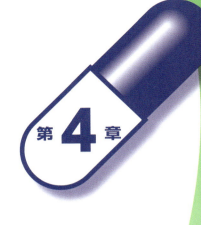

第4章 臨床における鎮痛薬

第4章 臨床における鎮痛薬

Introduction

おさえておきたい鎮痛薬の基本事項

　顎顔面領域における痛みを主訴とする患者さんは，痛みからの解放を求めて歯科を受診します．徐痛のための治療法の1つが鎮痛薬の使用です．痛みは長く続けば続くほど，私たちの日常生活をも脅かします．したがって，歯科医師は，少しでも早く徐痛を行うための，適切な鎮痛薬の使用法について熟知しておく必要があります．ここでは，歯科領域の痛みとそれに対する鎮痛薬に関する基本事項について概説します．

歯科領域の痛みの分類と鎮痛薬

　歯科における痛みは，発症原因や時間的経過によって，侵害受容性疼痛（関連痛も含む），神経障害性疼痛，痛覚変調性疼痛（コラム参照）に分類することができます（図1）．鎮痛薬の選択には，痛みの状態を把握し，患者さん個々の特徴を考慮して選ぶことが重要です．

痛みの伝達と鎮痛薬の作用部位

　歯痛の伝達について，歯牙う蝕症から歯髄炎に至る典型的な歯痛を例に挙げます．ミュータンス菌などの齲蝕原因菌が歯質を破壊して歯髄腔内に侵入すると，それを排除しようと歯髄腔内の血管から好中球やリンパ球が戦闘状態に入り，すなわち炎症が始まります．炎症状態を中枢（脳）に伝えるための情報機関が，ブラジキニンなどの発痛物質です（表1）．

　発痛物質は，感覚神経末梢の自由神経終末に存在する侵害受容器を刺激します（図2）．この時，発痛増強物質であるプロスタグランジン類（表1）は，侵害受容器の感受性を高め，発痛物質による刺激を増強させます．このプロスタグランジン類の生産を抑制する作用によって，鎮痛作用を発揮するのが，非ステロイド抗炎症薬（Nonsteroidal anti-inflammatory drugs: NSAIDs）です．

　さて，発痛物質によって侵害受容器が刺激されると，各種イオンチャンネルが開き，陽イオンが神経細胞（一次ニューロン）内に流入し，活動電位が発生することで，一次ニューロン内を痛み情報の電気信号が伝達されます．三叉神経の一次・二次ニューロン間の中継点である三叉神経脊髄路核尾側亜核まで伝わると，伝達情報は興奮性や抑制性の修飾を受けます．すなわち，痛みの伝達情報にアクセルやブレーキがかけられます（図3）．

　グルタミン酸やサブスタンスPが放出されやすくなった痛みの興奮状態（アクセルのかかった状態）を感作と呼び，脳幹から下行する刺激が痛みの伝達情報にブレーキをかける機構を下行性抑制と呼びます．痛みが長期化した慢性疼痛や神経損傷によって発症した神経障害性疼痛は，一次・二次ニューロン間の中継点の三叉神経脊髄路核尾側亜核で行われる痛みの修飾に特に強い影響を及ぼします．すなわち，慢性的に興奮系（アクセル）の暴走や抑制系（ブレーキ）の失調が起こり，痛みが増強されます．したがって，この領域に作用する鎮痛薬による疼痛制御が必要になります．三環系抗うつ薬のアミトリプチリンは，抑制系を賦活することによって鎮痛作用を発揮します（図3）．カルシウムチャネル$\alpha_2\delta$リガンドのプレガバリンやミロガ

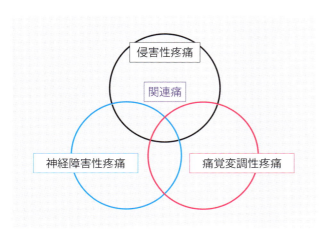

図1　疼痛の分類

表1　発痛物質

- ブラジキニン
- プロスタグランジン（増強物質）
- セロトニン
- ヒスタミン
- アデノシン三燐酸（ATP）
- サブスタンスP
- カルシトニン遺伝子関連ペプチド（CGRP）
- アセチルコリン
- カリウムイオン
- 水素イオン

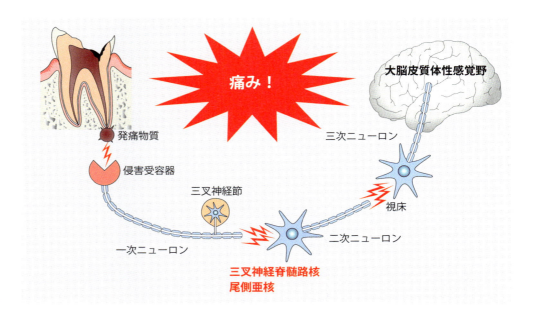

図2　痛みのメカニズム

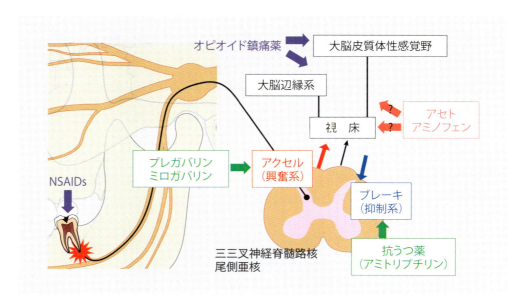

図3　鎮痛薬作用部位

4 臨床における鎮痛薬

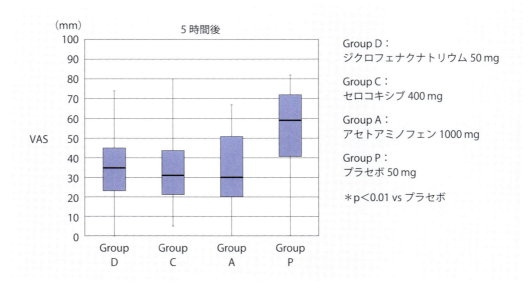

図4　手術後5時間の自発痛

バリンベシル酸塩は，興奮系を制御することによって鎮痛作用を発揮します（図3）．両者とも，神経障害性疼痛薬物療法ガイドラインでは，第一選択薬になっています．

さらに一次・二次ニューロン間の中継点で修飾を受けた痛みの伝達情報は，外側系と内側系に二分されます（図3）．内側系は，非常に複雑なネットワークによって伝達され，情動や自律神経系に影響を及ぼし，痛みを多軸的にさせます．すなわち，心理社会的疼痛の発現に関与することが推測されます．したがって，多軸的になった複雑な痛みには，この領域に作用する薬物が効果的になる可能性があります．多くのニューロンの電気活動を制御する抗てんかん薬や，ニューロン間の中継点での薬理作用が発揮できるアミトリプチリンやプレガバリンのほか，大脳辺縁系のGABAニューロンに作用するベンゾジアゼピン系などがこれに当たります．ベンゾジアゼピン系抗てんかん薬のクロナゼパム（リボトリール Æ）は，海外では舌痛症（Burning mouth syndrome）に対する薬物としての報告[1]がありますが，日本では適応がありません．また，慢性化，難治化した痛みには，脳のあらゆる部位に存在するオピオイド受容体に作用するオピオイド鎮痛薬が，効果的になる可能性もあります．

さて，NSAIDsとともに頻用されるアセトアミノフェンは登場から150年近く経過していますが，その作用機序は未だ明確になっていません．抗炎症作用はNSAIDsと比較すると弱く，痛みの伝達経路においては二次ニューロンより上方の中枢において作用していると考えられています．埋伏智歯抜歯と同等の侵襲と思われる顎矯正手術のプレート除去術後の鎮痛を比較した私たちの調査（手術後5時間後の痛みをVisual Analogue Scaleで比較）では，アセトアミノフェンの1000mgの効果は，プラセボと比較して有意で，ジクロフェナクナトリウム50mgと比較して差はありませんでした（図4）[2]．アセトアミノフェンは，鎮痛作用は十分に有しています．

（福田謙一）

参考文献

1) Gremeau-Richard C, Woda A, Navez ML, Attal N, Bouhassira D, Gagnieu MC, LaluqueJF, Picard P, Pionchon P, Tubert S.:Topical clonazepam in stomatodynia; a randomaised placebo-controlled study. Pain, 108:51-57, 2004.
2) Hanzawa A, Handa T, Kohkita Y, Ichinohe T, Fukuda KI.: A Comparative Study of Oral Analgesics for Postoperative Pain After Minor Oral Surgery. Anesth Prog, 65:24-29, 2018.

Q1. 非ステロイド性抗炎症薬にはどのような種類がありますか？

A. 非ステロイド性抗炎症薬（Non-Steroidal Anti-Inflammatory Drugs，以下NSAIDs）はステロイド構造以外の抗炎症作用，鎮痛作用，解熱作用を有する薬物の総称です．

NSAIDsは，化学構造により酸性，塩基性，及び中性に分類されます（表1）．主な薬効，投与方法を以下の表に示します（表2）．また，COX-1およびCOX-2阻害の選択性の高さによっても分類されます（表3）．COX-2への選択性が高い方が，副作用が少ないといわれています．

酸性 NSAIDs

基本的にCOX-1とCOX-2を共に阻害するため，主作用である消炎鎮痛効果以外に消化管潰瘍や血小板凝集抑制作用，腎障害などの全身にわたる副作用が生じます．

1）サリチル酸系

アスピリン（アスピリン®）は1899年に販売を開始された薬で，NSAIDの中では最も古い歴史があります．アスピリンには血小板凝集抑制作用があり，抗血小板薬として脳出血後の血栓形成抑制の目的で使用されています．

2）プロピオン酸系

ロキソプロフェン（ロキソニン®）は，即効性及び強力な鎮痛作用を特徴とする比較的安全で優れた消炎鎮痛薬として広く知られています．プロドラッグであるため胃腸障害の副作用も緩和されると言われていますが，完全に阻止することはできないため，消化管潰瘍の既往には注意が必要です．フルルビプロフェン（ロピオン®）は静脈注射が可能です．

3）アリール酢酸系

ジクロフェナク（ボルタレン®）は迅速で強力な鎮痛作用があり，強い自発痛に対して投与されます．インドメタシンは2019年以降経口投与薬が販売中止となったため，インドメタシンのプロドラッグであるアセメタシンなどが代替薬剤として使用されています．

4）アントラニル酸系

メフェナム酸（ポンタール®）は酸性NSAIDsの中では副作用が比較的少ないと言われており，解熱鎮痛作用が強いものの抗炎症作用は弱いと言われています．歯科では弱〜中程度の歯痛に対して使用されています．

5）オキシカム系

比較的血中濃度半減期が長い薬剤が多いと言われていますが，ロルノキシカム（ロルカム®）は半減期が短く，強力な消炎鎮痛作用を有するものの解熱作用は弱いといわれています．

塩基性 NSAIDs

COX阻害作用はなく，炎症惹起因子であるヒスタミンやセロトニンに拮抗することで効果を発揮します．他のNSAIDsよりも消炎鎮痛作用は弱くなりますが副作用（消化器症状，腎機能障害，血小板機能異常など）の発現も少ないといわれています．他の薬剤との相互作用も少ないため安全性の高い薬物といえます．

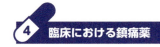

表1 構造式

サリチル酸	プロピオン酸系 ロキソプロフェン	アリール酢酸系 ジクロフェナク	アントラニル酸系 メフェナム酸	オキシカム系 ロルノキシカム	コキシブ系 セレコキシブ

表2 NSAIDs 用法

分類		一般名	商品名	歯科適応
酸性 NSAIDs	プロピオン酸系	ロキソプロフェンナトリウム	ロキソニン	歯痛, 手術・外傷・抜歯後の消炎鎮痛, 変形性関節症
		イブプロフェン	ブルフェン	手術・外傷後の消炎鎮痛, 顎関節症
		フルルビプロフェン	フロベン	歯髄炎, 歯根膜炎, 抜歯・歯科領域小手術後の鎮痛消炎, 変形性関節症
	アリール酢酸系	ジクロフェナクナトリウム	ボルタレン	歯痛, 手術・抜歯後の鎮痛消炎, 変形性関節症
		アセメタシン	ランツジール	顎関節症, 手術・外傷後の消炎鎮痛, 変形性関節症
		エトドラク	ハイペン, オステラック	手術・外傷後の消炎鎮痛, 変形性関節症
	アントラニル酸系	メフェナム酸	ポンタール	歯痛, 手術・外傷後の炎症および腫脹寛解, 変形性関節症
		フルフェナム酸アルミニウム	オパイリン	抜歯後・歯髄炎・歯根膜炎の消炎鎮痛解熱, 手術・外傷後の炎症反応の消失, 変形性関節症
	オキシカム系	ロルノキシカム	ロルカム	①外傷・抜歯後の消炎鎮痛, ②変形性関節症
		ピロキシカム	バキソ	変形性関節症
		アンピロキシカム	フルカム	変形性関節症
	サリチル酸系	アスピリン	アスピリン	歯痛, 術後疼痛, 顎関節症, 筋痛
塩基性 NSAIDs		チアラミド塩酸塩	ソランタール	手術・外傷後・抜歯後の消炎鎮痛
COX-2 阻害薬		セレコキシブ	セレコックス	①手術・外傷・抜歯後の消炎鎮痛, ②変形性関節症の消炎鎮痛

表3 COX 選択性

COX-1 阻害が優先	非選択的 COX-2 阻害薬	COX-2 阻害が優先	選択的 COX-2 阻害薬
フルルビプロフェン	アスピリン ロキソプロフェン イブプロフェン	ジクロフェナク エトドラク	セレコキシブ

中性 NSAIDs

　COX-2 を選択的に阻害し PG 類の合成を抑制することによって消炎鎮痛作用を示します. COX-1 を阻害しないため, 消化管障害や腎機能障害, 血小板機能異常の副作用は少ないとされています. セレコキシブ（セレコックス®）にはロキソプロフェンと同程度の消炎鎮痛作用を示すといわれています.

（廣瀬詩季子, 福田謙一）

参考文献

1) がん疼痛の薬物療法に関するガイドライン 2020 年版 日本緩和医療学会
2) 今日の治療薬 2023 解説と便覧 南江堂
3) 非ステロイド性消炎鎮痛薬 IRYO Vol.65 No.12 2011
4) 金子明寛, 他：歯科におけるくすりの使い方 2023-2026 デンタルダイヤモンド社

Q2. 非ステロイド性抗炎症薬の効力や作用時間は，薬によって差がありますか？

A. 効力に差はありませんが作用時間や特徴の差を理解したうえで選択する必要があります．

効力に差があるか？

非ステロイド性抗炎症薬（NSAIDs）は世界中で毎日3000万人以上が使用しているとされています[1]．最も一般的に使用されるNSAIDsは，ジクロフェナクとイブプロフェンであり，世界的なNSAIDs売上の約40％を占めます[2]．イブプロフェンは米国で，ジクロフェナクは英国でより一般的です[2]．国によって一般的なNSAIDsが違う理由は，その地域で最初にどのNSAIDsが市場に出たのかが関係しているようです．日本では国産NSAIDsとしてロキソプロフェンが有名であり，国内で広く使用されています．このことからも臨床で一般的に使用されているNSAIDsでは既定の用法用量を守れば種類による大きな差はないことが想像できます．実際に整形外科領域の手術を対象としたメタ解析ではNSAIDs間では有意な差がないことが報告されています[3]．また，Cyclooxygenase (COX)-2選択性NSAIDsと非選択性NSAIDsの効力には差がないという報告もあります[4,5]．

作用時間に差はあるか？（表1）

半減期によって作用時間や服用回数が決まってきます．半減期の短いものは必要な時にだけ鎮痛効果

表1 代表的なNSAIDsの半減期

一般名	商品名	血中半減期（時間）	用法	
ジクロフェナクナトリウム	ボルタレン	25mg：1.2	1日3回（1回25mg） 屯用は，1回25～50mg	効果の発現時間は，15～45分で平均26分．また，鎮痛効果の持続時間は6～10時間（平均8時間）と報告あり
ロキソプロフェンナトリウム	ロキソニン	60mg：1.2	1日3回（1回60mg） 屯用は，1回60～120mg	抜歯後疼痛に対するロキソニン（120mg 頓用）の鎮痛効果は，15分以内に52％，30分以内には84％の症例と報告あり
イブプロフェン	ブルフェン	200mg：1.8	1日3回（1回200mg） 屯用は，1回200mg	
ロルノキシカム	ロルカム	8mg：2.3	1日3回（1回8mg） 頓用は，1回8mg	8mgの頓用で抜歯後疼痛の74.4％が改善以上
エトドラグ	ハイペン	200mg：6	1日2回（1回200mg）	効果発現は30分以内が43.6％，60分以内が77.9％
セレコキシブ	セレコックス	200mg：7.8	手術後，外傷後並びに抜歯後の消炎・鎮痛 初回のみ400mg，2回目以降は1回200mgとして1日2回経口投与．投与間隔は6時間以上あける．頓用は，初回のみ400mg，必要に応じて以降は200mgを6時間以上あけて投与．ただし，1日2回まで 変形性顎関節症 1回100mgを1日2回，朝・夕食後に経口投与	
ザルトプロフェン	ソレトン	80mg： T1/2 α：0.87 T1/2 β：9.08	1日3回（1回80mg） 屯用は，1回80～160mg 160mgの頓用で抜歯後疼痛の91％が改善以上，98.1％がやや改善以上	

表2　特徴的なNSAIDs

特徴		一般名	商品名
COX-2選択性	選択的	セレコキシブ	セレコックス
	高い	ザルトプロフェン	ソレトン
		エトドラグ	ハイペン
	中等度	ジクロフェナク	ボルタレン
		ロキソプロフェン	ロキソニン
塩基性		チアラミド	ソランタール
静脈内投与可		フルルビピプロフェン	ロピオン
発作性片側頭痛による神経血管性歯痛にも効果を示す		インドメタシン	インテバン

を発揮してくれることがメリットといえます．半減期が長いものは長い時間鎮痛効果を発揮してくれるため，慢性疼痛患者にはメリットといえますが，患者の病状をマスクしてしまう可能性や，副作用の危険性も増加する可能性があり，デメリットとなることもあります．

いつ内服するかも大切です．絶食時投与と食後投与とでは薬物動態が大きく変わります．ほとんどのNSAIDsで「空腹時の投与は避けさせることが望ましい」となっており，食後投与が原則です．また，同一成分であっても薬の形状（シロップ，粉，錠剤，カプセルなど）によっても作用時間が変わってきます．例えばジクロフェナクナトリウムのボルタレン錠には普通錠（25mg）のほか，1日2回の服用で済む持続性カプセル（37.5mg）もあり，患者の病状に合わせた剤形で処方することが大切です．

特徴による差は何か？（表2）

NSAIDsにはさまざまな特徴があります．一つはCOX-2選択性の強さです．通常のNSAIDsはCOX-1，COX-2ともに阻害しますが，COX-1は生体の恒常性維持に重要な役割があり，これを阻害することにより消化管障害，腎機能障害，凝固障害の原因となり，長期使用にはCOX-2選択性の高い鎮痛薬（セレコキシブ）の使用が好ましいとされています．しかしCOX-2選択性の高い鎮痛薬の1年を超える長期投与時の安全性は確立されておらず，心血管系血栓塞栓性事象の発現を増加させるとの報告があり注意が必要です．

次に塩基性のものがあります．正確な鎮痛機序は不明ですが，酸性と比較して弱い鎮痛作用を示し，副作用が少ないことが利点です．歯科ではチアラミド塩酸塩を，1回100gを1日3回経口投与することがあります．最後にインドメタシンについてです．関節リウマチ，変形性関節症，手術後の炎症および腫脹の緩解に使用されますが，非歯原性歯痛である発作性片側頭痛による神経血管性歯痛に著効します．言い換えればインドメタシン以外では除痛できないことから特殊なNSAIDsであるといえます．

（野口智康）

参考文献

1）Singh G. astrointestinal complications of prescription and over-the-counter nonsteroidal anti-inflammatory drugs: a view from the ARAMIS database. Arthritis, Rheumatism, and Aging Medical Information System. Am J Ther. 2000; 7(2):115-121.
2）IMS Health (2008) IMS MIDAS Quantum based on selected markets (ATC = M1A oral solid forms only. US$ Actual, growth in US$ CER.).
3）Chou R, Helfand M, Peterson K, Dana T, Roberts C. Comparative effectiveness and safety of analgesics for osteoarthritis: comparative effectiveness review: agency for healthcare research and quality. 2006.
4）Chou R, Helfand M, Peterson K, Dana T, Roberts C. Drug class review of cyclo-oxygenase (COX)-2 inhibitors and non-steroidal anti-inflammatory drugs (NSAIDs). Final report. 2006
5）Hanzawa A, Handa T, Kohkita Y, Ichinohe T, Fukuda K-I. 2018. A Comparative Study of Oral Analgesics for Postoperative Pain After Minor Oral Surgery. Anesth Prog. 65(1):24-29.
6）谷 一郎．扁桃摘出術後疼痛に対する鎮痛消炎剤ボルタレン錠の使用成績．診療と新薬．1974; 11: 1784-1786.
7）内田安信ほか．抜歯後疼痛に対するCS-600 (Loxoprofen sodium) の臨床評価―二重盲検法による多施設共同研究―．歯科薬物療法．1984; 3(1):32-48.

Q3. 非ステロイド性抗炎症薬は，消化器系に対してどのような影響がありますか？

A. 胃炎などの消化管障害があります．消化管出血を伴う潰瘍既往歴があるものには特に注意が必要です．

はじめに

非ステロイド性抗炎症薬（nonsteroidal anti-inflammatory drugs：NSAIDs）の副作用のなかで最も多いものは胃炎，上部消化管出血，消化管潰瘍などの消化管障害です．日本消化器病学会ガイドラインでも「NSAIDs服用により，消化性潰瘍，上部消化管出血のリスクは明らかに高まる．」とされています[1]．発生頻度は胃潰瘍の頻度が高く，1週間以上のNSAIDs使用で14.2％と報告されています（表1）[1〜3]．主な症状は胃痛や胃もたれ，嘔気などですが，消化管出血を起こす場合でも自覚症状に乏しいとされています．また慢性胃炎との区別が難しいことから，胃症状があれば投薬を延期・中止し，内科に紹介するべきです．

NSAIDs潰瘍のリスク因子

潰瘍のリスクはNSAIDs内服もH. pylori感染も無しのリスクを1とすると，オッズ比はH. pylori感染のみでは18.1，NSAIDs内服のみでは19.4，NSAIDs内服もH. pylori感染も有する場合は61.1と著明に増大するといわれています[4]．また，上部消化管出血のリスクはH. pylori (+)で5.4，NSAIDs内服では4.1，NSAIDs内服もH. pylori感染も有する場合では10.4であったとされています[5]．代表的なNSAIDs潰瘍のリスク因子を表2に示します．リスク因子に該当する場合はNSAIDs投与前にリスクについて説明するとよいでしょう．

投与方法による差とNSAIDs潰瘍の予防

投与方法による潰瘍発生率の有意な差はありません．いずれにおいても胃粘膜保護PG量は同等に低下するとされています．これは潰瘍発生のメカニズムは，アラキドン酸からPGを合成する酵素であるcyclooxygenase（COX）を抑制することにより生じるためです．COXにはCOX-1とCOX-2があり，COX-1は生理的刺激により常時発現しており，胃や腎臓などの恒常的機能維持に関わっているPGの産生を担っています．一方COX-2は炎症刺激により誘導され，炎症部位に炎症や痛みを引き起こすPGを大量に産生します．特にPGE2とPGI2には胃粘膜保護効果があります．よってNSAIDsによるCOX-2の抑制は抗炎症や鎮痛が主な作用となりますがCOX-1の抑制は消化管に副作用を生じることとなります（図1）．NSAIDs潰瘍の発生率はCOX-2選択的阻害薬では非選択的NSAIDs薬物に比べて明らかに低いとされています[2]．よって長期投与が必要なケースでは潰瘍発生の予防として投与方法よりもCOX-2選択的阻害薬（セレコキシブ）を使用すべきです．医科ではNSAIDs潰瘍発生の予防にPPI，PG製剤が使用されています[1]．PPIの登場により，胃・十二指腸の上部消化管障害に関しては予防が比較的容易になりましたが，PPIが無効である中部あるいは下部消化管障害が今後の課題とされています．

以上よりNSAIDs潰瘍のリスク因子を確認し，

4 臨床における鎮痛薬

表1 局所麻酔薬アレルギーと鑑別疾患

	使用状況	胃潰瘍（％）	十二指腸潰瘍（％）	消化管出血（％）
海外の報告	1週間以上	14.2	5.4	
	3カ月	10.7		
	4年間			1.1
日本の報告	28日以上	潰瘍 10.3 びらん 52.5		
	3カ月以上	15	2	
	3カ月以上	12.4～18.8		
	NSAIDs			0.42～1.7
	COX-2 選択的阻害薬			0.26～0.76

表2 NSAIDs潰瘍のリスク因子

リスク	リスク因子
禁忌	消化管出血を伴う潰瘍既往歴
高	ステロイドの服用者
	アルドステロン拮抗薬服用者
	低用量アスピリン（LDA）服用者
中等度	選択的セロトニン再取り込み阻害薬服用者
	2種類以上のまたは高容量のNSAIDsの使用
	抗凝固・抗血小板作用のある薬剤の併用
	H.pylori 陽性者
	70歳以上の高齢者

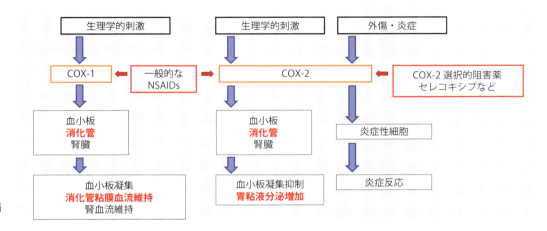

図1 NSAIDsの消化管への影響

リスクがあればセレコキシブの使用を考慮する．また，ハイリスクの場合は医科と連携を図りながら適切にNSAIDsを使用することが重要です．

（野口智康）

参考文献

1) 消化性潰瘍診療ガイドライン2020．日本消化器病学会 www.jsge.or.jp/guideline/guideline/kaiyou.html
2) Yeomans ND, Lanas AI, Talley NJ, et al. Prevalence and incidence of gastroduodenal ulcers during treat-ment with vascular protective doses of aspirin. Aliment Pharmacol Ther 2005; 22: 795-801.
3) Scheiman JM, Yeomans ND, Talley NJ, et al. Prevention of ulcers by esomeprazole in at-risk patients usingnon-selective NSAIDs and COX-2 inhibitors. Am J Gastroenterol 2006; 101: 701-710.
4) Nema H, Kato M, Katsurada T, et al. Endoscopic survey of low-dose-aspirin-induced gastroduodenal mucosal injuries in patients with ischemic heart disease. J Gastroenterol Hepatol 2008; 23: S234-S236.
5) Huang JQ, Sridhar S, Hunt RH. Role of Helicobacter pylori infection and non-steroidal anti-inflammatory drugs in peptic ulcer disease: a meta-analysis. Lancet 2002; 359: 14-22.
6) Sakamoto C, Sugano K, Ota S, et al. Case-control study on the association of upper gastrointestinal bleeding and nonsteroidal anti-inflammatory drugs in Japan, Eur J Clin Pharmacol 2006; 62: 765-772.
7) Shiotani A, Sakakibara T, Yamanaka Y, et al. Upper gastrointestinal ulcer in Japanese patients taking low-dose aspirin. J Gastroenterol 2009; 44: 126-131.
8) Chen YF, Jobanputra P, Barton P, et al. Cyclooxygenase-2 selective non-steroidal anti-inflammatory drugs (etodolac, meloxicam, celecoxib, rofecoxib, etoricoxib, valdecoxib and lumiracoxib) for osteoarthritis and rheumatoid arthritis: a systematic review and economic evaluation. Health Technol Assess 2008; 12: 1-278.
9) Juul-Möller S, Edvardsson N, Jahnmatz B, et al. Double-blind trial of aspirin in primary prevention of myocardial infarction in patients with stable chronic angina pectoris: The Swedish Angina Pectoris Aspirin Trial (SAPAT) Group. Lancet 1992; 340: 1421-1425.
10) Hansson L, Zanchetti A, Carruthers SG, et al. Effects of intensive blood-pressure lowering and low-dose aspirin in patients with hypertension: principal results of the Hypertension Optimal Treatment (HOT) ran-domised trial. HOT Study Group. Lancet 1998; 351: 1755-1762.
11) 塩川優一．非ステロイド性抗炎症剤による上部消化管傷害に関する疫学調査．リウマチ 1991; 31: 96-111.
12) 矢島弘嗣，山尾純一，宮内義純．NSAIDs長期服用患者における胃粘膜傷害の発症状況に関する疫学調査．Ther Res 2006; 27: 1211-1217.
13) G.M. Masclee, V.E. Valkhoff, P.M. Coloma, M. de Ridder, S. Romio, M.J. Schuemie, R. Herings, R. Gini, G. Mazzaglia, G. Picelli, L. Scotti, L. Pedersen, E.J. Kuipers, J. van der Lei, M.C. Sturkenboom, Risk of upper gastrointestinal bleeding from different drug combinations, Gastroenterology 147(4) (2014) 784-792 e9; quiz e13-4.

Q4.
非ステロイド性抗炎症薬は，胃以外の臓器に対してどのように影響がありますか？

A.
腎臓や肝臓の機能を阻害するほか，血小板凝集機能障害や心血管系障害をきたす場合があります．

非ステロイド抗炎症薬（NSAIDs）の副作用

疼痛や炎症に関連するのは主にシクロオキシゲナーゼ（COX）のアイソザイムの1つであるCOX-2ですが，非選択的NSAIDsはCOX-2だけでなく正常な身体機能の恒常性維持に関与するCOX-1も阻害するため胃腸障害や腎障害などの副作用を生じます．一方でCOX-2も腎臓や血管内皮に常時発現しており，身体機能の恒常性維持に関与しています．そのため選択的COX-2阻害薬を使用した場合でも，非選択的NSAIDsと比較して腎障害の発生頻度が減少することはありません．また，血小板凝集作用を示すCOX-1への阻害作用が弱く，血管内皮の機能恒常性を保つCOX-2を選択的に阻害するため，選択的COX-2阻害薬は非選択的NSAIDsと比較して心血管合併症の発生頻度を増加させる危険があると考えられています．

NSAIDsの共通する主な副作用と特異的な副作用および注意すべき相互作用を表1～3に示します[1,2]．

1）腎機能障害

NSAIDsは，プロスタグランジン（PG）による腎臓の微小血管拡張作用をPGの合成抑制により阻害することで，腎血流量と糸球体濾過率の減少をきたします．そのため，慢性腎疾患，うっ血性心不全，腹水を伴う肝硬変，または循環血流量が減少している患者では急性腎不全を起こすことがあります．腎機能障害がある患者や腎機能が低下している高齢者に投与する際は，十分に注意をする必要があります．

2）肝機能障害

肝機能障害は，投与開始から数カ月後に発生するのが特徴とされています．ASTやALTなどの肝細胞酵素の血中の数値が増加するが，ビリルビンの上昇などの明らかな黄疸の所見がみられることはまれです．使用薬剤の投与中止により可逆的に回復するものの，肝機能障害がある患者や肝機能が低下している高齢者に対し，投与する場合はあらかじめ注意をする必要があります．

3）血小板，心血管系障害

NSAIDsはCOXを阻害することで，トロンボキサンA2の血小板形成を抑制してしまうため血小板機能が障害されて，出血傾向が現れることがあります．血小板では主にCOX-1が発現しているため，選択的COX-2阻害薬では血小板機能障害が少なく，出血傾向も少ないとされています．

心血管障害は，選択的COX-2阻害薬であるコキシブ系の大規模臨床試験においてその発生を増加させることが報告されています．しかし，非選択的なCOX阻害薬である従来のNSAIDs（アスピリンを除く）でも心血管障害が起こることや，選択的COX-2阻害薬と非選択的NSAIDsの心血管障害の発生頻度は同等であるとする報告もあります．

（半沢　篤）

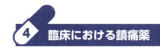
臨床における鎮痛薬

表1 NSAIDsに共通する非特異的な副作用（「がん疼痛の薬物療法に関するガイドライン2020年版」より引用）

部位	症状
胃腸	腹痛，悪心，食欲不振，胃びらん・潰瘍，胃腸管出血，穿孔，下痢
腎臓	水・電解質貯留，高K血症，浮腫，間質性腎炎，ネフローゼ症候群
肝臓	肝機能検査値異常，肝不全
血小板	血小板活性化阻害，出血の危険増加
過敏（不耐）症	血管（運動）神経性鼻炎，血管浮腫，喘息，蕁麻疹，気管支喘息，低血圧，ショック
中枢神経系	頭痛，めまい，錯乱，抑うつ，痙攣の閾値低下
皮膚・粘膜	皮疹，光過敏症（特にフェニルプロピオン酸系），皮膚粘膜眼症候群，中毒性表皮壊死症
妊娠時	妊娠期間の延長，分娩阻害
	胎児の動脈管閉鎖

表2 NSAIDsの特異的な副作用（「非ステロイド系消炎鎮痛薬，診断のマニュアルとEBMに基づく治療ガイドライン（改訂版）」より引用

NSAIDs	副作用
アスピリン	耳鳴り，難聴
インドメタシン	ふらつき，めまい，頭痛，パーキンソン症候群の悪化
イブプロフェン，スリンダク	髄膜刺激症状
メフェナム酸	溶血性貧血
フェニルブタゾン	再生不良性貧血，無顆粒球症

表3 主なNSAIDsの相互作用（「がん疼痛の薬物療法に関するガイドライン2020年版」より引用

併用薬剤	予期される症状
抗血液凝固薬（ワルファリン）	抗凝血作用が増強され，出血傾向が増強
降圧薬	PG合成抑制による，ACE阻害薬（アンジオテンシン変換酵素阻害薬）や利尿薬の効果の減弱
糖尿病治療薬	スルホニル尿素系薬剤，インスリン製剤などの血糖効果作用を増強し，低血糖症状を起こす
メトトレキサート	PG合成抑制により，メトトレキサートの血中濃度が上昇し，骨髄抑制などの副作用が発現
ニューキノロン系抗菌薬	中枢のγ-アミノ酪酸受容体（GABA受容体）の結合阻害作用により痙攣閾値を低下され，痙攣を誘発

参考文献

1) 日本緩和医療学会がん疼痛治療ガイドライン作成委員会・編：がん疼痛の薬物療法に関するガイドライン2020年版，金原出版（株）
2) 髙崎芳成：第3章 非ステロイド系消炎鎮痛薬（NSAIDs），診断のマニュアルとEBMに基づく治療ガイドライン（改訂版），厚生労働省研究班編．日本リウマチ財団，東京，2004，71-77

Q5. アセトアミノフェンの利点・欠点を教えてください

A. 小児，妊婦・授乳婦が安全に使用できる一方，過剰投与による副作用に注意が必要です．

アセトアミノフェンとは

アセトアミノフェンは非ピリン系解熱鎮痛薬です．中枢神経系にシクロオキシゲナーゼ（COX）の阻害やカンナビノイド受容体，セロトニンを介した下行性抑制系の賦活が想定されていますが，いまだに明確な詳細は不明です．アセトアミノフェンは

COX阻害が非常に弱く，末梢における抗炎症作用がほとんど認められないことから非ステロイド性抗炎症薬（NSAIDs）には分類されずNSAIDsとは異なる特徴を持っています（図1）．

アセトアミノフェンは歯痛や歯科治療後の疼痛だけでなく，WHOの緩和医療ガイドラインにおいても軽度の痛みに対する薬としてNSAIDsとともに挙げられており，がん性疼痛に対しても用いられます．

アセトアミノフェンの利点

アセトアミノフェンは末梢でのCOX阻害作用は極めて弱く，主に中枢に作用することが指摘されていることから，消化性潰瘍や胃酸分泌量低下などの消化管障害，腎障害，血液障害（血小板凝集阻害）などの副作用のリスクが低く，小児や妊婦，授乳婦，高齢者に比較的安全に使用することが可能です．また，NSAIDsとは異なってアスピリン喘息やライ症候群などの副作用を発現することはほとんどなく，インフルエンザ脳症を惹起させにくいという面においても安全に用いることのできる薬剤といえます．

アセトアミノフェンは経口製剤（錠剤，散剤，シロップ剤），および非経口製剤（坐剤，注射剤）があり幅広く揃っているため，投与量の調整や投与方法についても年齢，病状などによって考慮し選択することが可能であることも利点として挙げられます．

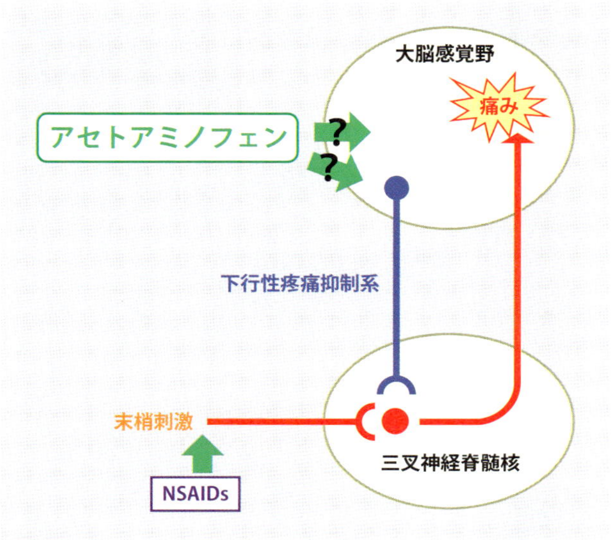

アセトアミノフェンの欠点

アセトアミノフェンは，主に肝臓でグルクロン酸抱合や硫酸抱合を受けて腎臓から排出され，一部がチトクロームP4502E1により代謝されN-アセチル-p-ベンゾキノンイミン（NAPQI）を生成し，グルタチオン抱合を受け無毒化され排泄されます．硫酸およびグルクロン酸抱合が飽和状態となりNAPQIの生成が増加し，NAPQIを無毒化するために必要なグルタチオンが枯渇することによりNAPQIが蓄積し肝障害をひき起こします．絶食や低栄養の場合にグルタチオン濃度が低いと考えられ肝障害が発症しやすいので注意が必要です．アセトアミノフェンは処方薬だけでなく一般用医薬品にも含有している場合があるので，服用の有無を確認し併用による過量投与への注意が必要です．重篤な肝障害が発現するおそれがあるので，長期投与する場合には定期的に肝機能検査を行うことが望ましいとされています．

（野末雅子，福田謙一）

図1　アセトアミノフェンはNSAIDsと異なる作用部位だが，いまだ解明はされていない

参考文献

1) 歯科におけるくすりの使い方2023-2026．デンタルダイヤモンド社．2022．
2) 日本口腔顔面痛学会編．口腔顔面痛の診断と治療ガイドブック（第2版）．医歯薬出版．2016．
3) カロナール錠®添付文書

Q6. 一般的な処方では除痛が困難な著しい痛みに対してどのように対応しますか？

A.
歯科診療における除痛には非ステロイド抗炎症薬（NSAIDs）やアセトアミノフェンが多く用いられますが，十分な除痛が得られないことがあります．このような場合，痛みの病態を判断することが重要となります．
痛みは，侵害受容性疼痛，神経障害性疼痛，痛覚変調性疼痛の3つに分類されます．ここでは，侵害受容性疼痛と神経障害性疼痛について記します．

侵害受容性疼痛

侵害受容性疼痛は，外部からの外傷や感染などにより生体が侵害されることで生じるもので，歯痛のほとんどが侵害受容性疼痛です．

侵害受容性疼痛に対して用いられる鎮痛薬としてはNSAIDsやアセトアミノフェンが主ですが，これらが奏功しない場合の対応をいくつか示します．

1) NSAIDsとアセトアミノフェンの併用

一つの手段として，NSAIDsやアセトアミノフェンを単剤投与ではなく，併用する方法があります．NSAIDsとアセトアミノフェンはそれぞれ作用機序が異なるため，併用により鎮痛効果が得られる可能性があります．

2) オピオイドの使用

NSAIDsやアセトアミノフェンの単剤投与や，NSAIDsとアセトアミノフェンの併用では除痛が困難な場合，オピオイドの使用を考慮に入れる必要があります．

トラマドール塩酸塩（トラマール®，ツートラム®，ワントラム®）やトラマドール塩酸塩とアセトアミノフェンの合剤であるトラムセット®は，歯科の外来でも処方が可能です．トラマドールは，強力な鎮痛作用がありますが，吐き気，便秘，眠気などの副作用が出現するため使用には注意が必要です．

神経障害性疼痛

神経障害性疼痛は，痛み刺激を伝える感覚神経そのものが障害されることにより生じます．NSAIDsやアセトアミノフェンでは十分な除痛が困難であり，鎮痛補助薬の使用が有効です．また，鎮痛補助薬は長期化した痛みなど痛覚変調性疼痛に対しても有効な場合があります．

1) 鎮痛補助薬の使用

鎮痛補助薬には，カルバマゼピン，プレガバリン，ミロガバリンベシル酸塩，アミトリプチリン，デュロキセチンなどがあります．それぞれ副作用へ注意が必要であり，処方前に十分な説明が必要です．

（添田　萌，福田謙一）

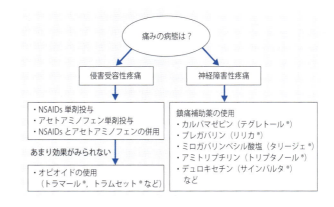

参考文献

一般社団法人　日本ペインクリニック学会
日本口腔顔面痛学会　非歯原性歯痛診療ガイドライン（改訂版）
フローチャートでわかる歯科医院における50の痛み - 福田謙一・著 (2016年医歯薬出版)

Q7. オピオイド鎮痛薬にはどのような利点，欠点がありますか？

A. 高い鎮痛性をもつ反面，使用に際してはいくつかの副作用に注意する必要があります．

オピオイド鎮痛薬とは？

生体内に存在するオピオイド受容体に結合する鎮痛薬をオピオイド鎮痛薬と呼びます．

オピオイドが結合する特異的受容体には，薬理学的に μ，κ，δ の3種類の古典的なオピオイド受容体があることが知られています．これらのなかで鎮痛作用に関して最も重要な役割を果たすのが μ 受容体です．臨床で頻繁に使われているオピオイドにはリン酸コデイン，モルヒネ，オキシコドン，フェンタニル，レミフェンタニル，メペリジン，トラマドール，ブプレノルフィン，ペンタゾシンなどがあります．特に，フェンタニル，レミフェンタニルは μ 受容体に選択的に結合するオピオイドとして知られていますが，μ，κ，δ の3種類のオピオイドの受容体に結合する親和性は薬剤によって異なります．ある受容体には作用するが，他の受容体には拮抗的に作用するものもあります．

利点

オピオイド鎮痛薬の利点として，喘息の既往や消化管障害，腎機能障害などの全身的要因があり，NSAIDs を回避したい場合に用いることができます．

癌性疼痛に加えて慢性疼痛，抜歯後鎮痛に適応されます．

欠点

オピオイド鎮痛薬は高い鎮痛作用を持つ反面，多彩な副作用を生じることが知られています．

1）悪心，嘔吐

悪心，嘔吐はオピオイド投与初期または増量した際に生じやすい副作用です．数日以内に耐性が形成され，症状が軽快していくことが多いことが特徴です．

発生機序は，オピオイドが μ 受容体を活性化し，活性化された μ 受容体がドパミン遊離を促し，ドパミンD2受容体が活性化され，その結果，嘔吐中枢が刺激されることで生じます．また前庭器官に発現している μ 受容体を刺激することでヒスタミン遊離が生じ，遊離したヒスタミンが嘔吐中枢を刺激することで生じます．

2）便秘

便秘はオピオイドを処方された患者に高頻度に生じます．また便秘に対する耐性はほとんど形成されないため，下剤を定期的に投与するなどの対策が必要になります．2017年にオピオイド誘発性便秘性治療薬であるナルデメジンが日本で認可されました．ナルデメジンは末梢性 μ 受容体拮抗薬であり，オピオイドの鎮痛効果を下げることなく消化管運動を改善する薬です．

3）眠気

眠気は投与初期に生じやすいですが，すみやかに耐性が形成され，数日以内に症状は軽快もしくは消失することが多い副作用です．

4）呼吸抑制

癌性疼痛を抑制するために高容量で用いた場合に生じる副作用です．外来の処方量で生じる心配はほとんどありません．

（水永潤子，福田謙一）

Q8. 妊婦・小児・高齢者に対する鎮痛薬の処方での注意点は？

A. 鎮痛薬の処方にあたっては，それぞれ注意すべき点があります．

妊婦

妊婦（産婦・授乳婦含む）に対して，一般的に最もよく使われている鎮痛薬はアセトアミノフェンです．アセトアミノフェンは安全に使えると言われており，胎児の催奇形性との関連は報告されていません．しかしながら，実際は妊婦への安全性は確立されておらず，特に妊娠後期の婦人への投与によって胎児に動脈管収縮を起こすことがあるという報告[1]や，妊娠中のアセトアミノフェンの使用が小児の注意欠陥／多動性障害（ADHD）および自閉症スペクトラムの発症リスクを高めるという報告[2]もあるので注意が必要です．

歯科でよく処方されるロキソプロフェンナトリウム水和物やジクロフェナクナトリウムをはじめとする非ステロイド性消炎鎮痛薬（NSAIDs）は，妊婦への安全性は確立されていません．ロキソプロフェンナトリウム水和物の服用により胎児の動脈管収縮・閉鎖，徐脈，羊水過少が起きたという報告[3]があり，胎児の死亡例も報告[3]されています．また，妊娠後期の使用には最も注意が必要で，分娩に近い時期での投与で胎児循環持続症（PFC），動脈管開存，新生児肺高血圧，乏尿が起きたとの報告[3]があり，新生児の死亡例も報告[3]されています．授乳婦において，ロキソプロフェンナトリウム水和物は母親の血中から母乳へ移行しにくく，母乳へ移行した活性代謝物を乳児が飲んだとしても，乳児の消化管から吸収されにくいという性質があります[4]．しかし，添付文書には『授乳中の婦人に投与することは避け，やむをえず投与する場合には授乳を中止させること』と記載されているため，もしも授乳婦へ投与する際には慎重に投与すべきです．なお，ジクロフェナクナトリウムは，妊婦・産婦・授乳婦への投与は禁忌となっています[5]．

妊婦の鎮痛剤はアセトアミノフェンが第一選択となります．治療上の有益性が危険性を上回ると判断される場合にのみ，NSAIDs など他の薬剤の投与を検討します．

小児

臨床において，小児に最も使われている鎮痛薬はアセトアミノフェンであり，海外の教科書や文献でも小児の鎮痛薬として必ずアセトアミノフェンが挙げられています[6]．成人でよく使われる NSAIDs ですが，小児への安全性は確立されていません．そのため，小児の鎮痛薬としてはアセトアミノフェンが第一選択で，体重に合わせて必要量を決めます（表1）．

<用法及び用量に関連する使用上の注意>
(1) 幼児及び小児の1回投与量の目安は下記のとおり。
（「1.慎重投与」及び「2.重要な基本的注意」の項参照）

体重	1回用量			
	アセトアミノフェン	錠200	錠300	錠500
10kg	100～150mg	0.5錠	―	―
20kg	200～300mg	1～1.5錠（アセトアミノフェン200-300mg）	1錠（アセトアミノフェン300mg）	―
30kg	300～450mg	1.5～2錠（アセトアミノフェン300-400mg）	1錠（アセトアミノフェン300mg）	―

(2)「小児科領域における解熱・鎮痛」の効能又は効果に対する1回あたりの最大用量はアセトアミノフェンとして500mg、1日あたりの最大用量はアセトアミノフェンとして1500mgである。

表1 通常，幼児及び小児にはアセトアミノフェンとして，体重1kgあたり1回10～15mgを経口投与し，投与間隔は4～6時間以上とする．なお，年齢，症状により適宜増減するが，1日総量として60mg/kgを限度とする．ただし，成人の用量を超えない．また，空腹時の投与は避けさせることが望ましい．（カロナール添付文書[1]より）

表2 NSAIDsと相互作用をおこす薬剤例（ロキソニン錠添付文書[3]改変）

薬剤名等	相互作用の臨床症状
クマリン系抗凝血剤 ワルファリン	抗凝血作用を増強するおそれ
第Xa因子阻害剤 エドキサバントシル酸塩水和物等	出血の危険性を増大するおそれ
スルホニル尿素系血糖降下剤 クロルプロパミド等	血糖降下作用を増強するおそれ
ニューキノロン系抗菌剤 レボフロキサシン水和物等	痙攣誘発作用を増強するおそれ
メトトキサート	作用を増強するおそれ
リチウム製剤 炭酸リチウム	リチウム中毒を起こすおそれ
チアジド系利尿剤 ヒドロクロロジド等	利尿・降圧作用を減弱するおそれ
降圧剤 ACE阻害剤 アンジオテンシンII受容体拮抗剤等	降圧作用を減弱するおそれ 腎機能を悪化させるおそれ

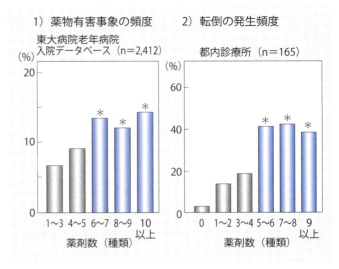

図1 多剤処方と薬物有害事象および転倒の発生リスク（高齢者の安全な薬物療法ガイドライン2015より[8]）

高齢者

高齢者は，加齢に伴う生理的な変化により薬物動態や薬物反応性が一般成人とは異なることや，複数の併存疾患をそれぞれ治療するために投与された薬剤同士で薬物相互作用が起こりやすいこと等により，薬物有害事象が生じやすいのが特徴[7]です（図1）．

アセトアミノフェンはNSAIDsに比べ，消化管出血や腎機能障害などの薬物有害事象のリスクが少ないと考えられています[7]．しかし，本薬は多くが肝臓において代謝されるので，肝機能が低下している患者への処方は避けるべきです[1]．

NSAIDsはプロスタグランジン（PGE）の阻害により，薬物有害事象として消化管出血，腎機能障害，心血管障害を引き起こす可能性があります[3,5]．また，NSAIDsは高齢者の服用率の高い薬と相互作用をおこしやすい（表2）ので，服薬状況をよく把握してから投与する必要があります．そのため，NSAIDsを処方せざるを得ないときは選択的COX-2阻害薬であるセレコキシブも検討しましょう[7]．

高齢者への鎮痛薬の投与では，副作用の発現に特に注意し，本当に必要な時に最小限の使用にとどめることが大切です．

（加藤栄助，福田謙一）

参考文献

1) カロナール添付文書
 https://www.info.pmda.go.jp/go/pack/1141007F1063_5_01/
2) NIH-funded study suggests acetaminophen exposure in pregnancy linked to higher risk of ADHD, autism
 https://www.nih.gov/news-events/news-releases/nih-funded-study-suggests-acetaminophen-exposure-pregnancy-linked-higher-risk-adhd-autism
3) ロキソニン錠添付文書
 https://www.info.pmda.go.jp/go/pack/1149019C1149_1_09/
4) よくある不安や疑問に応える 妊娠・授乳と薬のガイドブック，愛知県薬剤師会 妊婦・授乳婦医薬品適正使用推進研究班，じほう，2019
5) ボルタレン添付文書
 https://www.info.pmda.go.jp/go/pack/1147002F1560_1_09/
6) 厚生労働省 小児薬物療法検討会議 報告書：アセトアミノフェン アセトアミノフェンの「小児科領域における解熱及び鎮痛」，
 https://www.mhlw.go.jp/shingi/2006/12/dl/s1212-7g.pdf
7) 厚生労働省 高齢者の医薬品適正使用の指針（総論編）案，https://www.mhlw.go.jp/file/05-Shingikai-11121000-Iyakushokuhinkyoku-Soumuka/0000203714.pdf
8) 高齢者の安全な薬物療法ガイドライン２０１５，
 https://www.jpn-geriat-soc.or.jp/info/topics/pdf/20170808_01.pdf

4 臨床における鎮痛薬

Q9.
経口薬の投与ができない場合にはどのように対応しますか？

A.
内服薬を経管投与，座薬，注射薬を用いる方法があります．

経口摂取が困難又はできないケースとして，頭頸部の手術後，意識障害，脳血管障害や神経・筋疾患による摂食嚥下障害，繰り返す誤嚥性肺炎，高齢や持病による食欲不振等が挙げられます．

経管投与

摂食嚥下障害のため経口栄養が困難になり経管による栄養管理方法を選択する患者が増えてきています．経管栄養の患者にはチューブを通して薬を投与することができます．

薬を経管投与する方法として錠剤粉砕法がありますが，効果の過剰発現や減弱等，効果発現に変化が生じることが知られています．そこで粉砕法に代わる方法として「簡易懸濁法」があります．この方法は歯科適応がある薬剤でも行うことができます（表1）．

簡易懸濁法とは投与時に一回分量の薬をそのまま約55℃の温湯20mlに入れかき混ぜ，最長10分放置した後，崩壊・懸濁した液を注入器に吸い取り経管投与する方法です．

水剤瓶を利用する方法（図1）と注入器を利用する方法（図2）があります[1]．

座薬（直腸内投与）

座薬とは医薬品を均等に混和し一定の形状に成型して，肛門または膣に適用する半製剤です．投与した薬物の大部分は門脈〜肝臓を経由せず全身循環に

表1 歯科に適応がある簡易混濁法で投与可能な鎮痛剤

一般名	商品名	注意点
ロキソプロフェンナトリウム	ロキソニン	10分放置すれば投与可
ナプロキセン	ナイキサン	
イブプロフェン	ブルフェン	
ジクロフェナクナトリウム	ボルタレン	粉砕してから投与可
ロルノキシカム	ロルカム	
アスピリン	アスピリン	
アセトアミノフェン	カロナール	

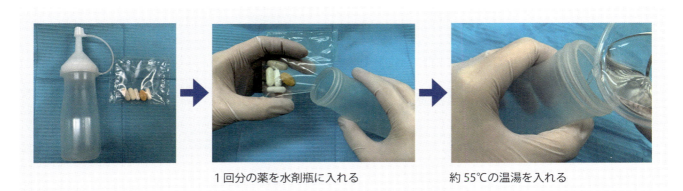

1回分の薬を水剤瓶に入れる　　約55℃の温湯を入れる

図1　水剤瓶の利用

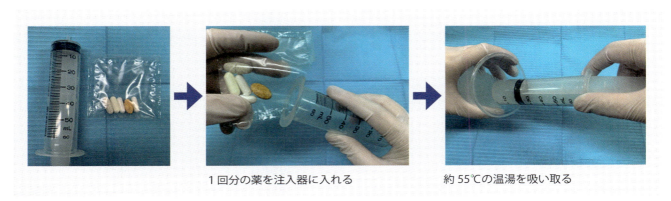

1回分の薬を注入器に入れる　　約55℃の温湯を吸い取る

図2　注射器の利用

至ります．初回通過効果を回避でき，消化管で分解される薬物の適用が可能です．食事の影響を受けないため投与時間に制限がなく，嘔吐や痙攣等の症状があっても使用できます．

即効性が期待できるのも利点の一つです．問題点としては患者が不快感を訴える場合があり，薬剤投与時の体動や排泄によって吸収前に坐薬が押し出されることがあります．また下痢症状を伴う場合は使用できません．

歯科で使用できる代表的な座薬としてジクロフェナクナトリウム（ボルタレン®サポ），インドメタシン（インドメタシン®坐剤），アセトアミノフェン（カロナール®坐剤）などがあります．

注射投与（静脈内注射）

針を直接静脈に挿入する方法で，薬が入った溶液を1回の注射ですべて注入する方法と点滴などで持続的に注入する方法があります．初回通過効果を回避でき，投与直後に薬物の血中濃度を急速に高めることができますが中毒を起こす可能性もあります．

注射部位に障害が生じる場合や，点滴投与の場合に薬剤の沈殿や凝固を引き起こす場合もあるので注意が必要です．フルルビプロフェンナトリウム（ロピオン®静注50mg）やアセトアミノフェン（アセリオ®静注液1000mg）などがあります．

（國奥有希，福田謙一）

参考文献

1）倉田なおみ ほか．簡易懸濁法マニュアル．じほう，2017

Q10. アスピリン喘息の患者にはどのように対応しますか？

A. 発作時の対応，使用できる鎮痛剤を把握しておく必要があります．

アスピリン喘息とは

アスピリン喘息はアスピリンに代表される酸性非ステロイド性抗炎症薬（NSAIDs）を投与されることにより，発作が誘発される気管支喘息です．成人喘息の約10％とされていますが，喘息が重症になるほど頻度は高まります（表1）．

NSAIDsはアラキドン酸カスケードのシクロオキシゲナーゼ（COX）の作用を阻害し，気管支平滑筋弛緩作用のあるプロスタグランジン系の産生が抑制され，平滑筋収縮作用を持つロイコトリエン（LTC4，D4，E4）の合成が増大し発症につながります（図1）．

NSAIDsを副作用なく服用できたことが確認できても，NSAIDs過敏性は後天的に獲得されるため，その後の安全性を担保するものではありません．

喘息患者にNSAIDsを投与する際の注意と問題点

1) NSAIDsによる発作の誘発歴がある場合

病歴上発作の誘発歴があっても，20～30％はアスピリン喘息ではないとされますが，負荷試験をしない限り確定できないため，アスピリン喘息として扱うことになります．

2) NSAIDsの服用歴がない場合

X線写真を含めた耳鼻科的診断で副鼻腔炎が否定でき，その他の特徴がなければ，アスピリン喘息を否定して良いと思われます．

3) 喘息発症前にNSAIDsを副作用なしに服用できた場合

多くのアスピリン喘息患者は，喘息発症前にはNSAIDsを服用可能です．NSAIDs過敏性は後天的

表1 アスピリン喘息の臨床像[2]

①成人後に発症し，男女比は2：3で女性に多い．特に20歳代後半～50歳代前半に鼻症状が1～数年先行した後に，喘息が発症する例が多い．小児にはまれである．
②慢性通年性喘息で，副腎皮質ステロイドの投与が必要な重症例が多く，ときに致死的である．
③多くは非アトピー型で，通常のアレルギー学的検査(IgE抗体，皮内テスト等)は陰性である．アトピー素因を有する例も20～30％存在する．
④慢性副鼻腔炎（蓄膿症），鼻茸（鼻ポリープ）の合併または手術歴が80％以上に見られる．
⑤鼻症状は嗅覚低下が最も多く，次いで，鼻閉，鼻汁である．鼻症状は喘息症状と同調し，副腎皮質ステロイドの全身投与が奏効するが，再燃しやすい．
⑥解熱鎮痛消炎薬による発作の誘発歴があるのは約半数で，残りは潜在例である．
⑦練り歯磨き，香水の匂い，香辛料が多く含まれる食事，果実などで発作が悪化することがある．

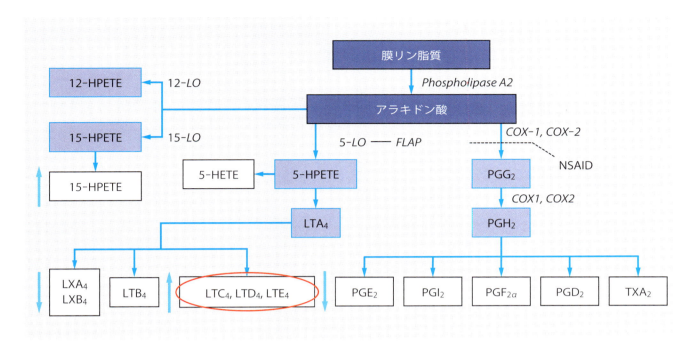

図1　アラキドン酸の主要代謝経路とアスピリン喘息における異常 3)

に発現し，喘息発症と同時か先に現れる鼻炎・副鼻腔炎の発症と共に NSAIDs 過敏性を獲得すると考えられるため，上記の [2] に準じ対処します．

4) 喘息発症後に NSAIDs を副作用なしに服用できた場合

ほとんどのアスピリン喘息患者は，喘息の発症時にはすでに NSAIDs 過敏性を獲得していますので，このケースではアスピリン喘息を否定しても良いと思われます．

NSAIDs による発作誘発時

通常の急性喘息発作と同様の対応を行いますが，急激に悪化するため治療を迅速に行い，救命救急施設へ搬送します．

歯科治療を中止し，呼吸困難の少ない座位にします．持参の気管支拡張薬があれば吸入させます．SpO_2 をモニターし，十分な酸素投与を行います．

アドレナリンの筋肉内注射（100～300 mg）を試みます．皮下注射よりも筋肉内注射のほうが即効性があります．救急病院などに搬送します．

アスピリン喘息患者の鎮痛薬

アスピリン喘息に対して禁忌でない鎮痛剤はアセトアミノフェン（1回300mg以下）[4] キョーリンAP2，漢方の立効散があります．

なお，添付文書上は禁忌ではあるもののセレコキシブ [5]，ソランタールなどの薬剤も比較的安全に使うことができるとされています．

（赤木真理，福田謙一）

参考文献

1) 歯科麻酔学　第8版．医歯薬出版，2019年
2) (社) 日本内科学会．気管支喘息　診断と治療の進歩．日本内科学会雑誌．2009; 98(12)．
3) 重篤副作用疾患別対応マニュアル 非ステロイド性抗炎症薬による喘息発作（アスピリン喘息，解熱鎮痛薬喘息，アスピリン不耐喘息，鎮痛剤喘息症候群）厚生労働省　2006年
https://www.pmda.go.jp/files/000143599.pdf
4) 「使用上の注意」の改訂について（令和5年10月12日付け医薬安発1012第2号）
https://www.pmda.go.jp/files/000264875.pdf
5) Stevenson DD, Szczeklik A. Clinical and pathologic perspectives on aspirin sensitivity and asthma. J Allergy Clin Immunol. 2006; 118(4): 773-86.

Q11. 先取り鎮痛はどのように行いますか．

A. 処置前に鎮痛処置を施し，感作の成立を抑制，処置後の痛みを軽減します．

抜髄や抜歯，さらには口腔外科手術で侵襲を受けた部位では炎症で産生される発痛物質や発痛増強物質が大量に産生され，末梢に存在する侵害受容器を興奮させ，痛みを認識します．痛みを放置すると，神経伝達機構のなかで痛みの増大現象を起こします．

末梢では痛みの持続とともに軸索反射などによって，1次ニューロンの自由神経終末での感受性が亢進し，痛みが過敏になった末梢性感作の状態となります．

中枢では，末梢性感作によって末梢からの刺激が連続して三叉神経脊髄路核に入力されると，2次ニューロンの活動性が亢進し，痛覚亢進する中枢性感作の状態となります．大きな侵襲を伴う処置では，術後痛の発生頻度は高く，術後痛は患者の苦痛や不安を増強するだけではなく，循環器系や内分泌系にも影響し，創部の治癒にさえも影響を及ぼします．

疼痛を持続させないために中枢性感作を起こさないことが大切であり，そのためには末梢性感作を起こさないことが重要です．つまり，処置前に鎮痛処置を施し，感作の成立を抑制，さらには処置後の痛みの発生を軽減することが賢明です．これが先取り鎮痛です．これは術後鎮痛薬の必要量を減少させます．痛みを我慢してから鎮痛を施すと，すでに発痛物質や発痛増強物質が大量に産生された末梢性感作や中枢性感作が始まった状態なので，効果が現れにくくなるのです．

局所麻酔の効果が消失する時間と鎮痛薬の最高血中濃度に到達する時間とを逆算し，先取り鎮痛を施

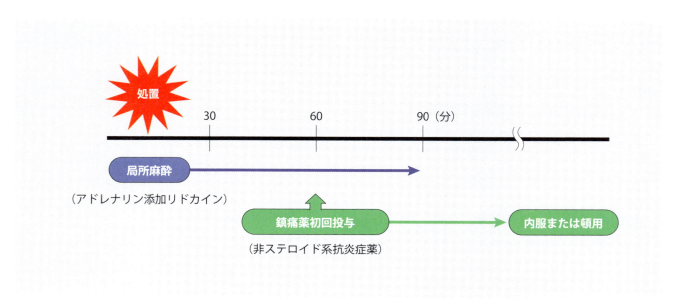

図1　先取り鎮痛

すことが有効です．局所麻酔は，アドレナリン添加リドカイン（キシロカイン®，キシレステシン®，オーラ®）で，およそ60分後に効果が半減し，90分後にはほとんど効果が消失します．メピバカイン（スキャンドネスト®）では，およそ20分後に効果が半減し，40分後にはほとんど効果が消失します．フェリプレシン添加プロピトカイン（シタネスト-オクタプレシン®）ではおよそ40分後に効果が半減し，70分後にほとんど効果が消失します．局所麻酔薬が奏効している時間を考慮して，早期の服用を促します．

ここでは，一般によく使用されるアドレナリン添加リドカインと非ステロイド性抗炎症薬（NSAIDs）について述べます．ロキソニン®は内服後30分で最高血中濃度に達します．局所麻酔の効果が消失する30分前に内服し，その後，処置の程度に応じて5〜6時間ごとに内服あるいは頓用にします（図1）．

（太田雄一郎，福田謙一）

Q12. 神経障害性疼痛の治療薬にはどのような問題点がありますか？

A.
神経障害性疼痛の治療のなかで特に副作用が強いカルバマゼピン，プレガバリン，ミロガバリンベシル酸塩，抗うつ薬（アミノトリプチン）の問題点について説明します．

カルバマゼピン

【禁忌】
三環系抗うつ薬に対し過敏症を有する患者
重篤な血液障害
房室ブロック（II度以上）
高度頻脈
ポルフィリン尿症

【一般的な副作用】
主な副作用として，傾眠，めまい，ふらつき，けん怠・易疲労感などが認められます．

【危険な副作用】
薬剤性過敏症症候群（図1）
薬剤性過敏症症候群の発生頻度は，原因医薬品を使用している1000人〜10000人に1人と推定されており，カルバマゼピン以外にフェニトイン，フェノバルビタール，ゾニサミド（抗てんかん薬），ミノサイクリン（抗生物質）などがあります．発症メカニズムについては，医薬品などにより生じた免疫・アレルギー反応をきっかけとして，薬疹と感染症が複合して発症することが考えられています．症状としては紅斑，発熱，咽頭痛，全身倦怠感，食欲不振などの感冒様症状，リンパ節の腫れが認められます．その症状の持続や急激な悪化を認めた場合には早急に入院設備のある専門病院に紹介する必要があります．

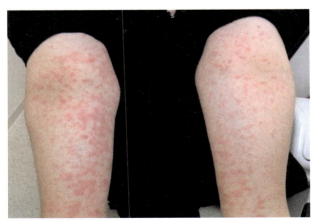

図1　カルバマゼピンによる薬剤性過敏症症候群

4 臨床における鎮痛薬

表1

クレアチニンクリアランス (mL/min)	≧60	≧30〜<60	≧15〜<30	<15
1日投与量	150〜600mg	75〜300mg	25〜150mg	25〜75mg
初期用量	1回75mg1日2回	1回25mg1日3回 または 1回75mg1日1回	1回25mg1日1回 もしくは2回 または 1回50mg1日1回	1回25mg1日1回
維持量	1回150mg1日2回	1回50mg1日3回 または 1回75mg1日2回	1回75mg1日1回	1回25〜50mg1日1回
最高投与量	1回300mg1日2回	1回100mg1日3回 または 1回150mg1日2回	1回75mg1日2回 または 1回150mg1日1回	1回75mg1日1回

プレガバリン（リリカ®），ミロガバリンベシル酸塩（タリージェ®）

【禁忌】

リリカ®，タリージェ®に対し過敏症の既往のある患者

【一般的な副作用】

主な副作用として，めまい，傾眠，腎機能障害があります．腎機能障害患者に本剤を投与する場合は，以下に示すクレアチニンクリアランス値を参考として本剤の投与量及び投与間隔を調節することが必要になってきます（表1）．

【危険な副作用】

心不全（0.3％未満），肺水腫（頻度不明注）

心不全，肺水腫が生じたとの報告があります（特に既往症に心血管障害を有する患者）．

横紋筋融解症

横紋筋融解症があらわれることがあるため，リリカ®を内服後に筋肉痛，脱力感，CK（CPK）上昇，血中及び尿中ミオグロビン上昇などが認められた場合には，投与を中止し，適切な処置を行う必要があります．

抗うつ薬（アミトリプチリン）

【禁忌】

三環系抗うつ薬に対し過敏症を有する患者
緑内障
心筋梗塞の回復初期
尿閉のある患者

【一般的な副作用】

傾眠や注意力・集中力・反射運動能力などの低下が起こることがあります．

【危険な副作用】

悪性症候群

強度の筋硬直，嚥下困難，頻脈，血圧の変動，発汗などが発現し，それに引き続き発熱がみられます．白血球数の増加やCKの上昇が認められます．またミオグロビン尿を伴う腎機能の低下が認められます．悪性症候群が生じた場合は投与を中止し，体を冷却し，全身管理を含む適切な処置を行う必要があります．

（柏木航介）

参考文献

1）浦部晶夫ほか編．今日の治療薬2019．南江堂，2019

Column 8　痛みの評価と鎮痛薬の必要性

痛みの種類

痛みの種類には，侵害受容性疼痛，神経障害性疼痛，心理社会的疼痛があります．患者の症状，治療経過を十分に問診し，患者の痛みの種類を分析する必要があります（図1）．図で示されるように，円同士が重なると痛みの制御も難治化していく傾向があります．

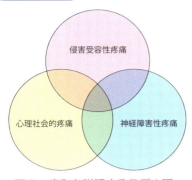

図1　痛みを説明するモデル図

1）侵害受容性疼痛

外傷や炎症によって生体が侵害されると，それを警告するために脳に痛み刺激が伝達され，大脳皮質感覚野で痛みが認識されます．これが侵害受容性疼痛であり，主に急性期の痛みを指します．

2）神経障害性疼痛

感覚神経が直接障害を受ける，また障害を受けた神経が興奮し続けることにより生じる痛みです．歯科領域では，インプラント埋入や埋伏智歯抜歯の際に下歯槽神経の損傷，また帯状疱疹のようなウイルスにより神経が破壊され生じる痛みがあります．

3）心理社会的疼痛

神経障害が原因ではなく，心理的ストレスや社会的ストレスにより生じる痛みのことを指します．歯科領域では舌痛症があり，問診の他にストレスチェックなどを行う必要があります．

痛みの評価

【量的評価】
1）口頭式評価スケール：Verbal Rating Scale(VRS)
2）視覚的評価スケール：Visual Analogue Scale (VAS)（図2）．
3）数値化スケール：Numerical Rating Scale (NRS)
4）表情評価スケール：Faces Pain Scale

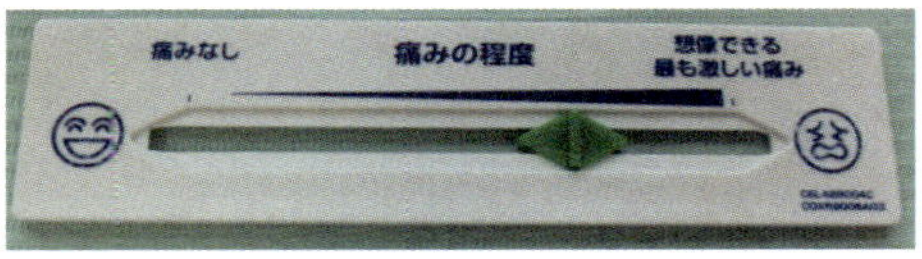

図2　当科で使用しているVAS

【質的評価法】
1）マギル疼痛質問票：McGill Pain Questionnaire(MPQ)
2）心理状態
　①不安・うつ尺度：Hospital Anxiety and Depression Scale(HAD)
　②痛みの破局化尺度：Pain Catastrophizing Scale(PCS)
　③状態‐特性不安尺度：State-Trait Anxiety Inventory(STAI)

鎮痛薬の必要性

鎮痛薬が必要な理由は，痛みにより生じる苦痛から患者さんを心身ともに解放できるからです．急性期の痛み（侵害受容性疼痛）は患者さんを身体的に苦痛にさせます．この急性期の痛みを解放させるためにNSAIDsなどの鎮痛薬が必要になってきます．急性の痛みの除痛が不十分の場合や神経障害性疼痛・心理社会的疼痛を併発した痛みは慢性化していきます．慢性期の痛みは心理的・社会的・精神的に影響を及ぼし患者のQOLを著しく低下させます．また，痛みの原因が複雑化し，除痛がより困難になります．これらのことから，早めの段階に鎮痛薬を用いて痛みを解放する必要があります．

（柏木航介）

参考文献

1）日本疼痛学会 痛みのコアカリキュラム編集員．痛みの集学的治療：痛みの教育コアカリキュラム．真興交易（株）医書出版部，2016
2）住友昌彦ほか．痛みの量的評価と質的評価．Bone Joint Nerve. 2016;16(4):705-713
3）福田謙一．フローチャートでわかる歯科医院における50の痛み．医歯薬出版，2016

Column 9　痛みの個人差と鎮痛薬の選択

痛みの感じ方には，患者間で差があることが推測されます．痛みは伝達される過程において，さまざまな神経伝達物質やその分解酵素，受容体，イオンチャネルなどが痛み伝達に関与します．これらを形成するタンパク質のベースとなる遺伝子に遺伝子多型（遺伝子配列の違い）がいくつか報告されています．たとえば，アドレナリン，ノルアドレナリン，ドーパミンなどのカテコールアミンの代謝酵素である COMT(catechol-O-methyltransferase) は，カテコールアミン作動性神経伝達の調節に大きく関連します．

COMT の阻害によって痛みの感受性は増加します．ヒトの COMT 関連の遺伝子多型は，rs4680(遺伝子多型の世界共通 ID 番号) の G から A への置換によって痛みの感受性は下がります[1]．また，いくつかの COMT 関連の遺伝子多型の組み合わせによって，顎関節症の痛みの感受性に個人差を生じさせることも報告されています[2]．すなわち，同程度の痛みが与えられたはずであっても，痛みに感受性の高い人と低い人がいることは明らかです．

鎮痛薬の効果にも患者間で差があります．術後痛管理において，同一手術でありながらオピオイドなどの鎮痛薬の使用量には，患者個々で数十倍もの差があります．数種類の内因性オピオイドペプチドが作用するμ-オピオイド受容体の遺伝子多型 rs1799971(A118G) において，G アレル保有者ではオピオイドの感受性が低く，術後のフェンタニル消費量が多いです[3]．

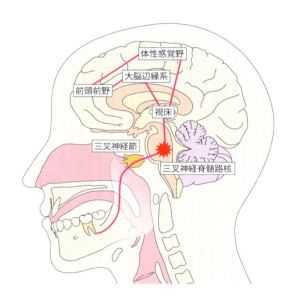

また，OPRM1 遺伝子の完全連鎖不平衡ブロックを代表する rs9384179 多型と鎮痛薬感受性との間に有意な関連が認められ[4]，この多型において G アレルの保有者では，非保有者と比較して術後 24 時間のフェンタニル必要量が少ないです．抗がん剤使用の際の遺伝子検査が保険導入され，疾患に対する治療から患者個々に合わせた治療，すなわちテーラーメイド医療に変わりつつあります．疼痛管理も例外ではなく，ゲノム科学を応用した効果的かつ副作用の少ない状態を患者に提供する必要性があると思われます．患者さんの痛みは，客観的に評価することが困難です．医療者は，患者個々で痛みの感じ方や鎮痛薬の効き方に個人差があることを念頭に入れて，患者さんの訴えを十分に聴取し，その痛みに共感することが重要です．

（福田謙一）

参考文献

1) Zobieta JK, Heitzeg MM, Smith YR, Bueller JA, Xu Ke, Xu Yanjun, Koeppe RA, Stohler CS, Goldman D: COMT val158met genotype affects μ-opioid neurotransmitter responses to a pain stressor. Science, 299:1240-1243, 2003.
2) Diatchenko L, Slade GD, Nackly AG, Bhalang K, Sigurdsson A, Belfer I, Goldman D, Xu K, Shabalina SA, Shagin D, Max MB, Makarov SS, Maixner W: Genetic basis for individual variations in pain perception and the development of a chronic pain condition. Hum Mol Genet, 14:135-143, 2005.
3) Fukuda K, Hayashida M, Ikeda K. Kokita Y, Ichinohe T, Kaneko Y: Diversity of opioid requirements for postoperative pain control following oral surgery-Is it affected by polymorphism of the μ- opioid receptor? Anesth Prog, 57:145-149, 2010.
4) Fukuda K, Hayashida M, Ide S, Saita N, Kokita Y, Kasai S, Nishizawa D, OgaiY, Hasegawa J, Nagashima M, Tagami M, Komatsu H, Sora I, Koga H, Kaneko Y,Ikeda K: Association between OPRM1 gene polymorphisms and fentanyl sensitivity in patients undergoing painful cosmetic surgery. Pain, 147: 194-201, 2009.

Column 10　痛覚変調性疼痛

　痛みの種類には，末梢の組織や器官が感染，外傷，疲労などの侵襲を受けたことを警告として，感覚神経を通じて中枢に伝えられる侵害受容性疼痛，痛みを伝える感覚神経そのものが損傷することによって生じる神経障害性疼痛，そして第3の痛みとして痛覚変調性疼痛があります（図1）．

　2017年に国際疼痛学会によって提唱された新しい用語「nociplastic pain」を，痛みを専門とする国内8学会の連合（日本疼痛学会など，歯科では口腔顔面痛学会）の合意による和訳として2021年10月より使用されています．末梢に明らかな器質的異常や神経の損傷がない，すなわち痛みを発現させる明らかな原因が認められないにもかかわらず，脳の神経回路の中での伝達の異常によって生じる痛みです．痛みが長期に及ぶこと（すなわち慢性疼痛）や精神心理学的なストレスなどが影響し，脳内の神経ネットワークの中で情動に関与する扁桃体などの大脳辺縁系での修飾を受け，神経伝達が変化し，前頭前野でそれが統合される時に新たに生じると考えられています（図2）．

　また，痛みの伝達には，痛みを増強するアクセル（興奮系）と痛みを減弱するブレーキ（抑制系）の調整によって強弱が変化しますが，痛みの慢性化や情動の変化は，その調整にも影響していると考えられています（図3）．

　たとえば，歯科臨床においては長引く根管治療が挙げられます．根管治療が何度も繰り返され，客観的には根管内に異常がないにもかかわらず，患者さんが執拗に痛みを訴えるような症例の中には痛覚変調性疼痛が含まれている可能性があります．痛みが慢性化することによって新たな痛みが生じている可能性があります．また，長期にわたって通院を継続することによって心理的な疲弊を生じている可能性もあります．これらの原因によって，脳内の痛みの伝達経路が変化し，末梢の状態とは直接結びつかない痛みが生じることがあります．また，咀嚼筋の筋・筋膜痛も慢性化している場合では，単に筋肉の疲労が継続して長引いているだけでなく，痛覚変調性疼痛の要素を含んでいると考えられます．さらに，口腔内の原因不明慢性痛の典型である舌痛症においても，痛覚変調性疼痛の要素を多く含んでいると考えられています．

（福田謙一）

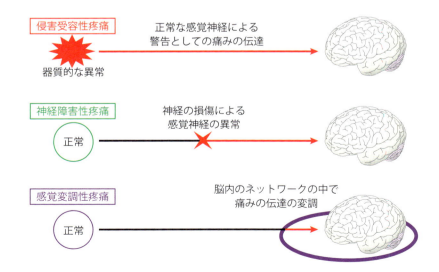

Column 11 咀嚼筋の痛みの評価と鎮痛薬

はじめに

顎関節症（TMD）は腰痛に続いて2番目に多い筋骨格系の問題で、有病率は人口の5～12%とされています[1]。TMDにはさまざまな病態がありますが、アジアの統計では咀嚼筋痛が最も多かったと報告されています[2]。また、原因不明の歯痛の主な原因として筋痛による歯痛が多いといわれており、咀嚼筋の痛みは臨床において重要な疾患です。

診断

Diagnostic Criteria for Temporomandibular Disordersが標準的に使用されています（表1）[3]。本稿の説明だけでは正しい診断はできませんのでhttps://ubwp.buffalo.edu/rdc-tmdinternational/ をご参照ください。日本語版も無料公開されておりとても有益です。まず触診に用いる指を圧力計で1.0 kgfにキャリブレーションします（図1）。被験筋は咬筋と側頭筋です。その他の咀嚼筋は補足の触診部位として追加することもあります。次に加圧時間を選択します。効率を重視するときは2秒間を選択し、関連痛の評価及び細分類が必要であれば5秒間を選択します。触診前に「今から頭や顔やあごを指で押さえます。押さえられて痛みを感じるか、その痛みがいつもの痛みかをお尋ねします。加えて、その痛みが押さえられている指の直下だけにあるのか、それとも指の下以外の他の場所にも感じられるのかを尋ねます」と説明します。顎の力を抜いてもらい片側ずつ触診します（図2）。側頭筋は3つの垂直ゾーンを、咬筋は3つの水平ゾーンを設定します（図3）。触診による誘発痛がいつもの痛みなのか、関連痛はあるかを確認します。「いつもの痛み」があれば『筋痛』となります。5秒間の触診で指の直下だけの痛みを『局所性筋痛』、被験筋内で拡散すれば『拡散を伴う筋筋膜痛』、被験筋の領域を超えて拡大すれば『関連痛を伴う筋筋膜痛』と細分類します。

表1　DC/TMDで使用するインスツルメント
スクリーニングと包括的評価とでは使用するツールが異なりすべてを使用するわけではない

			スクリーニング	完全・包括的評価
Ⅰ軸	TMD痛みスクリーニング質問票		○	
	症状質問票			○
	デモグラフィック			○
	痛みに関する問診および診察者による指示			○
	診察用紙			○
Ⅱ軸	痛みの描記		○	○
	計量的慢性痛みスケール 第2.0版		○	○
	顎機能制限スケール［8項目版］		○	
	顎機能制限スケール［20項目版］			○
	患者健康質問票（PHQ-4）	うつ, 不安	○	
	患者健康質問票（PHQ-9）	うつ		○
	GAD-7	不安		○
	患者健康質問票（PHQ-15）	身体症状		○
	口腔行動チェックリスト		○	○

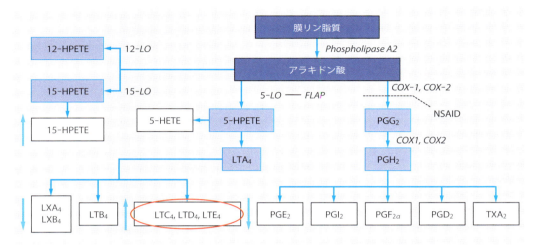

図　アラキドン酸の主要代謝経路とアスピリン喘息における異常（再掲）

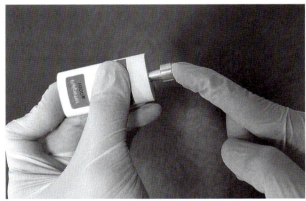

図1　触診前のキャリブレーション：正確な検査のために必須の過程である

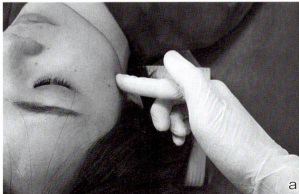
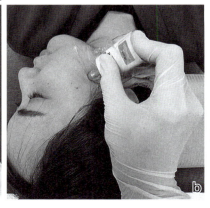

図2　触診の実際：キャリブレーションした指による触診（a）と手動式皮膚痛覚計による触診（b）

Column 11　咀嚼筋の痛みの評価と鎮痛薬

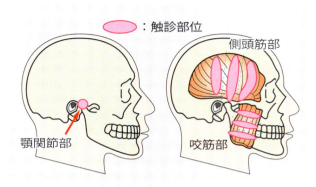

図3　顎関節部は0.5 kgf, 咬筋および側頭筋部には1.0 kgfの触診圧を使用する

表2　非歯原性歯痛を生じた筋・筋膜痛に対して有害であったと報告のある薬物療法

NSAIDs	イブプロフェン, ジクロフェナクナトリウム
アセトアミノフェン	
弱オピオイド	トラマドール塩酸塩, リン酸コデイン
ビタミンB群	
中枢性筋弛緩薬	チザニジン, ベンゾジアゼピン系薬剤
漢方	葛根湯
抗うつ薬	アミノトリプチン
トリガーポイントインジェクション	局所麻酔, ステロイド

治療薬

報告は多々あるものの（表2）筋痛に対するエビデンスの高い薬物療法はありません[4]．しかし，臨床では先ほど説明した筋痛の細分類が参考になる可能性があると筆者は考えます．急性の局所性筋痛にはNSAIDsやアセトアミノフェンが奏効する可能性があります．局所性筋痛以外の筋痛（筋膜痛）は末梢や中枢の痛覚過敏が病態として考えられるため，NSAIDsのような鎮痛薬は効果を示さないことが多く，抗うつ薬や抗てんかん薬，ベンゾジアゼピン系薬剤が有効であることがあります．このような薬剤は通常の鎮痛薬よりも注意すべき副作用が多いため，添付文書を熟読し，投薬を検討するべきです．また，良好なコントロールが得られるまで少量ずつ投与量を調整していく必要があります．

（野口智康）

参考文献

1) National Institute of Dental and Craniofacial Research. Facial Pain.
   http://www.nidcr.nih.gov/DataStatistics/FindDataByTopic/FacialPain/
2) Yap AU, Dworkin SF, Chua EK, List T, Tan KB, Tan HH. Prevalence of temporomandibular disorder subtypes, psychologic distress, and psychosocial dysfunction in Asian patients. J Orofac Pain. 2003 Winter;17(1):21-28.
3) Diagnostic Criteria for Temporomandibular Disorders(2014)
   https://ubwp.buffalo.edu/rdc-tmdinternational/tmd-assessmentdiagnosis/dc-tmd/#
4) 日本口腔顔面痛学会．非歯原性歯痛診療ガイドライン改訂版．2019．

非歯原性歯痛の診療ガイドライン

患者さんが歯の痛みを訴えて来院された場合，ほとんどの痛みは，歯牙齲蝕症，歯周炎，歯髄炎，外傷などの器質的疾患が起因しており，その原因を除去することで除痛されます．このように，原因が歯に存在する歯の痛みが，歯原性歯痛です．これに対し，歯に原因がないにも関わらず歯痛を生じる病態のことを，非歯原性歯痛と呼びます．痛みの原因が明確でないため，しばしば誤診が生じることがあります．過去には，非定型歯痛とか不定愁訴とされ，診断のゴミ箱に捨てられていた病態であり，従来の大学教育では言及されることがなかった，比較的新しい病態です．ここ数年の神経生理学の飛躍的な進歩により「Orofacial Pain」（口腔顔面痛）という学問領域が確立されました．2011年に「非歯原性歯痛」の診療に関するガイドラインが，日本口腔顔面痛学会から発表され，2019年には改訂版が発行されました[1]．これは，非歯原性歯痛の診療ガイドラインとして，世界最初の発行です．その概要を説明します．

非歯原性歯痛は，発症頻度1.0〜24％で，筋筋膜性や血管性の痛みの関連痛による歯痛，神経障害性歯痛，心理的要因が推測される痛み（痛覚変調性の歯痛）に分類されます（図1）．そして，原疾患鑑別のための検査の妥当性が示されていますが，問診はどのタイプにも重要です．治療法は，それぞれの非歯原性歯痛に合わせて，薬物療法や理学療法が強く推奨されています．それに対して，神経ブロック，スプリント療法，認知行動療法，カウンセリングは，弱いにとどまっています．抜髄・抜歯は，行わないことを強く推奨しています．また，鍼灸に関しては，その有効性が不明とされています．

非歯原性歯痛は，2015年からは歯科医師国家試験の出題基準にも掲載され，その診断に関する法的紛争も発生しています．歯科医師に求められる医療水準は，急速に変化しています．

（福田謙一）

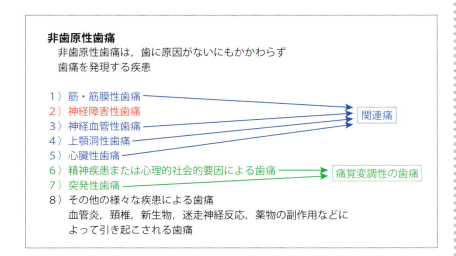

参考文献

1) 日本口腔顔面痛学会：非歯原性歯痛の診療ガイドライン改訂版，日本口腔顔面痛学会雑誌，12: 39-106, 2019.

4 臨床における鎮痛薬

Guideline 歯科治療による下歯槽神経・舌神経損傷の診断とその治療に関するガイドライン

　下歯槽神経や舌神経が，智歯抜歯やインプラント治療などの歯科医療行為によって損傷を受けると，その末梢の神経支配領域に何らかの症状が出現します．一度，感覚神経を損傷すると，よほど軽症でないかぎり完全な回復は望めません．感覚の鈍麻だけでも，日常生活に影響を及ぼしますが，さらに神経障害性疼痛や不快な異常感覚が発現すると，QOLは大きく低下します．しかしながら，確立された評価法や絶対的な治療法がないのが現状です．本邦から2019年にMindに収載された「歯科治療による下歯槽神経・舌神経損傷の診断とその治療に関するガイドライン」は，世界最初のガイドラインです．これは，日本歯科麻酔学会が中心になり，日本口腔顔面痛学会，日本口腔外科学会，日本口腔インプラント学会，口腔顔面神経機能学会，日本ペインクリニック学会の協力により完成されました．その概要を説明します．

　このガイドラインは，2つの課題を臨床上の重要な課題として取り上げています．

　1つめは，診断法の決定です．三叉神経損傷は自然治癒が見込まれないような重症例には，高次医療機関に紹介する必要性がありますが，その評価法・診断法について，その推奨度を調査結果より述べています．2018年に保険導入された触覚閾値測定は，神経障害の程度や領域を非侵襲的に評価できることから，強く推奨されています．また，画像検査も神経損傷の原因や神経障害の程度や領域を確認するため，強く推奨されています．

　2つめは，治療法の選択です．薬物療法，光線療法，神経ブロック療法，さらには外科的治療法を含めて，治療法の有効性を検討し，医療を担当する医師・歯科医師が治療を選択する上でのガイドになっています．薬物療法では，ビタミンB12，ステロイド，アデノシン三燐酸が取り上げられていますが，全て行うことを弱く提案するになっています．光線療法では，半導体レーザーが比較研究によって明確な有効性が示されていますが，その効果が極めて小さく臨床的意義に疑問が残るため，弱く提案するにとどまっています．神経ブロック療法の星状神経節ブロックは，顎変形症手術予後の比較研究による有効性だけであることと，その施行に重度の合併症があるため，弱く提案するにとどまっています．外科的治療法も，症状を劇的に変える最も積極的な治療法ですが，その有効性は絶対的なものではなく，やはり危険性をともなうため，弱く提案するにとどまっています．

（福田謙一）

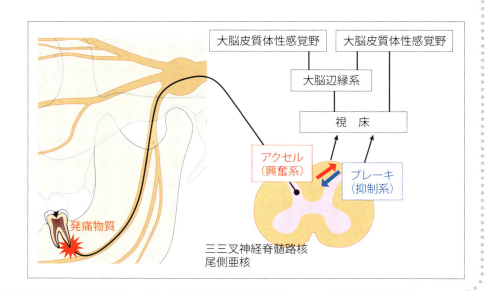

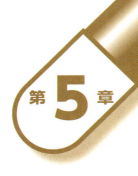

第5章 さまざまな薬物と重要な論点

第5章　さまざまな薬物と重要な論点

1 薬剤関連顎骨壊死

　2003年にMarxによって初めて報告されたビスホスホネート製剤関連顎骨壊死という病態は，近年では薬剤関連顎骨壊死（MRONJ：Medication-related osteonecrosis of the jaw）としてビスホスホネート製剤だけでなく，さまざまな薬剤の関与が示唆されています[1]．薬剤関連顎骨壊死の病態と管理：顎骨壊死検討委員会ポジションペーパー2023（以下PP2023）によれば，MRONJを発症するメインの薬剤は骨吸収抑制薬（ARA：antiresorptive agent）ですが，ARA以外の薬剤も単剤あるいはARAとの併用によりMRONJを発症するリスクがあると指摘しています．

　ARA以外の薬剤で医療用医薬品添付文書に顎骨壊死の注意喚起がされている薬品は，骨吸収抑制作用と骨新生作用を併せ持つ抗スクレロスチン抗体薬（ロモソズマブ）や血管新生阻害薬（ベバシズマブ，アフリベルセプトベータ），およびキナーゼ阻害薬です（表1）．また，添付文書に記載がない薬剤でも海外文献や症例報告等で顎骨壊死の発症が指摘されている薬剤もあります[2]（表2）．これらの薬剤については現時点ではMRONJとの因果関係は不明であるが，注意が必要です．

　本邦におけるMRONJの発症頻度は，高用量BP製剤で1.6-32.1％，低用量BP製剤で0.104％，高用量デノスマブ（以下Dmab）で3084.8人/10万人/年，低用量Dmabで124.7人/10万人/年などと報告されています．

　また，高用量ARAの方が低用量ARAよりも顎骨壊死の発症頻度が高く，さらに，長期投与に伴って発症リスクが上昇します．したがって，歯科治療時の医療面接においては，これらの薬剤の使用歴を確認するだけでなく，いつから使用しているかについても確認が必要となります．最近では薬手帳を持参している患者がほとんどですが，注射薬については手帳に記載されている場合が少ないです．かつ投与間隔も毎日服用するものから4週間あるいは1カ月に一度，6カ月に一度，1年に一度投与するものもある[3]ため，表1に挙げた薬剤の適応疾患を有する患者においては，注射薬の使用の有無や薬剤の投与間隔についても確認するよう心がけたいところです．

　歯科治療時の際に問題となるのが，使用中のARAの休薬についてであり，これまでさまざまな学会や委員会等で議論されてました．今回改定されたPP2023では低用量ARAの場合には，休薬せずに全ての歯科治療を継続することを提案しています．高用量のARAの場合には，抜歯の適否を判断したうえで，他に回避できる治療法があるか検討するとされています．根尖病巣や重度歯周炎，顎骨骨髄炎など感染源がある場合には抜歯せずとも発症リスクがあるため，抜歯も検討すべきとの報告もありますが，治療のメリットとMRONJ発症リスクを勘案して決定すべきとしています．

（薬師寺　孝，片倉　朗）

参考文献
1）顎骨壊死検討委員会．薬剤関連顎骨壊死の病態と管理：顎骨壊死検討委員会ポジションペーパー2023
2）岸本裕充．本邦における骨吸収抑制薬関連顎骨壊死・顎骨骨髄炎の現況．老年歯学．2018；33：275-279．
3）日本歯科薬物療法学会編．日本歯科用医薬品集 改訂第5版 必携 歯科の処方に役立つ本．永末書店，2022．

表1 骨吸収抑制薬と骨吸収抑制薬以外で医療用医薬品添付文書に顎骨壊死の注意喚起がされている薬品

	分類	一般名	商品名	用法	低/高	適応疾患
骨吸収抑制薬：ARA	ビスホスホネート製剤	アレンドロネート	フォサマック錠	内服	低用量	骨粗鬆症
			ボナロン錠			
			ボナロン経口ゼリー			
			ボナロン点滴静注バック	注射		
		イバンドロネート	ボンビバ錠	内服		
			ボンビバ静注	注射		
		エチドロネート	ダイドロネル錠	内服		①骨粗鬆症，②脊髄損傷，股関節形成術後の異所性骨化抑制，③骨 Paget 病
		ゾレドロネート	ゾメタ点滴静注	注射	高用量	①悪性腫瘍に伴う高カルシウム血症，②多発性骨髄腫骨病変および固形癌骨転移
			ゾレドロン酸点滴静注			
			リクラスト点滴静注液		低用量	骨粗鬆症
		パミドロネート	注射用パミドロン酸二ナトリウム		高用量	①悪性腫瘍に伴う高カルシウム血症，②乳癌の溶骨性骨転移，③骨形成不全症
		ミノドロネート	ボノテオ錠	内服	低用量	骨粗鬆症
			リカルボン錠			
		リセドロネート	アクトネル錠			①骨粗鬆症，②骨 Paget 病
			ベネット錠			骨粗鬆症
	抗 RANKL 抗体	デノスマブ	プラリア皮下注	注射		①：骨粗鬆症，②：関節リウマチに伴う骨びらん進行抑制
			ランマーク皮下注		高用量	①多発性骨髄腫骨病変および固形癌骨転移，②骨巨細胞腫
ARA 以外で添付文書中に顎骨壊死について注意喚起されている薬剤	抗スクレロスチン抗体	ロモソズマブ	イベニティ皮下注	―		骨折の危険性の高い骨粗鬆症
	キナーゼ阻害薬	スニチニブ	スーテントカプセル	内服	―	①イマチニブ抵抗性の消化管間質腫瘍，②根治切除不能または転移性の腎細胞癌，③膵神経内分泌腫瘍
		カボザンチニブ	カボメティクス錠		―	①根治切除不能または転移性の腎細胞癌，②がん化学療法後に増悪した切除不能な肝細胞癌
		ニンテダニブエタン	オフェブカプセル		―	特発性肺線維症，全身性強皮症を伴う間質性肺疾患，進行性線維化を伴う間質性肺疾患
	抗 VEGF 抗体	ベバシズマブ	ベバシズマブ BS 点滴静注	注射	―	①治癒切除不能な進行，再発の結腸・直腸癌，②扁平上皮癌を除く切除不能な進行，再発の非小細胞肺癌，③手術不能または再発乳癌，④悪性神経膠腫，⑤卵巣癌
			アバスチン点滴静注用		―	①治癒切除不能な進行，再発の結腸・直腸癌，②扁平上皮癌を除く切除不能な進行，再発の非小細胞肺癌，③手術不能または再発乳癌，④悪性神経膠腫，⑤卵巣癌，⑥進行または再発の子宮頸癌，⑦切除不能な肝細胞癌
	VEGF 阻害薬	アフリベルセプトベータ	ザルトラップ点滴静注		―	治癒切除不能な進行，再発の結腸・直腸癌

表2 海外文献や症例報告等で顎骨壊死の発症リスクがあるその他の薬剤

	分類	一般名
症例報告や海外での薬剤添付文書等で顎骨壊死の発症リスクがあるその他の薬剤	抗 CD20 抗体	リツキシマブ
	マルチキナーゼ阻害薬	ソラフェニブ
	抗 TNF-α 抗体	アダリムマブ
	免疫チェックポイント阻害薬	ニボルマブ イピリムマブ
	mTOR 阻害薬	エベロリムス テムシロリムス
	BRAF 阻害薬	ダブラフェニブ
	MEK 阻害薬	トラメチニブ
	殺細胞性抗悪性腫瘍薬	シタラビン イダルビシン ダウノルビシン ゲムシタビン ビノレルビン ドキソルビシン シクロホスファミド
	免疫抑制薬	メトトレキサート
	グルココルチコイド	

2 慢性疼痛と神経障害性疼痛に使用する薬剤

慢性疼痛

慢性疼痛とは，以前は6カ月以上持続する痛みとされていましたが，国際疼痛学会において「3カ月以上に亘り持続または頻発する痛み」と定義されています．したがって現在では3カ月以上続く痛みに対しても薬物治療が推奨されています．痛みの分類としては侵害受容性疼痛，神経障害性疼痛，心理社会的疼痛などがあります（図1）．

神経障害性疼痛

神経障害性疼痛は脳神経系を含む神経の損傷によって引き起こされます．発症や持続のメカニズムは複雑ですが，末梢神経系または中枢神経系の障害に起因する痛みだと考えられています．臨床において重大な問題は難治性の慢性疼痛になるという点です．神経障害性疼痛は発作性と持続性神経障害性疼痛に分けられます．一般歯科診療において遭遇する可能性がある神経障害性疼痛は発作性神経障害性疼痛として，三叉神経痛や舌咽神経痛があげられます．持続性神経障害性疼痛として，帯状疱疹，帯状疱疹後神経痛やインプラント埋入や埋伏智歯抜歯によって生じる外傷性三叉神経ニューロパチーがあげられます．主に使用されている薬剤を以下に示します（図2，表1〜3）．

オピオイド

歯科領域では，術後の疼痛，癌性疼痛や慢性疼痛でNSAIDsでは十分な除痛が得られない場合に使用可能です．トラマドール塩酸塩（トラマドール®）はμオピオイド受容体の部分アゴニストを有し，他のオピオイドと異なり，麻薬及び向精神薬取締法の規制を受けません．μ受容体のアゴニスト作用と，セロトニン・ノルアドレナリン再取り込み阻害作用により下行疼痛抑制系を介し，神経障害性疼痛への鎮痛効果を発揮します．

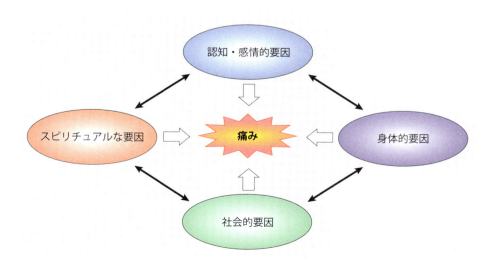

図1　痛みを難治化させる要因

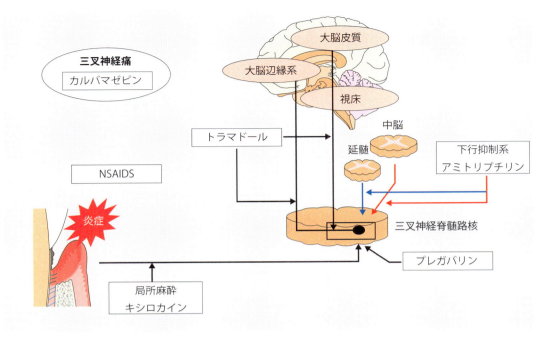

図2 主な神経障害性疼痛の薬剤と作用部位

表1 主な慢性疼痛と神経障害性疼痛に対する薬剤の適応と使用量

	適応	開始量	一日最大量	効果判定までの期間
トラマドール	慢性疼痛	就寝前 50mg	400mg	4週間
カルバマゼピン	三叉神経痛	就寝前 100mg	800mg	半日
リリカ®	末梢神経障害性疼痛	就寝前 25mg	600mg	4週間
タリージェ®	末梢神経障害性疼痛	就寝前 10mg	30mg	4週間
ノイロトロピン®	帯状疱疹後神経痛		4錠/日	4週間
アミトリプチリン	末梢神経障害性疼痛	就寝前 10mg	150mg	6-8週間

表1 主な慢性疼痛と神経障害性疼痛に対する薬剤の副作用

	副作用
トラマドール	眠気, めまい, 悪心, 便秘
カルバマゼピン	眠気, めまい, 肝障害, 薬剤過敏性症候群
リリカ®	眠気, ふらつき, 体重増加
タリージェ®	眠気（リリカ®より少ない）, ふらつき, 体重増加
ノイロトロピン®	悪心, 発疹
アミトリプチリン	口渇, 眠気, めまい

表1 主な慢性疼痛と神経障害性疼痛に対する薬剤の作用機序

	作用機序
トラマドール	μ受容体のアゴニスト作用 下行性疼痛抑制系の活性化
カルバマゼピン	ナトリウムチャネル遮断
リリカ®	興奮性神経伝達物質の遊離抑制
タリージェ®	興奮性神経伝達物質の遊離抑制
ノイロトロピン®	下行性疼痛抑制系の活性化 ブラジキニン遊離抑制 末梢循環改善
アミトリプチリン	下行性疼痛抑制系の活性化

カルバマゼピン

カルバマゼピンは三叉神経痛に対して治療効果を示す薬剤であり，鑑別診断にも用いられます．作用機序として，ナトリウムチャネルを遮断し，神経線維の脱分極を可逆的に阻害することで鎮痛効果を発揮します．

プレガバリン（リリカ®），ミロガバリンベシル酸塩（タリージェ®）

リリカ®はGABA類似性化合物であり，電位依存性カルシウムチャネル$\alpha_2\delta$サブユニットに結合し，興奮性神経伝達物質の遊離を抑制することで作用を発揮します．

ワクシニアウイルス接種家兎炎症皮膚抽出液（ノイロトロピン®）

ノイロトロピン®とはワクシニアウイルスを接種したウサギの炎症皮膚組織から非タンパク性の成分を製剤化したものです．下行性疼痛抑制系の賦活，ブラジキニン産生抑制や局所血流改善効果があります．

抗うつ薬

抗うつ薬には，三環系抗うつ薬（TCAs），四環系抗うつ薬，選択的セロトニン再取り込み阻害薬やセロトニン・ノルアドレナリン再取り込み阻害薬（SNRI）などがあります．この中で慢性疼痛に有効なものは，TCAsとSNRIです．作用機序として，中枢神経系のノルアドレナリン・セロトニンの再取り込みを阻害し，下行疼痛抑制系の賦活により鎮痛効果を生じさせます．

（柏木航介）

参考文献

1) Edited by Reny de L et al. Orofacial Pain Guidelines for Assessment, Diagnosis, and Management Six Edition. Quintessence, 2018.
2) 「慢性の痛み診療・教育の基盤となるシステム構築に関する研究」研究班監修．慢性疼痛ガイドライン．真興交易，2018．
3) 福田謙一．フローチャートでわかる歯科医院における50の痛み．医歯薬出版，2016．
4) 日本疼痛学会 痛みのコアカリキュラム編集委員会．痛みの集学的治療：痛みの教育コアカリキュラム．真興交易，2016．
5) 口腔顔面痛学会編．口腔顔面痛の診断と治療 ガイドブック 第2版．医歯薬出版，2016．

3 口内炎治療薬

口内炎とは口腔粘膜に生じた炎症の総称であり，粘膜上皮が欠損した結果クレーター様の小潰瘍（アフタ）を呈する疾患です．口内炎は，アフタ性口内炎のほかウイルス性口内炎，カンジダ性口内炎，化学療法などよる薬剤性口内炎あるいは全身性疾患に伴う口内炎など様々な病態があります．本稿においては日常診療で最も遭遇する頻度の高い「アフタ性口内炎」を対象として述べます．

アフタ性口内炎の治療は症状の軽減と再発の予防が中心となります．また，治療に際してはアフタ性口内炎以外の疾患（ウイルス性口内炎，カンジダ性口内炎薬剤性口内炎（MTX関連リンパ増殖性疾患など），全身性疾患に伴う口内炎（梅毒に伴う口内炎など）あるいは悪性腫瘍など）を除外する必要があります．

副腎皮質ホルモン薬

1）口腔内軟膏剤

デキサメタゾン，トリアムシノロンアセトニドが

あり，効力分類では medium から very strong に分かれています．

2）口腔用付着剤

トリアムシノロンアセトニドがあります．

3）噴霧吸着剤

ベクロメタゾンプロピオン酸エステルがあります．

ステロイド含有の口腔用薬は全身への影響や副作用は少ないですが，過敏症の既往がある患者は禁忌となるため，注意が必要です．また，感染を伴う場合は原則禁忌（抗菌薬，抗真菌薬で治療後に使用するか併用を考慮）となります．また，必要以上に強いステロイドの漫然とした使用は控えるべきです．なお，ウイルス性口内炎，カンジダ性口内炎が併発している際には症状を悪化させることがあるので，注意が必要になります．

含嗽剤

アズレンスルホン酸ナトリウム水和物，アズレンスルホン酸ナトリウム水和物・炭酸水素ナトリウム（含嗽用ハチアズレ顆粒），ポピドンヨードがあります．

抗炎症作用や上皮形成促進作用を有します．

また，ポピドンヨードは殺菌作用を有するため，適応に関しては感染を有しているときのみとなります．

口腔内徐放製剤

アズレンスルホン酸ナトリウム水和物，デカリニウムなどがあります．

口腔内で徐々に溶解させて使用します．抗炎症作用を有します．

局所麻酔薬

キシロカインビスカス（リドカイン塩酸塩 2%）あるいはキシロカイン含有の含嗽剤があります．疼痛が非常に強い場合にその緩和のため口腔に含み使用します．

ビタミン薬

ビタミン B_2 は体内で脂質の代謝に関わり，エネルギー代謝や新陳代謝を促進させます．ビタミン B6 は免疫機能の維持，皮膚の抵抗力の増進に必要です．ニコチン酸は体内でエネルギー産生やアミノ酸，脂質代謝に関わる活性型補酵素として重要であり，細胞の分化にも関与します．

漢方製剤

漢方薬は西洋薬と異なり複数の生薬を組み合わせたものであり，それぞれの生薬が多くの有効成分を含んでいるので作用機序は単純ではありませんが，茵蔯蒿湯はインターロイキン 2, 12 およびインターフェロンγを抑制，半夏瀉心湯はプロスタグランジン E2 産生を抑制することにより抗炎症作用を生じることがわかっています．最近は抗がん薬の副作用に対する口内炎の処方として注目されています．

わが国で保険収載されている主な口内炎治療薬を別表（表1）に示すので主な販売名・一般名はそちらを参照してください．

（齋藤寛一，野村武史）

参考文献

1）又賀泉ほか編．最新口腔外科学第 5 版．医歯薬出版，2019; 241-253.
2）松野智宣編．日本歯科用医薬品集　改訂 5 版　必携！歯科の処方に役立つ本．永末書店，2022.

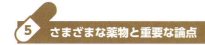

表1 効能・効果に「口内炎」を有する薬物

分類	一般名	主な販売名
副腎皮質ホルモン薬	トリアムシノロンアセトニド	オルテクサー口腔用軟膏 0.1%
		アフタッチ口腔用貼付剤 25μg
	デキサメタゾン	デキサルチン口腔用軟膏
	ベクロメタゾンプロピオン酸製剤	サルコートカプセル外用
含嗽薬	アズレンスルホン酸ナトリウム水和物・炭酸水素ナトリウム	含嗽用ハチアズレ顆粒
	アズレンスルホン酸ナトリウム水和物	アズノールうがい液 4%
	ポビドンヨード	イソジンガーグル液 7%
トローチ	セチルピリジニウム塩化物水和物	セチルピリジニウム塩化物トローチ
	ドミフェン臭化物	オラドールトローチ 0.5mg
	デカリニウム塩化物	SPトローチ 0.25mg「明治」
	アズレンスルホン酸ナトリウム水和物	アズノールST錠口腔用 5mg
	テトラサイクリン塩酸塩	アクロマイシントローチ 15mg
局所麻酔薬	リドカイン塩酸塩	キシロカインビスカス 2%
ビタミン剤	ニコチン酸アミド	ニコチン酸アミド散 10%「ゾンネ」
	アスコルビン酸・パントテン酸カルシウム	シナール配合錠
漢方製剤	茵蔯蒿湯（いんちんこうとう）エキス	茵蔯蒿湯エキス顆粒
	黄連湯（おうれんとう）エキス	ツムラ黄連湯エキス顆粒
	半夏瀉心湯（はんげしゃしんとう）エキス	ツムラ半夏瀉心湯エキス顆粒
	平胃散（へいいさん）エキス	コタロー平胃散
抗菌薬	テトラサイクリン塩酸塩エピジヒドロコレステリン	テトラサイクリン・プレステロン歯科用軟膏
その他	リボフラビン・ピリドキシン塩酸塩	ビフロキシン配合錠
	グリチルリチン酸―アンモニウム・グリシン・DL-メチオニン配合錠	グリチロン配合錠
	トラネキサム酸	トランサミン錠
	クロルヘキシジン塩酸塩・ジフェンヒドラミン配合剤	デスパコーワ口腔用クリーム

4 口腔健康管理に使用する薬物

口腔健康管理とは

口腔清掃を中心とした口腔環境の改善を表す用語として，これまで「口腔ケア」が一般的に用いられてきました．しかし，近年「口腔ケア」は口腔環境と口腔機能の維持・改善を目的としたすべての行為をさす一般用語として位置づけられ，学術用語としては，口腔清掃を含む口腔環境の改善など口腔衛生に関わる行為を「口腔衛生管理」，口腔に機能の回

剤型・使用方法	主な薬効・薬理	備考
軟膏	抗炎症作用，抗アレルギー作用	効力分類：medium
貼付剤	抗炎症作用，抗アレルギー作用	
軟膏	抗炎症作用，抗アレルギー作用	効力分類：strong
カプセル（噴霧）	抗炎症作用，抗アレルギー作用	効力分類：very strong
含嗽	抗炎症作用，ヒスタミン遊離抑制作用・上皮形成促進作用	含嗽剤
含嗽	抗炎症作用，ヒスタミン遊離抑制作用・上皮形成促進作用	含嗽剤
含嗽	殺菌作用	含嗽剤
トローチ	殺菌作用	口腔殺菌消毒剤
トローチ	殺菌作用	口腔用剤
トローチ	殺菌作用	口腔用剤
トローチ	抗炎症作用，ヒスタミン遊離抑制作用・上皮形成促進作用	口腔内徐放製剤
トローチ	殺菌作用	感染性口内炎
その他	表面麻酔	経口表面麻酔剤
散剤	その他	ニコチン酸アミド製剤
錠剤	その他	ビタミンC・パントテン酸カルシウム配合剤
細粒	その他	
細粒	その他	
細粒	その他	
細粒	その他	
軟膏	殺菌作用	感染性口内炎
錠剤	その他	リボフラビン・ピリドキシン塩酸塩配合剤
錠剤	抗炎症作用	肝臓疾患用剤・アレルギー用剤
錠剤	抗炎症作用，抗アレルギー作用	抗プラスミン剤
クリーム	殺菌消毒，抗炎症作用	口内炎・歯周炎治療剤

復および維持・増進に関わる行為を「口腔機能管理」この二つを含む行為を「口腔健康管理」と定義するようになりました[1]．

口腔健康管理が重要な場面

年代を問わず，口腔健康管理はQOLの維持のために必要です．中でも歯科医師や歯科衛生士による積極的な管理が必要な対象は，高齢者や周術期の患者さんです．周術期の口腔機能管理は2012年（平成24年）度に歯科診療報酬に収載され，がんをはじめとする疾患の周術期に口腔に衛生状態整備により口腔機能を維持・改善することで肺炎などの感染症を予防し，主病治療の貫徹と生存率の向上を期待することを目的としています．本稿では周術期口腔機能管理に準じた口腔健康管理で使用する薬物について解説をします．

周術期口腔機能管理における口腔健康管理

1）手術を予定している患者

令和6年現在，歯科診療報酬で周術期口腔機能管理料の算定対象となる疾患と主な管理内容を図1に示します．周術期における口腔健康管理は，口腔

5 さまざまな薬物と重要な論点

対象手術の例
- 頭頸部領域，呼吸器領域，消化器領域等の悪性腫瘍の手術
- 心臓血管外科手術
- 人工股関節置換術等の整形外科手術
- 臓器移植手術
- 造血幹細胞移植
- 脳卒中に対する手術

主な管理の目的と内容
- 術後の肺炎予防 ……………………┐ PMTC,
- 頭頸部，食道の局所創感染の予防 ┘ 口腔衛生指導
- 気管挿管に伴う動揺歯の脱落予防 ‥動揺歯の抜去，固定
- 歯性感染症の急性化の予防 ‥‥‥ リスクの高い歯の
　　　　　　　　　　　　　　　　　抜去や処置

図1　周術期口腔機能管理料の算定対象手術と主な管理目的・内容

内を自己管理が可能な状態とし，周術期に口腔環境を良好に維持することを促します．

口腔衛生管理の補助的な目的で含嗽薬を使用することもあります．予防的使用は処方箋医薬品ではできないため，市販の含嗽剤の使用（消毒効果が高くエタノールが少量または含まないもの）が推奨されます．歯周病や舌炎など細菌性の炎症が存在する場合は治療薬としての含嗽薬の処方が可能であり，手術までに症状の改善を促すこと目的に，粘膜に為害性の少ない薬物を使用します．当院ではベンゼトニウム塩化物液（ネオステリングリーンうがい液0.2％）を主に使用しています．

2）化学療法，頭頸部に対する放射線治療を予定している患者

化学療法，放射線治療による主な口腔内症状として口腔粘膜炎（口内炎），口腔乾燥，口腔カンジダ症などがあげられます．

（1）口腔粘膜炎

化学療法や放射線治療により生じ，抗がん剤や放射線による直接的な作用により生じる口腔粘膜炎，また，好中球が減少し免疫能が低下して局所感染を起こすことによる二次的な口腔粘膜炎があります（図2）．二次的な口腔粘膜炎には口腔健康管理が重症化の予防策となり，ブラッシングなどによる物理的な清掃による口腔衛生状態の向上が第一ですが，

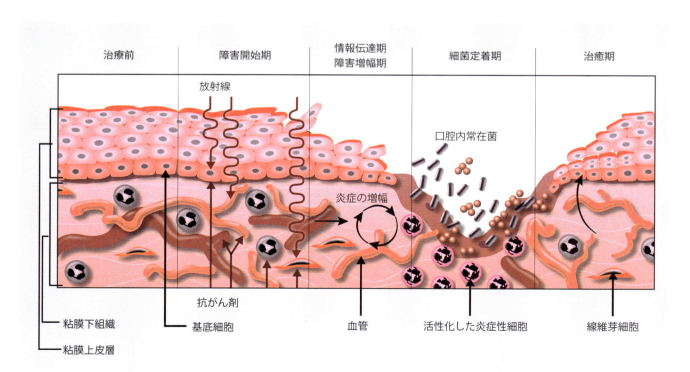

図2　口腔粘膜の発生機序

ベンゼトニウム塩化物液（ネオステリングリーンうがい液0.2%）など殺菌性消毒薬を用いた含嗽による口腔内の消毒および創部の感染予防も励行されます[2]．

がん等に係る放射線治療や化学療法を施行していて，周術期口腔機能管理計画に基づき口腔機能の管理を行っている患者さんに対しては，化学療法や放射線療法に伴う口内炎，口腔粘膜炎などの疼痛の管理や緩和のために，病変の被覆や保護を行う局所管理ハイドロゲル創傷被覆・保護剤（エピシル口腔用液）を使用，算定することもできます．

口腔粘膜炎による疼痛は，患者さんのQOLや治療意欲を減衰させる要因にもなるため，疼痛に対する管理が必要となる場合もあります．粘膜保護剤のほかに局所麻酔薬を含んだ含嗽剤，アセトアミノフェンやオピオイド内服で対応することもあります[3]．局所麻酔薬を含んだ含嗽剤は施設によりさまざまな処方がされています（表1）．

（2）口腔カンジダ症

化学療法による免疫力の低下や口腔粘膜の汚染や低栄養などの全身状態の悪化によるカンジダ属真菌の日和見感染などで，口腔カンジダ症を疑った場合には，細菌培養などの検査を行います．治療は薬物

表1　口腔粘膜炎，口内炎による疼痛緩和目的に用いられる含嗽剤の例

アズレンスルホン酸ナトリウム 重曹 グリセリン リドカイン	ハチアズレ　5包 グリセリン　60mL, キシロカイン液4%　5〜15mL, 精製水　（全量500mLになるよう調整）
アズレンスルホン酸ナトリウム グリセリン リドカイン	アズノールうがい液4%　5プッシュ（または25滴）(0.5mL) グリセリン　60mL キシロカイン液4%　2〜20mL 精製水　（全量500mLになるよう調整）

ハチアズレにはアズレン酸ナトリウムと重曹が含まれており，アズレン酸ナトリウムの抗炎症作用による粘膜の鎮静作用と重曹による洗浄作用を期待している．
アズノールうがい液には重曹が含まれないが，大きな違いはないとされている[4]．

表2　アゾール系薬剤の併用禁忌薬（抜粋）[4〜6]

一般名	代表的な製品名	主な適応症	ミコナゾール	イトラコナゾール
ワルファリンカリウム	ワーファリン	血栓塞栓症の治療及び予防	禁忌	併用注意
ピモジド	オーラップ	抗精神病薬，統合失調症など	禁忌	禁忌
キニジン硫酸塩水和物	硫酸キニジン	不整脈など	禁忌	禁忌
トリアゾラム	ハルシオン	睡眠導入剤	禁忌	禁忌
シンバスタチン	リポバス	高コレステロール血症	禁忌	禁忌
アゼルニジピン	カルブロック	高血圧症	禁忌	禁忌
オルメサルタン メドキソミル，アゼルニジピン	レザルタス	高血圧症	禁忌	禁忌
ニソルジピン	バイミカード	高血圧症	禁忌	禁忌
ブロナンセリン	ロナセン	統合失調症	禁忌	禁忌
エルゴタミン	クリアミン	血管性頭痛，片頭痛	禁忌	禁忌
リバーロキサバン	イグザレルト	虚血性脳卒中，全身性塞栓症の抑制，静脈血栓症の治療・再発抑制	禁忌	禁忌
ロミタピドメシル酸塩	ジャクスタピッド	高脂血症	禁忌	禁忌
ルラシドン塩酸塩	ラツーダ	統合失調症	禁忌	禁忌

イトラコナゾールにはダビガトラン（プラザキサ），スボレキサント（ベルソムラ）など多くの併用禁忌薬があるため，添付文書を確認する必要があります

療法が中心で，主にポリエンマクロライド系のアムホテリシンB（ファンギゾンシロップ，ハリゾンシロップ），アゾール系のミコナゾール（フロリードゲル経口薬，オラビ錠口腔用），アゾール系のイトラコナゾール（イトリゾール内用液）が使用されています．ミコナゾールはワルファリンと併用によりPT-INRが上昇することから併用禁忌であり[5,6]，イトラコナゾールは併用禁忌薬，併用注意薬が多数存在する[7]ため，使用にあたっては注意を要します（表2）．

口腔健康管理に関する薬物については，口腔乾燥，口内炎治療薬なども含まれるので，各関連項目を参照してください．

（中島純子）

参考文献

1) 眞木吉信．なぜ，専門用語を「口腔ケア」から「口腔管理」に変えるのか？ 老年歯学．2020；35：4-7．
2) 五月女さき子，船原まどか，川下由美子，梅田正博．頭頸部がん放射線治療時の口腔粘膜炎に対するマネジメント．口腔衛生会誌．2018;68:190-197．
3) 支持/緩和治療領域臨床試験に関する各分野における方法論に関する研究 支持療法・緩和治療領域ポリシー（各論）．国立研究開発法人日本医療研究開発機構（AMED）革新的がん医療実用化研究事業．
https://www.ncc.go.jp/jp/ncch/division/icsppc/030/Policy_MucositisOral_ver1.1_20210825.pdf
4) 全国共通がん医科歯科連携講習会Q＆A（第2版・平成28年4月28日）
https://www.jda.or.jp/dentist/info/doc/QandA_v02.pdf
5) 医薬品医療機器総合機構医療用医薬品情報検索フロリードゲル経口用 https://www.info.pmda.go.jp/go/pack/6290704D1026_1_05/
6) 医薬品医療機器総合機構医療用医薬品情報検索オラビ錠口腔用 https://www.info.pmda.go.jp/go/pack/6290003X1039_1_16/
7) 医薬品医療機器総合機構医療用医薬品情報検索イトリゾール内用液 https://www.info.pmda.go.jp/go/pack/6290004S1028_1_29/

5 口腔乾燥と舌痛に使用する薬剤

はじめに

口腔乾燥や舌痛の原因は多岐にわたり，難治性です．またそれによるQOLの低下は重大な問題です．本稿は口腔乾燥と舌痛の診療のイントロとして役にたてば幸いです．

口腔乾燥の実際

1）分類

口腔乾燥症は，「唾液腺自体の機能障害によるもの」，「神経性あるいは薬剤性のもの」，「全身疾患あるいは代謝性のもの」の3つに大別されます[1]．舌痛は口腔灼熱症候群のうち舌に限局したものをいいます．考えられうる要因があるものを「二次性舌痛」ないものを「一次性舌痛」と分類することができます．治療を行ううえで分類は重要となります．

2）診査

詳細な医療面接による原因の特定が重要です（表1，2）．現病歴に加え，内服薬，放射線治療などの全身の既往歴，付随症状についても聴取します．質問票の活用も有用です[2,3]．視診や触診も重要です．口腔乾燥においては統一された診断基準がないため唾液分泌量の客観的評価は重要な検査項目です[4]（表3）．唾液分泌量は日内変動もあり，常に一定ではありません．15時頃の唾液分泌量が最大といわれています．また，立位のほうが座位より分泌量が多い，暗い所や夏場は減少するとの報告もあります[5]．

表1 口腔乾燥症

分類	原因
唾液腺自体の機能障害によるもの	シェーグレン症候群や頭頸部への放射線照射など
神経性あるいは薬剤性のもの	ストレスや服用している薬剤の副作用など
全身疾患あるいは代謝性のもの	糖尿病や甲状腺疾患など
その他	蒸散性や心因性

表2 二次性舌痛の原因

局所的要因	全身的要因	心理社会的要因
機械的刺激 口腔悪習癖 咬傷 タバコやアルコールなどの刺激物 放射線照射 口腔カンジダ症 炎症（感染症，筋炎） 腫瘍 扁平苔癬 口腔乾燥症	貧血（鉄欠乏，VB12，葉酸欠乏など） 自己免疫疾患 糖尿病 化学療法（抗がん剤） 逆流性食道炎	うつ 不安症 身体症状症 ストレス

表3 チェアサイドで可能な唾液分泌量測定法

	検査方法	異常値
安静時	吐唾法	1ml/10分以下
刺激時	ガムテスト	10ml/10分以下
	サクソンテスト	2g/2分以下
	酒石酸刺激法	5m/以下
その他	ワッテ法	0.14g以下
	口腔水分計（ムーカス®）	26以下

表4．口腔乾燥症の治療薬

	一般名	商品名	用法
コリン作動薬	セビメリン塩酸塩水和物	エボザック	30mg/回　1日3回食後
		サリグレン	
	ピロカルピン塩酸塩	サラジェン	5mg/回　1日3回食後
漢方薬	五苓散		7.5g/日を1日2〜3回，食前または食間に分服
	白虎加人参湯		9g/日を1日2〜3回，食前または食間に分服
人工唾液		サリベート	通常1回に1〜2秒間口腔内に1日4〜5回噴霧

よって，唾液量は測定条件を統一することが重要です．舌痛は口腔乾燥症の診査に加え，口腔灼熱症候群（舌痛症は以前用いられていた用語）の診断規準を参考にします．これを舌痛に当てはめると，「3カ月を超えて，かつ1日2時間を超えて連日再発を繰り返す舌の灼熱感または異常感覚を一次性舌痛，全身疾患によるものを二次性舌痛」と考えますが，正確には国際口腔顔面痛分類をご確認ください[6]．舌痛は舌尖部，ついで舌縁部に多く，安静時の痛みが特徴です．食事や睡眠中は気にならないことが多いとされています．

3）治療薬

（1）口腔乾燥（表4）

唾液腺の機能障害の場合，唾液分泌促進薬を処方します．ピロカルピン塩酸塩は放射線治療に伴う口腔乾燥症とシェーグレン症候群に，セビメリン塩酸塩水和物はシェーグレン症候群に保険適用がありま

表5　舌痛に使用する薬剤（口腔内灼熱症候群の治療を参考に作成）

クロナゼパム	リボトリール	リンス法：毎食後に0.5mgを舌の上に乗せ，3分間保持後に吐出
カプサイシン		リンス法：毎食後に0.01～0.02％溶液15mlを30秒含んで吐出 一時的な痛みの増加と胃の刺激に注意が必要
αリポ酸		200mg/回　1日3回内服
ガバペンチン		300mg/日　αリポ酸との併用が有用な可能性がある

表6　歯科特定疾患療養管理料について

口腔乾燥	舌痛
口腔乾燥症（放射線治療又は化学療法を原因とするものに限る.）とは，口腔領域以外の悪性腫瘍等の治療のため行われた放射線治療又は化学療法を原因とするものをいう	舌痛症とは，ハンター舌炎，メラー舌炎，プランマー・ヴィンソン症候群又はペラグラであって舌の疼痛を伴うもの及び心因性によるものをいう

上記の条件に該当する『口腔乾燥』，『舌痛』は歯科特定疾患療養管理料が算定可能

す．重篤な虚血性心疾患，気管支喘息は禁忌です．塩酸ピロカルピンは消化器症状の副作用の頻度が比較的高く，塩酸セビメリンは発汗の副作用頻度が高いとされています．副作用により投与を断念せざるを得ないことも少なくなく，常用量の半量程度から投与を開始し，効果や副作用の状態をみながら投与量を調節していく方が無難です[6]．漢方薬も有効で五苓散，白虎加人参湯，麦門冬湯（保険適応外）の有効性も示されています．口腔内保湿剤はスプレー式，ジェル，洗口液に大別されます．スプレー式は簡便に使用できる反面，効果持続時間が短いです．ジェルタイプは効果持続時間が比較的長いですが，口腔内のネバネバ感を訴える患者には不向きです．洗口液は1日数回含嗽します．アルコール成分を含まないもが適しています．また，ステロイド軟膏剤は唾液分泌低下があると口腔カンジダ症を発症しやすいため注意が必要です[7]．

（2）舌痛（表5）

原因が明らかでないため，確立された治療法はありません．クロナゼパムの投与や認知行動療法が有用であるとされています．難治性が多いですが，推奨されている治療法を実践する価値は十分にあります．第一選択はクロナゼパムの局所投与，第二選択はカプサイシンの局所投与となります．他にもαリポ酸やガバペンチノイド系薬，抗うつ薬，ホルモン補充療法の有用性が報告されています[8,9]．口腔乾燥と舌痛は歯科特定疾患療養管理料の算定が可能なものもあります（表6）．

（野口智康）

参考文献

1) 日本口腔粘膜学会用語・分類検討委員会：口腔乾燥症（ドライマウス）の分類案，日口腔粘膜会誌．2008; 14：86-88．
2) Thomson W. M, et al. The Xerostomia Inventory：a multi-item approach to measuring dry mouth, Community Dent. Health. 1999; 16：12-17.
3) Eisbruch, A., Kim, et al. Xerostomia and its predictors following parotid-sparing irradiation of head-and-neck cancer. Int. J. Radiat. Oncol. Biol. Phys. 2001; 50：695-704.
4) 高橋 史，小司利昭，森田修己．口腔水分計（モイスチャーチェッカー・ムーカス）の有用性．日補綴歯会誌．2005;49：283-289.
5) Navazesh, M.Methods for collecting saliva, Ann. N. Y. Acad. Sci. 1993; 694：72-77.
6) 日本口腔顔面痛学会・日本頭痛学会 共訳．国際口腔顔面痛分類 第1版．日本頭痛学会誌．2021; 48：1-87.
https://www.jstage.jst.go.jp/article/jjho/48/1/48_1/_pdf/-char/ja
7) 高野 賢一．口腔咽喉頭疾患 口腔乾燥症に対する内服・外用薬の使い方．ENTONI．2019; 231：85-89.
8) Liu YF, Kim Y, Yoo T, Han P, Inman JC. 2018. Burning mouth syndrome: a systematic review of treatments. Oral Dis. 24(3):325–334.
9) López-D'alessandro E, Escovich L. 2011. Combination of alpha lipoic acid and gabapentin, its efficacy in the treatment of Burning Mouth Syndrome: a randomized, double-blind, placebo controlled trial. Med Oral Patol Oral Cir Bucal. 16(5):e635-640.

6 在宅緩和ケアで使用される薬剤

在宅緩和ケアについて

　緩和ケアとは，あらゆる命を脅かす疾患において行われると世界保健機関（WHO）では定義されています．治癒困難な疾患の過程でおこるさまざまな苦痛を取り除くことで，ADLやQOLを向上，維持し，患者が住み慣れた自宅で自分らしく過ごすことができるようにすることが，在宅緩和ケアです．

　2018年の厚生労働省による「人生の最終段階における医療に関する意識調査」では，一般国民の47.4%は自宅での療養を希望し，69.2%は最後を迎える場所として自宅を希望しています[1]．2021年の人口動態調査では最近の死亡場所の傾向として，介護老人保健施設や老人ホームでの死亡割合が増えてきおり，今後は在宅などでの療養がより増加してくることが推測されます[2]．

在宅緩和ケアにおける疼痛対策

　緩和ケアでは，精神的な苦痛を軽減するとともに，身体的症状の疼痛を取り除くことが重要です．WHO方式がん性疼痛治療法[3]，日本緩和医療学会のがん疼痛の薬物療法に関するガイドライン2020年度版[4]，日本ペインクリニック学会の非がん性慢性疼痛に対するオピオイド鎮痛薬処方ガイドライン[5]を参考にして，緩和ケアで使用される主な鎮痛薬について説明していきます（表1）．

1）オピオイド

　オピオイド鎮痛薬はオピオイド受容体を介して鎮痛効果をもたらす薬剤の総称であり，様々な種類が

表1　緩和ケアで使用される主な鎮痛薬（「がん疼痛の薬物療法に関するガイドライン2020年版」より引用）

薬剤群	薬剤	
非オピオイド鎮痛薬	アセトアミノフェン	
	NSAIDs	アスピリン ロキソプロフェン イブプロフェン ナプロキセン フルルビプロフェン インドメタシン ジクロフェナク エトドラク メロキシカム セレコキシブ
弱オピオイド	コデイン ジヒドロコデイン トラマドール	
強オピオイド	モルヒネ ヒドロモルフォン オキシコドン フェンタニル タペンタドール コデイン メサドン ブプレノルフィン ペンタゾシン（麻薬拮抗性鎮痛薬*）	

＊麻薬拮抗性鎮痛薬：オピオイド作動薬が存在しない状況では作動薬として作用するが，オピオイド作動薬の存在下ではその作用に拮抗する作用をもつ鎮痛薬

存在します．術後痛やがん性疼痛，最近では慢性疼痛の対策にも使用されています．投与方法も経口，貼付，注射薬などいくつかありますが，良好な鎮痛を維持するために，便秘や悪心・嘔吐などの副作用に対して緩下剤や制吐剤などの予防的な対策が必要となります．

2）非ステロイド性抗炎症薬（NSAIDs）

　NSAIDsは鎮痛作用，抗炎症作用をもつ薬剤で，複数の種類があり疼痛対策としてよく使用されています．投与方法はオピオイド同様に様々あり，近年

表2 主な鎮痛補助薬（「がん疼痛の薬物療法に関するガイドライン2020年版」より引用）

薬剤群		薬剤
鎮痛補助薬	抗うつ薬	アミトリプチリン ノルトリプチリン デュロキセチン
	ガバペンチノイド	ミロガバリン プレガバリン
	抗けいれん薬	バルプロ酸 カルバマゼピン フェニトイン クロナゼパム
	局所麻酔薬・抗不整脈薬	メキシレチン リドカイン
	NMDA受容体拮抗薬	ケタミン
	中枢性筋弛緩薬	バクロフェン
	コルチコステロイド	デキサメタゾン ベタメサゾン
	Bone-modifying agents（BMA）	ゾレドロン酸 デノスマブ
	その他	オクトレオチド ブチルスコポラミン

がん疼痛に対する貼付剤も承認されました．考慮すべき副作用として，消化管障害や腎機能障害などがあります．

3）アセトアミノフェン

アセトアミノフェンは鎮痛作用，解熱作用を持つ薬剤です．他の鎮痛薬と比較して一般的な投与量では副作用が少なく，年齢を問わず使用しやすい鎮痛薬です．

4）鎮痛補助薬

主たる薬理作用が鎮痛作用ではないが，鎮痛薬が奏功しにくいとされる疼痛や疼痛コントロールが困難な場合に，抗うつ薬，ガバペンチノイド，抗けいれん薬，ステロイド，Born-modifying agents（BMA）などが使用されます（表2）．

（半沢　篤）

参考文献

1) 厚生労働省．人生の最終段階における医療に関する意識調査報告書．
https://www.mhlw.go.jp/toukei/list/dl/saisyuiryo_a_h29.pdf，2019．
2) 厚生労働省．令和3年（2021）人口動態統計（確定数）の概況．
https://www.mhlw.go.jp/toukei/saikin/hw/jinkou/kakutei21/dl/15_all.pdf，2021．
3) 世界保健機関　編，武田文和　訳．がんの痛みからの解放　第2版．金原出版，1996．
4) 日本緩和医療学会がん疼痛治療ガイドライン作成委員会・編．がん疼痛の薬物療法に関するガイドライン2020年版．金原出版，2020．
5) 日本ペインクリニック学会非がん性慢性疼痛に対するオピオイド鎮痛薬処方ガイドライン作成ワーキンググループ・編．非がん性慢性疼痛に対するオピオイド鎮痛薬処方ガイドライン改訂第2版．真興交易．

7 漢方薬

はじめに

2023年4月1日現在,「薬価基準による歯科関係薬剤点数表」に収載された漢方薬は合計12種類となりました[1]. 12種類の漢方薬とは,立効散(抜歯後の疼痛,歯痛),半夏瀉心湯(口内炎),黄連湯(口内炎),茵蔯蒿湯(口内炎),五苓散(口渇),白虎加人参湯(口渇),排膿散及湯(歯周組織炎,歯肉炎),葛根湯(上半身の神経痛),芍薬甘草湯(急激に起こる筋肉の痙攣を伴う疼痛,筋肉・関節痛),補中益気湯(病後の体力補強),十全大補湯(病後の体力低下),桂枝加朮附湯(関節痛,神経痛)です. 本項では,これら12種類の漢方薬を中心に,漢方薬について解説します.

漢方薬の特徴

漢方薬とはどのようなものなのでしょうか. その特徴を簡単に説明します.

① **漢方薬は複数の生薬から構成されている**

漢方薬には複数の効果をもつ生薬が複数配合されています. したがって多方面に効果があります. 具体的には血液循環の改善,炎症の抑制,体力増強,免疫調整,自律神経機能調整などの機序により,心身全体の調子を整え,複合的に病気を治療するという戦略をとっています.

② **漢方薬にも副作用がある**

漢方薬を構成している生薬にも副作用があります(**表1**)[2]. 例えば,白虎加人参湯に含まれている人参には血圧上昇やのぼせ,不眠などがあり,甘草はむくみ,体重増加,低カリウム血症などがあります. 漢方薬の処方を誤らないこと,構成している生薬についても効能と副作用の知識を持つことが大切です.

12種類の漢方薬

それでは,「歯科関係薬剤点数表」に収載されている漢方薬について解説します[3].

表1 漢方薬を構成している生薬の副作用[2]

生薬名	起こりうる副作用
甘草	偽アルドステロン症(脱力感,浮腫 低カリウム血症)
麻黄	血圧上昇 動悸 発汗過多 脱力感 頻脈 不眠 興奮尿閉 排尿障害 食欲不振 腹痛 下痢など
附子	心悸亢進 のぼせ 熱感 顔面紅潮 蟻走感 舌のしびれ 悪心
桔梗	胃腸障害
人参	高血圧 興奮 のぼせ 不眠 手足の浮腫 湿疹 蕁麻疹
大黄	流産の危険性 腹痛 下痢
地黄	嘔気 胃痛 食欲低下 腹痛 下痢
桃仁	腹痛 下痢 めまい 嘔吐
芒硝	腹痛 下痢
当帰	胃痛
桂皮	湿疹 蕁麻疹

5 さまざまな薬物と重要な論点

表2 「薬価基準による歯科関係薬剤点数表」に収載された漢方薬 [1,2,3]

漢方薬	構成生薬
立効散	防風 細辛 升麻 竜胆 甘草
半夏瀉心湯	半夏 黄芩 黄連 乾姜 人参 大棗 甘草
黄連湯	半夏 黄連 桂皮 乾姜 人参 大棗 甘草
茵蔯蒿湯	茵陳蒿 山梔子 大黄
五苓散	猪苓 沢瀉 蒼朮 茯苓 桂皮
白虎加人参湯	石膏 知母 粳米 甘草 人参
排膿散及湯	桔梗 枳実 芍薬 甘草 大棗 生姜
葛根湯	麻黄 桂皮 生姜 葛根 芍薬 大棗 甘草
芍薬甘草湯	芍薬 甘草
補中益気湯	人参 黄耆 蒼朮 甘草 大棗 陳皮 生姜 柴胡 升麻 当帰
十全大補湯	黄耆 人参 蒼朮 茯苓 甘草 地黄 芍薬 当帰 川芎 桂皮
桂枝加朮附湯	桂皮 芍薬 蒼朮 大棗 甘草 生姜 附子

①立効散（出典：衆方規矩）（表2）

　抜歯後の疼痛，歯痛に効果があります．また，口腔顎顔面領域の慢性疼痛に有効な場合があります．鎮痛作用は非ステロイド性抗炎症薬（NSAIDs）に比べて弱く，とくに難抜歯後の鎮痛効果は期待できないと考えます．一方で，NSAIDsによる胃腸障害が懸念されたり，薬物誘発性喘息（アスピリン喘息）によりNSAIDsの使用ができない場合に処方を検討します．立効散は，防風，細辛，升麻，竜胆，甘草の5種類の生薬から構成されています．このうち，防風・細辛が温性で，疼痛や腫脹を発散し，升麻・竜胆が寒性で，熱をさまし炎症を緩和します．また，細辛には局所麻酔作用がありますので，歯痛や粘膜の痛みに対しては，口腔内にしばらく含んで服用すれば鎮痛効果が得られます．

②半夏瀉心湯（出典：傷寒雑病論）（表2）

　胃腸の働きをよくして，食欲不振や胃もたれ，吐き気や嘔吐，腹鳴，下痢などを治す漢方薬です．みぞおちにつかえがある患者さんに向きます．また，これらの症状を伴う場合や精神不安を伴う口内炎に効果があります．半夏瀉心湯は，半夏，黄芩，黄連，乾姜，人参，大棗，甘草の7種類の生薬から構成されています．半夏が嘔気を抑え，黄芩・黄連はみぞおちの張りやつかえをとり，熱をさまし炎症を緩和します．乾姜はお腹を温めて腹鳴，腹痛，下痢を止めます．人参は気力を補い，大棗，甘草には健胃作用があります．半夏瀉心湯適応の口内炎は，炎症や痛みの程度が比較的強いのが特徴です．そして，胸の煩悶感，精神不安，いらいら，不眠，口渇などの症状をよく伴います．また，舌の先端は紅色を呈し，舌苔は薄く黄色です．

③黄連湯（出典：傷寒雑病論）（表2）

　黄連湯は，半夏瀉心湯から熱をさます黄芩を除き，温める作用をもつ桂皮を加えた漢方薬です．胃部の停滞感や重圧感，食欲不振がある急性胃炎や口内炎に有効です．また，腹部の冷え・腹痛が強いときにも適した処方です．一方で二日酔いにもよく使われます．舌苔は黄色または白色で，しばしば口臭を伴います．

④茵蔯蒿湯（出典：傷寒雑病論）（表2）

　茵蔯蒿湯は，茵陳蒿，山梔子，大黄の3種類の生薬で構成され，これらの生薬はすべて熱をさます作用を持ち，炎症性疾患に効果があります．また，大黄は便秘にも効果がある生薬です．茵蔯蒿湯は黄疸によく用いられるほか，じんましんや口内炎にも効果があります．茵蔯蒿湯適応の口内炎は，灼熱感を伴う強い痛みを呈します．それにともなって，しばしば赤ら顔，のぼせ，口中の熱感，いらいら，便秘を伴います．また，舌は紅色を呈し，舌苔は厚く黄色です．

⑤五苓散（出典：傷寒雑病論）（表2）

　体内の水分バランスを調整する4種類の利水薬（猪苓，沢瀉，蒼朮，茯苓）に桂皮を加えた漢方薬です．桂皮は身体を温めて利水薬の効能を補佐しま

す．五苓散は，水分の代謝異常を改善し，無駄な水分は取り除き，身体全体での水分バランスをとります．水分の停滞によって引き起こされる口渇，尿量減少，浮腫，悪心，嘔吐，めまい，頭痛（アルコール頭痛を含む），二日酔い，下痢などに効果があります．例えば飲酒のあとで，水を多量に飲んでも口渇が改善しないことをよく経験しますが，この症状に対して五苓散は，組織間や消化管内に多量に存在している水分を血管内に引きこみ，余分な水分は尿として排泄させ，身体全体の水分バランスを是正し，口渇を改善します．この時，舌は湿潤で舌苔は厚く白色を呈することが多くあります．

⑥白虎加人参湯（出典：傷寒雑病論）（表2）

熱をさます石膏，知母と胃を保護する粳米，甘草で構成されている白虎湯に滋養・滋潤作用をもつ人参が加えられた漢方薬です．発熱性炎症に脱水を伴った口渇，発汗を呈する場合に使われ，強力に消炎，解熱します．赤ら顔，目の充血，口中の熱感，口臭，口渇，便秘，舌質紅色，舌苔黄色などが使用目標です．シェーグレン症候群や糖尿病による口腔乾燥症，口内炎，三叉神経痛などに効果がある場合があります．

⑦排膿散及湯（出典：吉益東洞経験方）（表2）

桔梗，枳実の排膿作用と芍薬，甘草の消炎作用を利用し，皮膚や口腔，咽喉の化膿性炎症で排膿が不十分な場合に使用します．口腔内では，歯肉に腫脹，疼痛があり，瘻孔や歯肉縁から膿汁が認められる場合などに有効です．また，急発の歯周炎や智歯周囲炎，切開排膿消炎処置後に抗菌薬と併用することで，治癒効果を促進します．

⑧葛根湯（出典：傷寒雑病論）（表2）

読者には葛根湯というと，初期の風邪に服用するイメージがあると思います．葛根湯の効能は，「自然発汗がなく頭痛，発熱，悪寒，肩こり，上半身の神経痛」とあるように，感冒だけではなく，肩こりや神経痛にも有効です．桂枝湯（桂皮，芍薬，生姜，大棗，甘草）に葛根と麻黄を配合した葛根湯は，頸，肩，背部のこわばりが使用目標です．葛根は，血管収縮が強いために生じた筋肉のこわばりを緩和します．一方，麻黄には昇圧薬であるエフェドリンが含有されています．血圧上昇，気管支拡張などの作用があります．したがって，長期の葛根湯の使用は血圧上昇を引き起こす可能性があるため，高血圧症患者への処方や長期間の投与は注意が必要です．

⑨芍薬甘草湯（出典：傷寒雑病論）（表2）

芍薬甘草湯は，芍薬と甘草の2種類からなるシンプルな構成の漢方薬です．一般に，構成する生薬が少ないほど即効性が期待できます．芍薬，甘草，いずれも平滑筋・骨格筋のけいれんを緩解して鎮痛する作用をもち，鎮痙・鎮痛剤として頓用されます．妊婦にも安全に使用できるので，妊婦のこむらがえりなどにも有効です．偽アルドステロン症（低カリウム血症，血圧上昇，浮腫，体重増加など）やミオパチーを引き起こす原因となる甘草の配合量が多いため，これらの症状に注意することが必要です．

⑩補中益気湯（出典：弁感論）（表2）

補中益気湯は，人参・黄耆を主体に柴胡・升麻を補助とした「昇提」を目的とする処方です．「昇提」とは，脳の興奮性を高め，平滑筋・骨格筋の緊張を増して，アトニー状態を改善することです．一般に，疲れやすい・元気がない・気力がない・立ちくらみ・筋力が弱いなどの症状に用います．起立性低血圧症などに有効です．また，ふだん元気があっても，ひどく疲れたときとか，非常に疲れることをする前（仕事・手術・放射線治療などの前）に服用すると速効性があります．比較的体力の低下した人，全身倦怠感，食欲不振などを訴える場合に用います．

⑪十全大補湯（出典：和剤局方）（表2）

十全大補湯は，四君子湯（桂皮，蒼朮，茯苓，甘草）と四物湯（地黄，芍薬，川芎，当帰）を合わせた八珍湯に，補気の人参と黄耆を配合したもので，補気を主体としたうえで補血を行う配合になっています．桂皮は身体を温めると同時に，血行を促進して当帰・川芎の活血（血管拡張）の効能を助け，さらに消化吸収を強める効果も担っています．わ

かりやすく言えば，胃腸の調子を整える四君子湯と，血行を促進する四物湯，さらに気力を補う人参，黄耆によって構成されている十全大補湯は，気力・体力を増進させる効能をもちます．したがって，病後，手術後，あるいは慢性疾患などで疲労衰弱している場合に用いると有効です．

⑫桂枝加朮附湯（出典：吉益東洞経験方）（表2）

桂枝加朮附湯は，桂枝湯（桂皮，芍薬，大棗，生姜，甘草）に，湿気による痛みを緩和する蒼朮と，寒気による痛みや痺れを緩和する附子を配合した処方です．幕末から明治にかけて活躍した漢方医・浅田宗伯（医薬品・浅田飴™を考案したとされる）が，本方を用いてフランス公使レオン・ロッシュの腰痛を治したことで知られています．桂枝加朮附湯は，比較的体力が低下した患者さんで，四肢冷感を訴えるほどの，四肢関節の疼痛，筋肉痛，麻痺，しびれ感に用います．例えば，関節リウマチ，肋間神経痛，上腕神経痛，肩関節周囲炎，変形性膝関節症などです．歯科領域では，寒さや湿気で増悪する顎関節の痛み，三叉神経支配領域の痺れや痛み（帯状疱疹後神経痛など），三叉神経痛に応用します．

おわりに

本項では，「歯科関係薬剤点数表」（令和5年4月1日現在）に収載された12種類の漢方薬について解説しました．資料編・漢方薬一覧にも紹介していますが，口腔顔面領域に使えることができる漢方薬は，実はまだまだたくさんあります．今後，それらの漢方薬が歯科保険適応となるよう，漢方薬の普及の促進とそれを支援する歯学教育，卒後教育の充実を図っていかなければなりません．

（笠原正貴）

参考文献

1) 日本歯科医師会「薬価基準による歯科関係薬剤点数表」（令和5年4月1日）
2) 森雄材．第2版 図説漢方処方の構成と適用―エキス剤による中医診療―．医歯薬出版，1998．
3) 鈴木邦明監修．現代歯科薬理学 第7版．医歯薬出版，2024：351-360．

8 救急薬品

はじめに

2007年の医療法改正に伴い「歯科外来診療環境体制加算」が新設されたことで，緊急時の対応など歯科医院における医療安全体制の整備が求められるようになりました[1]．施設基準要件でもあるAEDや酸素，救急蘇生セットとともに救急薬品を常備している歯科医院も少なくないのではないでしょうか．備えあれば憂い無しの救急薬品ですが，歯科治療に伴う全身偶発症に対して，普段使い慣れない救急薬品を闇雲に使用したのでは，患者の生命が脅かされる事態となるため，常備する救急薬品の適応と効果・効能について十分に理解しておく必要があります．

おもな救急薬品（表1）

歯科治療にともなう全身偶発症とその対応，使用する救急薬品の一覧を表1に示します．これら救急薬品は，あくまでも一例であり，歯科医院が必ず常備すべき救急薬品というわけではありません．常備

表1 歯科治療にともなう全身偶発性とその対応

全身偶発症の種類	主要症状	対応・治療薬	投与量・投与方法
血管迷走神経反射	顔面蒼白，悪心，冷汗，めまい，低血圧，徐脈，意識障害など	水平位（下肢挙上：約30cm），酸素吸入，症状の改善がなければアトロピン硫酸塩水和物投与	アトロピン硫酸塩水和物0.5mgを筋注または静注
アナフィラキシーショック	異常低血圧 頻脈（稀に徐脈），呼吸困難，チアノーゼ，喘鳴 じん麻疹，掻痒 （皮膚症状は必須でない），意識障害，浮腫 下痢，嘔吐，腹痛など	119番通報 アドレナリン投与 ＋水平位（下肢挙上：30cm程度） ＋酸素投与 ここまでを速やかに行う ＋輸液 必要に応じて心肺蘇生	アドレナリン0.3mg（小児：0.15mg）を筋注または静注またはエピペン®を使用
虚血性心疾患の増悪	胸部絞扼感， 胸部痛（狭心痛）など 狭心症では心電図でST低下，心筋梗塞ではST上昇を認める	酸素投与， ニトログリセリンまたは硝酸イソソルビド投与， バイアスピリン内服 症状の改善がなければ心筋梗塞を疑う ＋119番通報	錠剤は内服または舌下投与，スプレー剤は舌下に1回1噴霧，バイアスピリン100mgを噛み砕いて内服
過換気発作	過呼吸，呼吸困難感，胸痛，手指の硬直，悪心，めまい，意識障害，胃部膨満感，口唇周囲のしびれなど	息こらえ，ゆっくりとした呼吸を促す 症状の改善がなければ抗不安薬（ジアゼパムなど）投与 ※呼気の再呼吸は低酸素症の危険性があり推奨されない	ジアゼパム5〜10mgを筋注または緩徐に静注
低血糖発作	不安，冷汗，悪心， 傾眠，頻脈，手指振戦，顔面蒼白，意識障害，けいれん，昏睡など	ブドウ糖，糖を含む飲料水，砂糖などを摂取，※代用甘味料は無効 意識消失時にはブドウ糖の静注 ＋119番通報	意識がある場合： 　ブドウ糖，糖水，砂糖などの経口摂取 意識が無い場合： 　50%ブドウ糖の静注
気管支喘息	喘鳴，咳，呼吸困難，呼気の延長，チアノーゼなど	座位または半座位，酸素投与，サルブタモール硫酸塩吸入	サルブタモール硫酸塩（スプレー）を成人は2回，小児は1回吸入
てんかん発作 けいれん	けいれん，意識消失，チアノーゼなど	水平位，酸素投与， 症状の改善がなければ抗けいれん薬（ジアゼパムなど）投与 発作が持続する場合には119番通報	ジアゼパム5〜10mgを筋注または緩徐に静注
異常血圧上昇	高血圧，頭痛，動悸，めまい，手足のしびれなど	座位または半座位， 疼痛が原因の場合は除痛， 経時的なモニタ監視 激しい頭痛，顔面や上肢の麻痺，言語障害を認める場合は脳卒中を疑う ＋119番通報	

する救急薬品の種類については，個々の歯科医院の診療実態を考慮した内容にすべきだと考えます．救急薬品を効果的かつ安全に使用するために，まずは患者の状態を正しく評価・診断し，緊急事態であれば迅速な119番通報と一次救命処置（BLS）を最優先して下さい．尚，救急薬品の多くは劇薬や向精神薬ですので，薬事法に定められた適切な保管・管理が必要となります．

救急薬品の種類と効果（表2）

1）アトロピン硫酸塩水和物（商品名：アトロピン注0.05%シリンジ「テルモ」など）

副交感神経遮断薬で心拍数増加作用があります．血管迷走神経反射が適応となります．抗コリン作用により眼圧を上昇させるため，閉塞隅角緑内障の患

表2　救急薬品（一例）

製品名
● アトロピン注 0.05% シリンジ「テルモ」
● アドレナリン注 0.1% シシリンジ「テルモ」
● エピペン®注射液 0.15mg/0.3mg
● ニトロール®スプレー 1.25mg
● ミオコール®スプレー 0.3mg
● バイアスピリン®錠 100mg
● ジアゼパム注射液 10mg
● ブドウ糖注 50% シリンジ「テルモ」
● サルタノールインヘラー 100μg

者には使用禁忌です．

2）アドレナリン（商品名：エピペン®注射液 0.15mg/0.3mg，ボスミン®注1mg，アドレナリン注 0.1% シシリンジ「テルモ」など）

　強い血管収縮作用と昇圧作用があり，アナフィラキシーショックや心停止時などの救急救命時に使用します．

　※注意：プレフィルドシリンジ製剤は，使用時に過量投与とならないように注意が必要です．あらかじめ不要な量を捨てて使用すると過量投与を防止できます．

3）ニトログリセリンまたは硝酸イソソルビド（商品名：ニトロール®スプレー 1.25mg，ミオコール®スプレー 0.3mg，ニトロペン®舌下錠 0.3mgなど）

　心臓の冠動脈拡張と前負荷の軽減により，狭心性（心筋虚血）発作を軽減させます．狭心症発作または心筋梗塞時（強い胸痛発作時）に使用します．

4）アスピリン（バイアスピリン®錠 100mg など）

　抗血小板作用による血栓・塞栓の形成抑制作用があります．急性心筋梗塞や脳梗塞急性期の初期治療（再梗塞抑制）として使用します．

5）ジアゼパム（ジアゼパム注射液 10mg，セルシン®注射液 10mg など）

　抗不安作用のほかに抗けいれん作用があります．過換気発作時やてんかんのけいれん発作時に使用します．他のベンゾジアゼピン系薬でも代用可能です．

6）ブドウ糖注射液（ブドウ糖注 50% シリンジ「テルモ」など）

　低血糖発作時に使用します．患者に意識がある場合には経口摂取，意識が無い場合には静脈内投与します．患者に意識がある場合には，糖を含む飲料水，アメ，砂糖などで代用も可能です．

7）サルブタモール硫酸塩（商品名：サルタノールインヘラー 100μg）

　β2受容体に作用して気管支を拡張させる作用があります．喘息発作時に本剤を成人では2回，小児では1回吸入させます．

おわりに

　超高齢社会の我が国において，複数の基礎疾患を有している患者が歯科医院を受診する割合は年々増加しており，歯科治療中に全身偶発症の発症や基礎疾患が増悪する可能性も高いことが予想されます．救急薬品の常備も重要ですが，日頃から歯科医院のスタッフ全員で緊急時の役割分担を決め，いつでも緊急時の対応が迅速かつ適切に行えるようトレーニングをし，歯科医院全体としての医療安全体制構築に取り組まれることをお勧めします．

（松浦信幸）

参考文献

1) 厚生労働省．医療法改正の概要（平成18年6月公布，平成19年4月施行）．
https://www.mhlw.go.jp/shingi/2007/11/dl/s1105-2b.pdf
（参照 2023.12.25）

9 薬物相互作用

はじめに

臨床の現場では，治療を目的として複数の薬物を処方することが多くあります．また，基礎疾患を有する患者の場合，その常用薬との相互作用によって有害な作用を引き起こすこともあります．加えて，わが国は超高齢化社会を迎えており，「薬物の多剤併用（ポリファーマシー）」の問題があります．つまり，私たちが薬物を処方する上で，患者がどのような薬物を常用しているかを知る必要があり，さらにそれらの薬物と私たちが処方する薬物との相互作用における理解が重要となります．以上から本稿では，薬物相互作用について解説します．

薬物相互作用とは

薬物相互作用とは，複数の薬の飲み合わせによって薬の効果が増強したり，あるいは減弱すること，または打ち消されてしまうことを言います．さらに薬物相互作用によって，新たな副作用が生じることもあります．

薬物相互作用には，血中薬物濃度の変化を伴わない薬力学的相互作用と，血中薬物濃度の変化を伴う薬物動態学的相互作用があります．

薬力学的相互作用

薬力学的相互作用は，相互作用を受ける薬物の作用部位への到達量は変化しないにもかかわらず反応が変化する作用です．例として，ニューキノロン系抗菌薬と酸性非ステロイド性抗炎症薬（NSAIDs）の併用による痙攣の発症などがあります．代表的な薬力学的相互作用を表1に示します．

薬物動態学的相互作用

薬物が時間経過に伴い，生体内で変化を受けながら消失していく過程を薬物動態といいます．薬物動態は吸収・分布・代謝・排泄の4つの過程から成

表1 薬力学的相互作用（鈴木，2018[2)]をもとに作成）

	薬物	併用薬	相互作用
中枢神経作用薬	抗不安薬	エタノール	抗不安薬の作用増強
	Parkinson病治療薬 三環系抗うつ薬 フェノチアジン系抗精神病薬	左記薬物の併用	口渇，散瞳，尿閉，イレウス，中毒性精神病作用の増強
循環器系疾患治療薬	β遮断薬	カルシウム拮抗薬	過度の血圧低下，心不全
	利尿薬	酸性非ステロイド性抗炎症薬	心不全症状の悪化
	ワルファリンカリウム	抗菌薬	抗凝固作用の増強，出血傾向
	ワルファリンカリウム	アスピリン	出血
感染症治療薬	ニューキノロン系抗菌薬	酸性非ステロイド性抗炎症薬	痙攣の発現
糖尿病治療薬	スルホニル尿素系薬 インスリン	三環系抗うつ薬	血糖降下作用の増強

⑤ さまざまな薬物と重要な論点

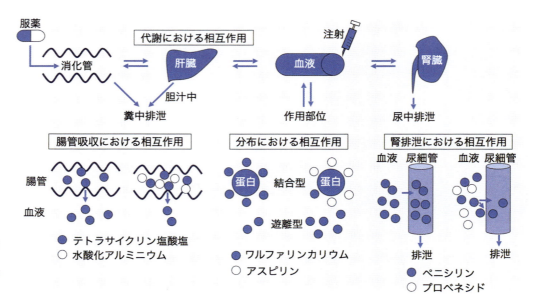

図1 薬物動態学的相互作用（野村, 2014[1]）をもとに作成）

表2 薬物動態学的相互作用（鈴木, 2018[2]）をもとに作成）

	薬 物	併用薬	相互作用
吸収過程の相互作用	ニューキノロン系抗菌薬 テトラサイクリン系抗菌薬	制酸剤	吸収の遅延と作用の低下
	局所麻酔薬	アドレナリン	作用時間の延長と作用の増強
分布過程の相互作用	ワルファリンカリウム	酸性非ステロイド性抗炎症薬	出血傾向
代謝過程の相互作用	ワルファリンカリウム	リファンピシン	抗凝固作用の減弱
	アセトアミノフェン	エタノール	アセトアミノフェンの肝毒性
排泄過程の相互作用	利尿薬（フロセミド）	酸性非ステロイド性抗炎症薬	利尿薬の硬化を減弱
	ペニシリン	プロベネシド	抗菌効果の増強

ります．これらの過程で生じる相互作用を薬物動態学的相互作用といいます．薬物動態学的相互作用の一例を図1, 表2に示します．

1) 吸収過程の相互作用

テトラサイクリン系抗菌薬やニューキノロン系抗菌薬は，Al^{3+}，Ca^{2+}，Mg^{2+}，Fe^{2+}を含んだ制酸剤や鉄剤との併用で，消化管からの吸収量が著しく減少することがあります．原因は，これら金属イオンとキレート結合することにより，不溶性の複合体を形成するためです．例えば，テトラサイクリン系抗菌薬を牛乳で服用すると，牛乳に含まれるCa^{2+}とキレート化合物を形成し吸収量が減少します．

2) 分布過程の相互作用

吸収されて血液中に移行した薬物は，血中でアルブミンなどのタンパク質と結合するものと，タンパク質と結合せずに遊離型として存在するものがあります．結合型の薬物は分子量が大きく生体膜を通過できないため，薬理作用を発揮することなく，また代謝や排泄もされにくい状態となります．一方で，遊離型の薬物は薬理作用を発揮でき，代謝や排泄もされやすくなります．経口抗凝固薬であるワルファリンカリウムとNSAIDsであるアスピリンを併用したときに，両薬物はアルブミンとの結合において競合が生じるため，遊離型のワルファリンカリウムが増加して出血傾向が増大します．

3) 代謝過程の相互作用

薬物は小腸や肝臓で薬物代謝酵素によって代謝されます．ここでいう代謝とは，薬物を分解する反応のことを言います．重要な薬物代謝酵素がシトクロム P-450（cytochrome P-450, CYP）で多くの分

表3 抗真菌薬の分類（病気がみえる vol.6, 2016[3]をもとに作成）

| 分類 | 代表的な薬物 | 各真菌への抗真菌薬の影響 ||||| 作用機序 |
		カンジダ	クリプトコッカス	アスペルギルス	接合菌	白癬菌	
ポリエン系	アムホテリシンB ナイスタチン	○ ○	○ ?	○ ?	○ ?	? ?	細胞膜のエルゴステロールに結合して細胞膜を破壊
アゾール系 　イミダゾール系 　トリアゾール系	ミコナゾール フルコナゾール イトラコナゾール	○ ○ ○	△ ○ ○	○ × ○	× × △	○ × ○	エルゴステロール合成阻害
キャンディン系	ミカファンギンナトリウム	○	×	○	×	×	細胞壁のβ-D-グルカン合成阻害
フロロピリミジン系	フルシトシン (5-FC)	○	○	△	×	×	真菌内で5-FU（ピリミジン代謝拮抗）に変換され核融合性阻害

表4 代表的な抗真菌薬との併用禁忌薬

ミコナゾール	イトラコナゾール	フルコナゾール
ワルファリンカリウム（抗凝固薬）	ダビガトラン（抗凝固薬）	
	リバーロキサバン（抗凝固薬）	
	トリアゾラム（催眠・鎮静薬）	
	エルゴタミン（頭痛薬）	
	アゼルニジピン，オルメサルタン（高血圧治療薬）	
ニソルジピン（高血圧治療薬）		
シンバスタチン（高脂血症治療薬）		
	タダラフィル シルデナフィル （勃起不全治療薬）	

子種が存在します．その中の代表的なシトクロムP-450がCYP3A4です．一方の薬物がもう一方の薬物の代謝酵素を誘導することを酵素誘導といいます．この結果，酵素誘導された側の薬物の作用が減弱します．また一方の薬物がもう一方の薬物の代謝酵素を阻害することを酵素阻害と言います．その結果，酵素阻害された側の薬物の作用が増強します．また，特に抗真菌薬のアゾール系（ミコナゾールやイトラコナゾール）は多くのCYPを阻害するため，多くの薬物が併用禁忌・併用注意となっています．また，妊婦への投与も禁忌となっています．表3に抗真菌薬の分類，表4に抗真菌薬との併用禁忌薬を示します．

4）排泄過程の相互作用

薬物の腎臓から尿中への排泄は，糸球体ろ過，尿細管分泌，尿細管再吸収の3つの過程から成ります．例えば，尿細管分泌過程における相互作用でよく知られているのが，ペニシリンとプロベネシドを併用したときに，プロベネシドがペニシリンの尿細管分泌を抑制するため，ペニシリンの作用持続時間が延長します．

おわりに

私たちは歯科疾患に対する治療薬を処方しますが，患者の常用薬にも目を向ける必要があることを念頭に置いて頂ければと思います．患者の「お薬手帳」を把握すること，自分が処方する薬物の添付文書を確認することが重要だと考えます．

（伊藤慎一郎，笠原正貴）

参考文献

1) 野村隆英．薬の生体内運命と薬効．シンプル薬理学 改訂第5版．南江堂，2014：32
2) 鈴木邦明．8章 薬物の副作用・有害作用．現代歯科薬理学 第6版．医師薬出版，2018：67-79
3) 病気がみえる vol.6 免疫・膠原病・感染症．医療情報科学研究所，2016：270

10 薬物の副作用：薬疹・口腔症状

薬疹

　薬疹は体内に摂取された薬物，あるいは代謝産物により皮膚や粘膜に発疹をきたすものです．軽症なものから重症となるものまで様々な病態を示し，口腔の症状においても他の口腔粘膜疾患との鑑別が難しいことも多くみられます．口腔に症状を発現する薬疹では固定薬疹，苔癬型薬疹，多形紅斑などがあります．

1）固定薬疹

　固定薬疹は薬物の投与により，同一部位に炎症を繰り返すのが特徴です．比較的境界明瞭な類円形の浮腫性紅斑を呈し，ときに紅斑上に水疱形成がみられます（図1a）．薬物摂取の中止により炎症反応は消退しますが，その部位に色素沈着が残ります（図1b）[1]．原因薬物にはアリルプロピルアセチル尿素の報告が最も多く，市販鎮痛薬に含有されています[2]．

2）苔癬型薬疹（口腔苔癬様病変 Oral Lichenoid Lesion：OLL）

　OLL は口腔扁平苔癬に類似した臨床・病理所見を示し，かつ細胞性免疫組織反応をおこす病変であり，原因が明らかなときに口腔扁平苔癬と鑑別することができます．臨床所見では，片側性である傾向，複数部位に渡って症状を認める傾向，びらん/潰瘍型または症状の強い傾向，皮膚症状を伴う傾向，片側性である傾向があるとされています．OLL を誘発する薬物としては NSAIDs，抗菌薬，β遮断薬，経口糖尿病薬，サイアザイド系利尿薬，高尿酸血症治療薬，各種降圧薬，ペニシラミン系抗リウマチ薬，三環系抗不安薬，抗うつ薬，分子標的薬等の報告がありますが，病変発症前に内服を開始し，内服中の薬剤全てが被偽薬となります[3]（図2）．

3）多形紅斑

　多形紅斑（Erythema Multiforme：EM）は薬剤などに対する免疫反応により，皮膚や眼，陰部，口腔などの粘膜に紅斑を呈する疾患です（図3）．皮膚，粘膜のみに病変が限局するものは多形紅斑軽症型，皮膚症状に加え発熱などの全身症状を伴い粘膜病変を有するものは多形紅斑重症型に分類されます[4]．重症感，倦怠感などを認め，病理組織学的に表皮細胞死が顕著な場合は，EM とは区別され，病変が体表面積の 10% 未満の場合は Stevens-Johnson 症候群（SJS），10% 以上の場合は中毒性表皮壊死症

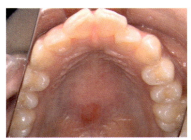
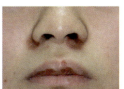

図1　アリルプロピルアセチル尿素を含有する市販鎮痛薬（イブプロフェン）の内服により生じた固定薬疹
　内服のたびに，口蓋部（a）と上唇，鼻翼（b）に繰り返してびらんを生じ，色素沈着が認められた

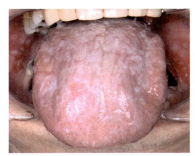
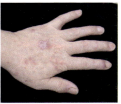

図2　免疫チェックポイント阻害薬（抗 PD-1 抗体；ペムブロリズマブ）による苔癬型薬疹
　舌背と両側頬粘膜に紅斑とびらん，白斑（a），手背に赤色，紫色，白色の隆起した小丘疹を認めた（b）

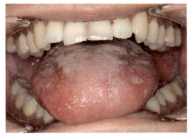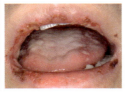

図3 アセトアミノフェンにより生じた多形紅斑
　　口唇皮膚粘膜移行部の血痂を伴うびらん(a)と，両側舌縁に紅斑とびらん(b)を認めた

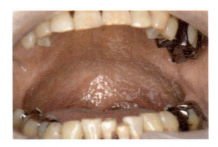

図4 気管支喘息に対するステロイド吸入薬の使用に発症した偽膜性カンジダ症
　　口蓋部に拭って剥離可能な白斑を認めた

(TEN)と診断されます．薬剤性過敏症候群（DIHS）は抗けいれん薬や高尿酸血症治療薬，抗不整脈薬など比較的限られた薬剤投与後に遅発性に生じ，急速に拡大する紅斑を認める疾患です．高熱と臓器障害を伴い，薬剤中止後も2週間以上遷延化します[5]．

薬物により口腔症状を発現する疾患

薬物の投与（内服や外用）により，口腔に症状が発現するさまざまな疾患があります．

1) 化学療法に伴う口腔粘膜炎

現在，がん治療における化学療法は以前からの殺細胞性抗がん薬だけでなく，分子標的薬，免疫チェックポイント阻害薬などさまざまな薬物が用いられています．各種類により発現する粘膜炎の所見や頻度に違いがみられますが，基本的な症状としてはびらんや潰瘍が非角化粘膜に発現します．抗PD-1抗体であるニボルマブなどの免疫チェックポイント阻害薬では，以前にはみられなかった免疫関連の有害事象苔癬型薬疹様の粘膜炎がみられると報告されています[6]（図2）．症状が発現した場合の対応だけでなく，化学療法開始前より口腔衛生管理の介入を行うことで口腔内細菌数を減らし口腔粘膜炎を予防することも重要です．

2) 口腔カンジダ症

口腔内常在菌であるカンジダ属菌種の主に*Candida albicans*が，抗菌薬の長期投与や副腎皮質ステロイド，抗がん薬，免疫抑制薬の投与により菌交代現象が生じ発症します．白いカンジダ症（偽膜性カンジダ症），赤いカンジダ症（紅斑性カンジダ症），厚いカンジダ症（肥厚性カンジダ症），カンジダ関連病変（カンジダ性口角炎，正中菱形舌炎）に分類されます．偽膜性カンジダ症は剥離可能な白苔が特徴で，最も一般的です（図4）．紅斑性カンジダ症は*Candida glabrata*という菌糸を作らない酵母型の真菌が関与する場合や義歯床下粘膜に生じる場合などがあります．治療法はいずれも抗真菌薬投与が第一選択となりますが，肥厚性カンジダ症は難治性であり，外科的切除を検討することがあります．

3) 薬物性歯肉増殖症

薬物の服用に伴って現れる歯肉の増殖と定義され，カルシウム拮抗薬（ニフェジピン）や免疫抑制薬（シクロスポリン），抗てんかん薬（フェニトイン）などにより歯肉が増殖します．

4) 薬物性口腔乾燥症

口腔乾燥症の原因は，薬物性が最も多いとされています．原因となる薬物は，抗うつ薬，抗不安薬，向精神薬，抗ヒスタミン薬，降圧薬，抗パーキンソン病薬，オピオイドなどがあります．自覚症状として口腔内の乾燥感，ねばつきなどがあり，継発する症状として粘膜炎，舌痛，味覚障害，口臭，歯周病，う蝕などがあります．

5) 薬剤関連骨壊死（Medication-related osteonecrosis of the jaw：MRONJ）

骨粗鬆症の予防，乳癌や前立腺癌の骨転移の治療を目的に使用されるビスホスホネート（BP）製剤や抗RANKL抗体であるデノスマブ，ヒト化抗スクレロスチン抗体であるロモソズマブ，血管新生阻害薬であるスニチニブやベバシズマブなどにより顎骨壊死が生じます．本邦における調査にてBP製剤では高容量で投与された患者の1.6-32.1%に顎骨壊死が発症し，低用量で投与された患者では0.02-0.1%で発症すると報告されています．顎骨壊死検討委員会ポジションペーパー2023にて，抜歯などの手術侵襲以上に顎骨の感染の存在が重要であること，抜歯時の予防的な休薬は休薬の有用性を示すエビデンスがないことから原則として「休薬しないことを提案する」とされたことなどが示されています[7]．

6) メトトレキサート（MTX）の副作用による口内炎／MTX関連リンパ増殖性疾患（MTX related lymphproliferative disorders; MTX-LPD）

MTXは慢性関節リウマチ治療の第一選択薬として用いられています[8]．MTXの副作用としては口内炎，消化器症状，骨髄障害や肝障害などがあります．特に口内炎の発現頻度は10.8-19.3%と他の副作用より高い頻度で認められると報告されています（図5a）．原因はMTXが好中球の活性酸素の産生を促進し，口腔粘膜に産生されたフリーラジカルが直接細胞などを障害し発生すると報告されています．口内炎や消化器症状などは骨髄障害の前駆症状とされ，これらの早期発見がMTXの重篤な副作用を防止するために，重要と考えられています．MTX-LPDは免疫不全に伴うリンパ増殖疾患のひとつであり，病理組織像は多彩ですが，びまん性大細胞型B細胞リンパ腫が半数を占めます．MTX-LPDの特徴は，悪性と考えられる組織像をとりながらMTX中止のみで自然に退縮する例が約30-70%でみられることです（図5b）[9]．中止しても治癒しない場合，悪性リンパ腫の治療に準じた化学療法や放射線療法を行うことがあります．

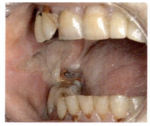
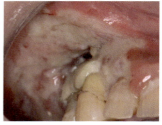

図5 メトトレキサート（MTX）により生じた潰瘍性口内炎（a），MTX関連リンパ増殖性疾患とデノスマブによる顎骨壊死の合併（b）
　右側頬粘膜に潰瘍性の口内炎を認める（a）．右側頬粘膜と上唇粘膜に潰瘍と右側上顎犬歯・第一小臼歯部の骨露出を認める（b）

おわりに

薬物による口腔症状は，新規薬物の開発・普及によりさまざまな病態がみられるようになってきています．発症の原因としてもアレルギーや易感染等の免疫系が関与するだけでなく，その治療目的とする薬効による有害事象として起こる病態もみられます．症状も多彩であるため診断に難渋することが多く，治療も薬物の中止や他剤への変更を第一に行いますが，追加での治療が必要となることもあります．重篤となる疾患もみられるため，早期に二次医療機関での精査が必要な場合があります．

（三邉正樹，野村武史）

参考文献

1) 山根源之，草間幹夫編著．最新チェアーサイドで活用する口腔粘膜疾患の診かた．日本歯科臨床 増刊号．ヒョーロン・パブリッシャーズ．2007；80-81．84-85．196-202．
2) 福田英三．薬疹情報第15版．薬疹情報．2013；46-50
3) 高橋愼一編著．口腔粘膜疾患のすべて．MB Derma，全日本病院出版会，2021；15-28
4) Al-Johani KA, Fedele S, et al: Erythema multiforme and related disorders. Oral Surgery, Oral Med Oral Pathol Oral Radiol Endodontology, 2007；642–654．
5) 重症多形滲出性紅斑ガイドライン作成委員会．重症多形滲出性紅斑 スティーヴンス・ジョンソン症候群・中毒性表皮壊死症診療ガイドライン．日皮会誌．2016；1637-1685
6) 山根源之，草間幹夫，久保田英朗編著．口腔内科学．永末書店，2016；349-350
7) 顎骨壊死検討委員会．薬剤関連顎骨壊死の病態と管理：顎骨壊死検討委員会ポジションペーパー 2023
8) 日本リウマチ学会 MTX診療ガイドライン策定小委員会編．関節リウマチ治療におけるメトトレキサート（MTX）診療ガイドライン 2016年改訂版．2016．
9) 金子 祐子．メソトレキセート関連リンパ増殖疾患．Jpn. J. Clin. Immunol, 2017；174-178

11 薬物による アナフィラキシーショック

平成23年のリウマチ・アレルギー対策委員会報告書[1]によると2人に1人が何らかのアレルギー疾患に罹患していると報告されています．現在，この報告よりもアレルギー罹患者が減少しているとは考えにくく，歯科医院に来院する人の多くがアレルギー疾患を保有していると考えて良いと思います．一般社団法人日本医療安全調査機構は，注射剤によるアナフィラキシーによる死亡事故が繰り返し発生していることから，平成30年1月に「注射剤によるアナフィラキシーに係る死亡事例の分析」[2]という提言をまとめており，歯科治療時のアナフィラキシーショックも取り上げられています．本章は2022年に改定されたアナフィラキシーガイドライン2022[3]を元に診断および初期対応について解説いたします．

アナフィラキシーの診断と発症機序

アナフィラキシーとは「アレルゲン等の侵入により，複数臓器に全身性にアレルギー症状が惹起され，生命に危機を与え得る過敏反応」です．この過敏反応により，血圧の低下や意識障害等を引き起こし，生命維持を脅かす状態をアナフィラキシーショックといいます．

アナフィラキシーで最も多いのは蕁麻疹やかゆみなどの皮膚・粘膜症状です．次に多いのは呼吸器症状で，呼吸困難感や喘鳴，気道の狭窄などを認めます．アナフィラキシーガイドライン2022の診断基準は図1に示す2項目に集約されました．このうち

以下の3項目のうちいずれかに該当すればアナフィラキシーと診断する

1 皮膚症状（全身の発疹，瘙痒または紅潮），または粘膜症状（口唇・舌・口蓋垂の腫脹など）のいずれかが存在し，急速に（数分〜数時間以内）発現する症状で，かつ下記a, bの少なくとも1つを伴う	皮膚・粘膜症状	さらに少なくとも右の1つを伴う	**a. 呼吸器症状** 呼吸困難 気道狭窄 喘鳴 低酸素血症	**b. 循環器症状** 血圧低下 意識障害
2 一般的にアレルゲンとなりうるものへの曝露の後，急速に（数分〜数時間以内）発現する以下の症状のうち，2つ以上を伴う	**a. 皮膚・粘膜症状** 全身の発疹 瘙痒 紅潮 浮腫	**b. 呼吸器症状** 呼吸困難 気道狭窄 喘鳴 低酸素血症	**c. 循環器症状** 血圧低下 意識障害	**d. 持続する消化器症状** 腹部疝痛 嘔吐
3 当該患者におけるアレルゲンへの曝露後の急速な（数分〜数時間以内）血圧低下	血圧低下	収縮期血圧低下の定義：平常時血圧の70%未満または下記 生後1カ月〜11カ月　＜70mmHg 1〜10歳　　　　　　＜70mmHg＋（2×年齢） 11歳〜成人　　　　　＜90mmHg		

図1 アナフィラキシーの診断基準[3]

1 バイタルサインの確認
循環，気道，呼吸，意識状態，皮膚，体重を評価する
2 助けを呼ぶ
可能なら蘇生チーム（院内）または救急隊（地域）
3 アドレナリンの筋肉注射
0.01mg/kg（最大量：成人0.5mg，小児0.3mg），必要に応じて5〜15分毎に再投与する
4 患者を仰臥位にする
仰向けにして30cm程度足を高くする． 呼吸が苦しいときは少し上体を起こす． 嘔吐しているときは顔を横向きにする． 突然立ち上がったり座ったりした場合，数秒で急変することがある
5 患者を仰臥位にする
必要な場合，フェイスマスクか経鼻エアウェイで高流量（6〜8L/分）の酸素投与を行う
6 静脈ルートの確保
必要に応じて0.9%（等張/生理）食塩水を5〜10分の間に成人なら5〜10ml/kg，小児なら10ml/kg投与する
7 心肺蘇生
必要に応じて胸部圧迫法で心肺蘇生を行う
8 バイタル測定
頻回かつ定期的に患者の血圧，脈拍，呼吸状態，酸素化を評価する

図2 アナフィラキシーショック時の初期対応の手順

いずれかに該当すればアナフィラキシーと診断します．これにより，皮膚症状を伴わなくても血圧低下または気管支痙攣，吸気性喘鳴，嚥下痛でアナフィラキシーと診断することも可能となりました．

歯科で使用する薬によるアナフィラキシー

歯科治療で使用される，抗菌薬[4]や非ステロイド性消炎鎮痛剤（NSAIDs）[5]，歯科用局所麻酔薬に含まれる防腐剤やピロ亜硫酸ナトリウム[6]，根幹消毒薬のパラホルムアルデヒド[7,8]やホルマリンクレゾール，ホルマリングアヤコール[9]，消毒薬ではクロルヘキシジン[10]やポピドンヨード[11]でアナフィラキシーが報告されています．

抗菌薬では，ペニシリン系やセフェム系のβラクタム系抗菌薬が最も多いといわれています．

NSAIDsはIgEが関与する場合と関与しない場合があり，関与しない場合はNSAIDs不耐症といわれ，シクロオキシゲナーゼ1（COX-1）阻害に生じる反応です．

歯科用局所麻酔薬は防腐剤のメチルパラベンや酸化防止剤のピロ亜硫酸ナトリウムによるものがほとんどですが，リドカイン特異IgE抗体によるアナフィラキシーも報告[12]され，十分注意が必要です．

アナフィラキシー発症時の対応

アナフィラキシー発症時，体位の変換をきっかけに急変することがあるので，仰臥位にし下肢を挙上させます．初期対応の手順について図2に示します．

アナフィラキシーを疑った場合，診断基準（図1）のもとに，迅速なアドレナリンの筋肉内注射が

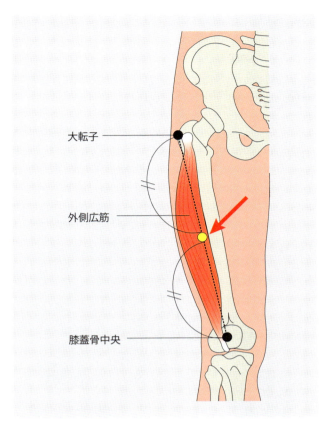

図3　筋肉注射の部位の部位

求められます．アナフィラキシーの死亡事故の多くはアドレナリンの投与遅れが関与していると報告[13]されています．

アドレナリン投与の基本は筋肉注射で，大腿部中央の前外側（図3）に0.1％アドレナリンを0.01mg/kg投与します．経静脈投与は心停止時には必要ですが，それ以外では不整脈や高血圧を起こすので推奨されません．また，アドレナリンは短時間で効果消失しますので，繰り返しの投与が必要となることがあります．

アナフィラキシーの発症後は迅速な対処が必要です．日頃から病院，診療室内で緊急時のシミュレーションなどのトレーニングを導入するのが好ましいと思います．また，アドレナリンを投与し緩解に向かったとしても，医療機関へ搬送する体制は整えるべきだと思います．

（半田俊之）

参考文献

1) リウマチ・アレルギー対策委員会報告書　平成23年8月　厚生科学審議会疾病対策部会　リウマチ・アレルギー対策委員会
https://www.mhlw.go.jp/stf/houdou/2r9852000001nfao-att/2r9852000001nfdx.pdf
2) 医療事故調査・支援センター　一般社団法人　日本医療安全調査機構．医療事故の再発防止に向けた提言　第3号　注射剤によるアナフィラキシーに係る死亡事例の分析．
https://www.medsafe.or.jp/uploads/uploads/files/teigen-03.pdf
3) 一般社団法人　日本アレルギー学会．アナフィラキシーガイドライン 2022.
https://www.jsaweb.jp/uploads/files/Web_AnaGL_2023_0301.pdf
4) 指出　豊，葦木洋平．抜歯直後の抗菌薬内服によるアナフィラキシーの1症例．日歯麻誌．2008; 36(5): 573-574.
5) 谷口正実，三井千尋，林浩昭，富田康裕，上出庸介，渡井健太郎，福冨友馬，関谷潔史．NSAIDアレルギーとNSAIDs不耐症の臨床像，病態，鑑別診断．新薬と臨牀．2018; 67(1): 55-61.
6) 西條英人，西川久美子，森　良之，小泉敏之，坂田康彰，高戸　毅．歯科用キシロカイン中に含まれるピロ亜硫酸ナトリウムによるアナフィラキシーショックの1例．日本口腔外科学会誌．2003; 49: 237-240.
7) 岡　大五，林　宏明，山本剛伸，田中　了，藤本　亘．ホルムアルデヒド含有歯根管治療剤による即時型アレルギー．日本皮膚免疫アレルギー学会雑誌．2018; 1(3): 213-218.
8) 木嶋晶子，西野　洋，梅田二郎，片岡葉子．歯科用根管治療剤に含まれるホルムアルデヒドによる即時型アレルギー2症例の症例報告と過去報告例のまとめ．アレルギー．2007; 56:1397-1402.
9) 飯島茂子，渡辺真也，岡崎有貴子，梅原功好．歯科での根管治療8時間後に血圧低下に至ったホルマリンによる即時型アレルギーの1例．皮膚科の臨床．2011; 53:91-95.
10) 高橋敦子，梶浦　工，山田奈津子．クロルヘキシジンによるアナフィラキシー発症に関する文献的考察．医療関連感染．2017; 10: 60-70.
11) 中尾佐和子，中谷圭男，須山豪通，他：臨床経験 冠動脈バイパスの麻酔時にポピドンヨードによるアナフィラキシーショックを起こした症例．麻酔．1997; 46: 105-109.
12) Cuesta-Herranz J, de las Heras M, Fernandez M, et al. Allergic reaction caused by local anesthetic agents belonging to the amide group. J Allergy Clin Immunol 1997; 99: 427-8.
13) Xu YS, Kastner M, Harada L, et al: Anaphylaxis-related deaths in Ontario: a retrospective review of cases from 1986 to 2011. Allergy Asthma Clin Immunol. 2014; 10(1):38.

12 高齢者・基礎疾患と薬物

はじめに

　今日，日本は深刻な「超高齢社会」に突入しており，高齢者人口（65歳以上）は，すでに3,500万人を突破し，2040年には3,928万人（総人口の35％）に達すると予測されています[1]．このように増え続ける高齢者に対して歯科診療を行うにあたり，高齢者の身体的特徴を理解し，各個人に合わせた適切な薬物を処方しなくてはなりません．さらに高齢者は，複数の疾患を合併していることが多く，複数の診療科からさまざまな薬物を処方されている（多剤併用）場合がほとんどです．多剤併用は，薬物有害事象のリスク増加，服薬過誤，服薬アドヒアランス低下等の問題につながります．このような状態を厚生労働省は「ポリファーマシー」としています．そのため高齢者に薬物を処方する際は，ポリファーマシーを念頭に置いた処方を行わなくてはなりません．この時私たち歯科医師は，どのようなことを考えなければならないのでしょうか．

　本章では高齢者の薬物動態と，高齢者における多剤併用ならびにポリファーマシーについて解説します．加えて，基礎疾患を有する患者への薬物投与についても言及します．

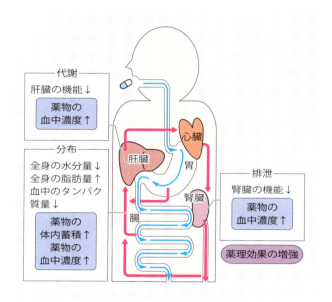

図1　加齢による主な薬物動態への影響

高齢者の薬物動態

　生体に投与された薬物は体内に吸収され，血液循環を介して各組織に分布することでその薬理効果を発揮します．その後，主に肝臓によって代謝（薬物を解毒・排泄するための分解機構）を受け，尿中へと排泄されます．この吸収，分布，代謝，排泄の一連の流れを薬物動態といいます．一般に高齢者は加齢（生理的な老化）によって身体機能や臓器機能が低下するので，高齢者の薬物動態は若年者と比べて大きく異なります．そのため高齢者へ薬物を投与する際には，その薬物が吸収，分布，代謝，排泄のそれぞれで，どのような影響を受けるのかを考えることが重要です．以下に加齢による主な薬物動態への影響をまとめます（図1）．

1）分布

　高齢者は加齢によって全身の水分量が減少し，脂肪量が増加します．そのため水に溶けやすい薬物（水溶性薬物）の血中濃度が上昇しやすく，脂肪に溶けやすい薬物（脂溶性薬物）は脂肪組織に蓄積しやすくなります．さらに，アルブミンなどの血中タンパク質量が減少することで，薬理効果を現す遊離

表1 主な抗菌薬，鎮痛薬，抗凝固薬における血漿タンパク結合率

■ 抗菌薬

	一般名	販売名	血漿タンパク結合率
ペニシリン系	バカンピシリン	ペングリッド®	21%
	アモキシシリン	サワシリン®	20%
セフェム系	セフカペン	フロモックス®	45%
	セフジニル	セフゾン®	73%
	セフジトレン	メイアクト®	91%
マクロライド系	クラリスロマイシン	クラリス®	42〜50%
	アジスロマイシン	ジスロマック®	15%

■ 鎮痛薬

	一般名	販売名	血漿タンパク結合率
NSAIDs	ロキソニンプロフェンナトリウム	ロキソニン®	95%
	ジクロフェナクナトリウム	ボルタレン®	99%
	セレコキシブ	セレコックス®	97%
解熱鎮痛薬	アセトアミノフェン	カロナール®	8〜40%

■ 抗凝固薬

	一般名	販売名	血漿タンパク結合率
	ワルファリンカリウム	ワーファリン®	97%
	ダビガトラン	プラザキサ®	34〜35%
	リバーロキサバン	イグザレルト®	92〜98%

型の薬物濃度が上昇するため，薬理効果が想定よりも強く発現することがあります（表1）．

2）代謝

薬物の代謝は主に肝臓で行われます．高齢者は一般的に肝機能が低下するため，代謝が速やかに行われず，薬物血中濃度が上昇します．これによって薬理効果が強くなり，特に肝代謝型の薬物（主に脂溶性薬物）は副作用（有害事象）が現れやすくなります．

3）排泄

腎臓も加齢によって機能が低下するので，薬物の排泄能が低下します．その結果，薬物の血中濃度が上昇し，通常よりも薬理効果が強くなります．

ただし，身体の細胞や組織の状態に基づく年齢，すなわち老化の進行具合によって決められる生物学的年齢は，個人によって歴年齢と大きく違うことがあります．加齢だけでなく，多くの場合，高齢者は疾病によって身体機能や臓器機能の病的な低下がみられるため，高齢者全員に同じ量や種類の抗菌薬や鎮痛薬を処方するわけにはいかないのです．

基礎疾患を有する患者への薬物投与

基礎疾患を有する患者は薬物動態の変化が起こりやすいため，薬物の投与にあたっては注意が必要です．以下に主な疾患と注意事項をまとめます．

1）肝障害・腎障害患者

肝障害ならびに腎障害を有する患者は薬物代謝の代謝・排泄機能の低下を引き起こすため前項で述べたように薬物の体内への蓄積や血中濃度の上昇に注意が必要です．

2）消化管障害患者

非ステロイド性抗炎症薬（NSAIDs）の中には，消化性潰瘍の原因となるものがあるため，多くの

NSAIDsは消化性潰瘍のある患者には禁忌です（例：ロキソプロフェンナトリウム，ジクロフェナクナトリウム）．

3）高血圧症

歯科用局所麻酔薬に含まれるアドレナリンは異常高血圧や頻脈を誘発することがあるため，治療上やむを得ないと判断される場合を除き投与を避ける必要があります．使用する場合，1/80,000アドレナリン含有局所麻酔薬の初回投与量は1.8mLカートリッジ2本までを目安に必要最小量に留めます．また，投与後に血圧上昇や心拍数増加を認めた場合は，プロピトカイン塩酸塩・フェリプレシン注射剤など，他の局所麻酔剤へ変更を検討します．

4）糖尿病

歯科用局所麻酔薬に含まれるアドレナリンは肝臓におけるグリコーゲン分解の促進や，インスリン分泌の抑制により，高血糖を招くおそれがあるため，治療上やむを得ないと判断する場合を除き投与を避ける必要があります．

5）虚血性心疾患（狭心症，心筋梗塞）

心筋梗塞患者は血栓症や塞栓の予防のため，ワルファリンカリウムなどの抗凝固薬が用いられていることが多いです．その際，酸性NSAIDs（例：ロキソプロフェンナトリウム，ジクロフェナクナトリウム）を使用するとワルファリンカリウムの抗凝固作用が増強し出血傾向を増強させる恐れがあるため注意が必要です．また，抗菌薬（ペニシリン系など）による腸内細菌数の減少から，ビタミンKの産生が低下しワルファリンカリウムの作用が増強する恐れもあります．

高齢者は以上述べた疾患以外の疾患もしくは複数の疾患を合併していることが多いです．初診時や処置前には疾患に対する受診状況，投薬内容と服薬状況，コントロール状態，合併症の有無などを確認することが重要です．問診により未治療やコントロール不良の疾患が疑われる場合，医科との連携を図ることが望ましいです．

高齢者におけるポリファーマシー

はじめに述べたように，高齢者は複数の診療科から様々な薬物を処方されていることがほとんどです．厚生労働省の調査では，65歳を超えると7種類以上の薬物を服用している割合が増え，75歳以上では4人に1人が1カ月に7種類以上の薬を処方されていることがわかっています[2]．このことから，私たちが普段診療している高齢者のほとんどが多剤併用状態であることがわかります．

高齢者の多剤併用における問題点は，ポリファーマシーに陥るリスクが高まること，またそれが重症化しやすい点にあります．Kojimaらの調査では，処方される薬が6種類以上になると薬物有害事象の発生リスクが高まると報告しています[3]．高齢者における薬物有害事象の主な症状は，ふらつき・転倒，物忘れ，味覚障害など様々です．このうち転倒は，大腿骨などの骨折の原因となり，寝たきりなどを引き起こします．介護が必要となった主な原因の12%は転倒・骨折です（図2）[4]．転倒と薬の疫学的調査によると，転倒の発生頻度は服用する薬剤が5種類以上になると高くなるという報告がありま

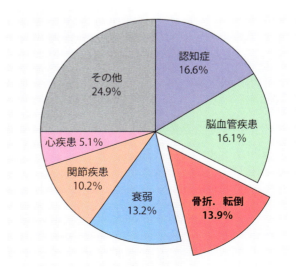

図2 介護が必要となった主な原因

す[5]．歯科診療で多く処方される薬物のNSAIDsは，他の薬物と比べて転倒のリスクが1.21倍になると報告されています[6]．またNSAIDsは，日本老年医学会が2015年に公表した高齢者の安全な薬物療法のなかで，「特に慎重な投与を要する薬物」として記載されています[7]．私たちが日常的に処方する薬物も薬物有害事象の発生に関わっているのです．

おわりに

以上述べたように，医師だけでなく私たち歯科医師も高齢者のポリファーマシーを構築する一因になっていると理解することがまずは重要です．そのうえで高齢者に薬物を処方する際には，「本当にこの薬が必要なのか，どの種類の薬をどのくらいの量・期間で処方すればよいか」を判断するために，問診やかかりつけ医への対診を十分に行い，各個人の機能の低下レベルに合わせた薬物の選択，投与量，投与期間，投与間隔を設定することが重要です．

（石東　叡，笠原正貴）

参考文献

1) 厚生労働省．令和5年版厚生労働白書．2023年．
https://www.mhlw.go.jp/wp/hakusyo/kousei/22/dl/zentai.pdf
2) 厚生労働省．平成29年社会医療診療行為別統計の概況　薬剤の使用状況．
https://www.mhlw.go.jp/toukei/saikin/hw/sinryo/tyosa17/dl/yakuzai.pdf
3) Kojima T.Akishita M, Kameyama Y, Yamaguchi K, Yamamoto H, Eto M, Ouchi Y
High risk of adverse drug reactions in elderly patients taking six or more drugs: analysis of inpatient database. Geriatr Gerontol Int. 2012; 12 (4): 761-762.
4) 2022（令和4）年　国民生活基礎調査．
https://www.mhlw.go.jp/toukei/saikin/hw/k-tyosa/k-tyosa22/dl/06.pdf
5) Kojima T. Akishita M, Nakamura T, Nomura K, Ogawa S, Iijima K, Eto M, Ouchi Y
Polypharmacy as a risk for fall occurrence in geriatric outpatients. Geriatr Gerontol Int. 2012; 12 (3): 425-430.
6) Woolcott JC, Richardson KJ, Wiens MO, Oatel B, Marin J, Khan KM, Marra CA.
Meta-analysis of the impact of 9 medication classes on falls in elderly persons. Arch Intern Med. 2009; 169 (21): 1952-1960.
7) 日本老年医学会．高齢者の安全な薬物療法ガイドライン．2015年．
https://www.jpn-geriat-soc.or.jp/info/topics/pdf/20170808_01.pdf

13 添付文書記載要領の改定

添付文書記載要領改定について[1〜3]

医療用医薬品の添付文書等は，医薬品の適用を受ける患者の安全を確保し適正使用を図るために，医師，歯科医師，薬剤師等の医薬関係者に対して必要な情報を提供する目的で，当該医薬品の製造販売業者が作成するものです．これまでの添付文書の記載要領については，平成9（1997）年に厚生労働省から通知され運用されていました（以下「旧記載要領」とする．）．旧記載要領が発出されてから20年経過しており，医療の進歩や高齢化，IT技術の進歩など，医療を取り巻く状況が大きく変化していることから，より理解し易く活用し易い内容にすることを目的として，平成29（2017）年に厚生労働省から記載要領の改定に関する通知が発出されました．

改正記載要領の施行スケジュール[1〜3]

この改正記載要領は，平成31（2019）年4月1日から適応されていますが，既に承認されている医

5 さまざまな薬物と重要な論点

表1 旧記載要領と改正記載要領での項目の変更について

旧記載要領	改正記載要領
原則禁忌	2. 禁忌
	9. 特定の背景に有する患者に関する注意
慎重投与	5. 効能又は効果に関連する注意
	7. 用法及び用量に関する注意
	9. 特定の背景を有する患者に関する注意
	10. 相互作用
高齢者への投与	9.8 高齢者
妊婦，産婦，授乳婦糖への投与	9.4 生殖能を有する者
	9.5 妊婦
	9.6 授乳婦
小児等への投与	9.7 小児等

薬品（平成31（2019）年4月1日時点）の添付文書等および承認申請中の医薬品の添付文書（案）については，令和6（2024）年3月31日までは経過措置期間を設定しています．そのため，平成31（2019）年4月1日から令和6（2024）年3月31日までの5年間の経過措置の間は，旧記載要領に基づく添付文書と改正記載要領に基づく添付文書の両方が医療現場に存在することとなります．令和6（2024）年3月31日からは，全て改正記載要領での添付文書となります．改正点は下記です．

主な改正内容[1〜3]（表1）

1)「原則禁忌」の廃止

厚生労働科学研究での全国の医師及び薬剤師に対する添付文書に関する大規模調査で，約半数が，「原則禁忌は禁忌と同等」と回答する一方で，約半数は「原則禁忌は慎重投与・併用注意と同等」と答えるなど，同項の位置づけの理解が人によりばらつきがある現状が明らかとなりました．このため，「原則禁忌」は廃止し，今後は「禁忌」もしくは「特定の背景を有する患者に関する注意」へ記載することとなりました．

旧記載要領では，アモキシシリンなどのペニシリン系抗生物質の原則禁忌の項に「ペニシリン系抗生物質に対し過敏症の既往歴のある患者」と記載されていますが，改正記載要領では禁忌の項に記載されます．

2)「慎重投与」の廃止

禁忌を除く特定の背景の患者への注意は，新設する「特定の背景を有する患者に関する注意」の項の下の「合併症・既往歴等のある患者」等の項に記載することとなり，「慎重投与」が廃止となります．内容によっては，「効能及び効果に関連する注意」，「用法及び用量に関連する注意」，「相互作用」に記載されます．

3)「高齢者への投与」，「妊婦，産婦，授乳婦等への投与」，「小児等への投与」の廃止

禁忌を除く特定の背景を有する患者への注意は新設する「特定の背景を有する患者に関する注意」の項に集約することとなりました．そのため，「高齢者への投与」，「妊婦，産婦，授乳婦等への投与」，「小児等への投与」は廃止となりました．内容に応じて，「特定の背景を有する患者に関する注意」の項の下の，「生殖能を有する者」，「妊婦」，「授乳婦」，「小児等」，「高齢者」に記載されます．

4)「特定の背景を有する患者に関する注意」の新設

禁忌を除く特定の背景を有する患者への注意を集約するため，「特定の背景を有する患者に関する注意」を新設されました．同項の下には「合併症・既

表2 改正記載要領の項目について

1. 警告	11. 副作用
2. 禁忌（次の患者には投与しない）	11.1 重大な副作用
3. 組成・性状	11.2 その他の副作用
4. 効能または効果	12. 臨床検査結果に及ぼす影響
5. 効能または効果に関する注意	13. 過量投与
6. 用法及び容量	14. 適用上の注意
7. 用法及び容量に関連する注意	15. その他の注意
8. 重要な基本事項	15.1 臨床使用に基づく情報
9. 特定の背景を有する患者に関する注意	15.2 非臨床使用に基づく情報
9.1 合併症・既往歴等のある患者	16. 薬物動態
9.2 腎機能障害患者	17. 臨床成績
9.3 肝機能障害	18. 薬効薬理
9.4 生殖能を有する者	19. 有効成分に関する理化学的知見
9.5 妊婦	20. 取扱い上の注意
9.6 授乳婦	21. 承認条件
9.7 小児等	22. 梱包
9.8 高齢者等	23. 主要文献
10. 相互作用	24. 文献請求先および問い合わせ先
10.1 併用禁忌（併用しないこと）	25. 保険給付上の注意
10.2 併用注意（併用に注意すること）	26. 製造販売業者等

往歴等のある患者」，「腎機能障害患者」，「肝機能障害患者」，「生殖能を有する者」，「妊婦」，「授乳婦」，「小児等」，「高齢者」の項が新設されます．

旧記載要領で記載された，歯科用アドレナリン含有リドカイン注射液の添付文書の原則禁忌の項にある「高血圧，動脈硬化，心不全，甲状腺機能亢進，糖尿病のある患者及び血管攣縮の既往のある患者」はすべて「特定の背景を有する患者に関する注意」に集約されます．

5）項目の通し番号の設定

「警告」以降の全ての項目に固定番号が付与されます（表2）．改正記載要領で記載が定められている事項に該当がない場合はその項目を欠番となります．

(川口　潤)

参考文献

1) 医療用医薬品の添付文書等の記載要領について．平成29年6月8日付け薬生発0608第1号．厚生労働省医薬・生活衛生局長通知．2017．
2) 医療用医薬品の添付文書等の記載要領の留意事項について．平成29年6月8日付け薬生安発0608第1号．厚生労働省医薬・生活衛生局安全対策課長通知．2017．
3) 厚生労働省医薬・生活衛生局．医療用医薬品の添付文書記載要領改定について．医薬品・医療機器等安全情報．2017；No.344．

14 医薬品医療機器総合機構

医薬品医療機器総合機構とは

医薬品医療機器総合機構（PMDA；Pharmaceuticals and Medical Devices Agency, 図1）は，厚生労働省が医薬品・医療機器等に関する行政措置等を実施する際，重要な根拠を提供する役割を担っている2004年に設立された独立行政法人です．PMDAの果たす役割は「医薬品などの健康被害救済給付業務」，「承認審査業務」，「安全対策業務」の3つであり，セイフティ・トライアングルと呼ばれています．

健康被害救済業務

健康被害救済業務とは，医薬品等により健康被害を受けた方々への正確・迅速な救済の実施と医薬品副作用被害救済制度および生物由来製品感染当被疑救済制度の積極的な広報の実施です．医薬品副作用被害救済制度は病院や診療所で処方された医薬品などを，適正に使用したにも関わらず発生した副作用などによる健康被害につい救済給付を行うものです．給付の請求は健康被害を受けた本人がPMDAに行い，PMDAは内容を調査し厚生労働省へ判定の申し出をし，厚生労働省が判定を行います．その判定結果に基づきPMDAは請求に対する決定を行います．そして支給が決定した受給者に「医薬品の副作用による疾病・障害の名称」と「副作用の原因と考えられる，または推定される医薬品」を記載した受給者カードを希望者に配布します．これを医療機関に提出することで過去の医薬品の副作用による健康被害が医療者に正確に伝えることができます．

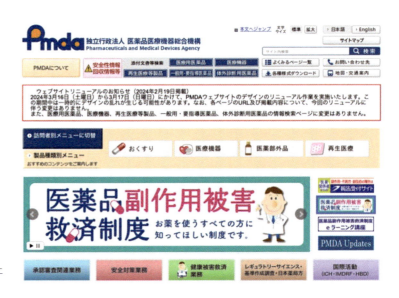

図1 独立行政法人 医薬品医療機器総合機構ウェブサイト

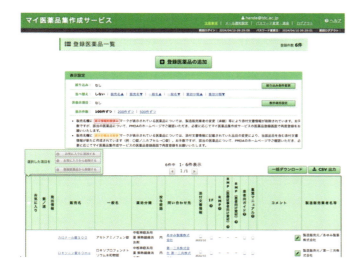
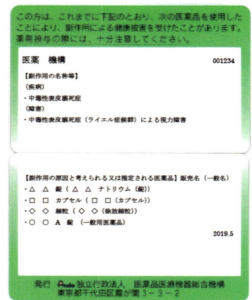

図2　マイ医薬品集作成サービス

生物由来製品感染等被害救済制度も同様の制度ですが，感染後の発症を予防するための治療や二次感染者の救済も対象となります．

承認審査業務

承認審査業務とは，治験前から承認までの間，医薬品や医療機器，再生医療等の製品などの品質や有効性，安全性について，一貫した体制で指導・審査する業務です．医薬品は薬学，医学，生物統計学，疫学などを専門とする審査チームが審査を行い，外部専門家との意見交換などを経て厚生労働省に報告します．厚生労働省はそれを踏まえて承認の可否について判断を行います．医療機器も医用工学，生体工学，バイオマテリアルなどが専門の工学系審査員に医学，私学，薬学を専門とする審査員を加えたチームで審査を行っています．

安全対策業務

医薬品や医療機器，再生医療製品などが市販された後の安全性に関する情報収集及び分析，情報の提供を行う業務です．医薬品医療機器等法では，医薬関係者や製造販売業者は，医薬品等による副作用・不具合等が発生したら厚生労働大臣に報告することが求められています．PMDAはこれらのデータを収集し最善の安全対策を立案しデータベース化しています．これらを常に最新の状態でPMDAウェブサイトまたはPMDAメディナビというメール配信サービスを用いて情報発信・提供しています．また，「マイ医薬品集作成サービス」を使うことで添付文書の更新が一目でわかります（図2）．

（半田俊之）

科学的根拠に基づく抗血栓療法患者の抜歯に関するガイドライン -2020年版-

編集：日本有病者歯科医療学会／日本口腔外科学会／日本老年歯科医学会
発行年月日：2020年11月15日

くすりに関連したクリニカルクエスチョン（CQ）と推奨

包括的疑問1） 抗血栓薬の服用患者において，薬剤を休薬に対して，薬剤を継続のまま抜歯が良いか．

推奨 「抗血栓薬(抗血小板薬，ワルファリン(適正な治療域の場合)，DOAC)の服用患者において，これら薬剤(単剤または複数剤，ただし抗血小板薬と抗凝固薬の併用の場合は除く)を継続下に抜歯することを弱く推奨する．(GRADE 2D: 弱い推奨／エビデンスの質"非常に低")」

包括的疑問2） 術後の止血処置によって，休薬の有無が異なるか(どのような止血処置が簡便で有用か)．

推奨 「抗血栓薬を継続下に抜歯する場合，局所止血を行うことを強く推奨する．(GRADE 1C: 強い推奨／エビデンスの質"低")」

包括的疑問3） ワルファリン継続で抜歯する場合，PT-INRの検査を行うべきか(できればPT-INRの適正値を表示)．

推奨 PT-INRの検査を行うべきであるが，適正値を示すことができない(PT-INRのみで後出血を予測できない)と考えられたことから，推奨文の作成は困難であり，検討から除外することとした．

本ガイドラインの意義

　GRADEアプローチによって策定された診療ガイドラインです．包括的疑問1では，薬剤の種類（抗血小板薬，抗凝固薬）とそれら組み合わせ（単剤，複数剤）による抜歯の状況と，休薬による血栓・塞栓症の発生について，それぞれ検討が行われ，その結果を基に包括した推奨がだされました．なお，抗凝固薬と抗血小板薬の併用している患者での推奨はだされておらず，専門医療機関での抜歯が望ましいとしています．包括的疑問2では，局所止血が推奨されていますが，実際の臨床で，どの止血法が良いかを示すエビデンスはなかったとしています．KQ3の推奨はだされませんでしたが，前回の診療ガイドライン（2015年版）で「PT-INRが3以下であれば，後出血のリスクなく安全に抜歯できる」という読み手の誤認識に対する警鐘にもなっています．
本診療ガイドラインは2024年に改訂が予定されています．

（佐藤一道）

Guideline

非心臓手術における合併心疾患の評価と管理に関するガイドライン（2022年改訂版）

編集：合同研究班参加学会（日本循環器学会，日本心臓病学会）
発行年月日：2022年3月11日（2023年2月24日更新）
アドレス：https://www.j-circ.or.jp/cms/wp-content/uploads/2022/03/JCS2022_hiraoka.pdf

【くすりに関連したクリニカルクエスチョン（CQ）と推奨】

CQ 3：冠動脈ステント留置の既往を有するために抗血小板薬内服中の患者に非心臓手術を施行する際に，アスピリン継続下で手術を行うことは推奨されるか？

　経皮的冠動脈インターベンション（PCI）でステント留置の既往を有するために抗血小板薬内服中の患者に非心臓手術を施行する際に，出血リスクが高くなければ，アスピリン継続下で手術を行うことを提案する．（GRADE 2C）（推奨の強さ「弱い推奨」／エビデンスの確実性「低」）

CQ 6：心房細動でワルファリン服用中の患者が非心臓手術を受ける場合，術前にヘパリン置換は推奨されるか？

　心房細動でワルファリン服用中の患者が非心臓手術を受ける場合，血栓リスクが高くない場合（CHADS2スコア4点以下），術前にヘパリン置換を行わないことを提案する（GRADE 2B）．（推奨の強さ「弱い推奨」／エビデンスの確実性「B」）

付帯事項：CHADS2スコアが，5点以上（血栓症リスクが高いグループ）では，出血リスクが高くなければヘパリン置換が考慮される．4点以下でも，他の血栓リスクがある場合，たとえば，繰り返し塞栓症の既往がある，などではヘパリン置換を考慮する．

【本ガイドラインの意義】

　本ガイドラインは，非心臓手術の周術期（術前，術中，術後）のケアに際して心血管イベントリスク評価，リスクを減らすためのマネージメントの診療指針になることを目的としています．周術期の全体的なトピックスに対する背景知識や推奨を網羅したPart 1（第1〜5章）と，システマティック・レビューに基づきGRADEシステムに沿って作成した6つのClinical Question（CQ）と推奨から成るPart 2（第6章）の2つのパートから構成されています．非心臓手術の周術期に関わるすべての医療従事者が周術期のリスクの層別化，リスク軽減戦略を立てる際に活用することが期待されます．「虚血性心疾患患者に対する安全な歯科治療に関するステートメント」や「科学的根拠に基づく抗血栓療法患者の抜歯に関するガイドライン−2020年改訂版−」も併せてご参照ください．

（小鹿恭太郎）

Guideline 歯科診療における静脈内鎮静法ガイドライン －改訂第2版（2017）－

編集：日本歯科麻酔学会
ガイドライン作成委員会：歯静脈内鎮静法ガイドライン策定作業部会
発行年月日：2017年3月
アドレス：
https://minds.jcqhc.or.jp/docs/minds/guideline_intravenous_sedation02/guideline_intravenous_sedation02_rev.pdf

くすりに関連したクリニカルクエスチョン（CQ）と推奨

CQ3-6） 静脈内鎮静法で目的に応じて薬物を使い分けることは有用か．

推奨　歯科恐怖症の患者にはベンゾジアゼピンまたはプロポフォールの単独使用か，両者を併用する（推奨度A）．異常絞扼反射の抑制のためにはプロポフォール単独あるいはベンゾジアゼピンにプロポフォールを併用する（推奨度B）．医科疾患合併患者，知的障害患者（肢体不自由合併者を含む）および口腔外科小手術を受ける患者ではベンゾジアゼピンまたはプロポフォールの単独使用か，両者を併用する（推奨度C）．知的障害者で静脈内鎮静法のみでは行動調整が難しい場合には全身麻酔を考慮する（ガイドライン策定作業部会による推奨度B）．なお，ミダゾラム，プロポフォールまたはミダゾラムとプロポフォールの併用は咬合力を増加させるため，知的障害患者等で治療中に噛み締めの強い患者では意識下鎮静時に注意を要する（推奨度A）．

本ガイドラインの意義

　本ガイドラインは，歯科治療時の静脈内鎮静法に関する基礎知識と術前・術中・術後管理についてまとめたものです．静脈内鎮静法で広く使用されているミダゾラムとプロポフォールについて，それぞれの薬物の作用や特徴などを踏まえ，その使用法についてエビデンスを示しながら推奨しています．静脈内鎮静法を実施するにあたって，ミダゾラムとプロポフォールをどのように使い分けるか，またどのような場合に併用すると良いかについての指針を示しています．

（一戸達也）

Guideline

歯科治療中の血管迷走神経反射に対する処置ガイドライン

編集：日本歯科麻酔学会
ガイドライン作成委員会：歯科治療中の全身的偶発症に対する処置ガイドライン策定作業部会
発行年月日：2018年1月30日
アドレス：
https://minds.jcqhc.or.jp/docs/minds/vasovagal-reflex-during-dental-treatment/vasovagal-reflex-during-dental-treatment.pdf

くすりに関連したクリニカルクエスチョン（CQ）と推奨

CQ2-⑤ 反射が生じた場合のアトロピン硫酸塩の投与は有効か？
推奨 歯科治療時に徐脈を伴う血圧低下を認めた時にはアトロピン硫酸塩を静脈投与する（推奨度A）．徐脈を伴わない場合のアトロピンは有効とは言えない（推奨度A）．

CQ2-⑥ 反射が生じた場合のエフェドリン塩酸塩の投与は有効か？
推奨 アトロピンに反応しない場合はエフェドリンを併用する（推薦度B）．

本ガイドラインの意義

　本ガイドラインは，歯科治療時の全身異常として最も一般的にみられる血管迷走神経反射への対応についてまとめたものです．血管迷走神経反射は副交感神経緊張状態による徐脈と交感神経緊張低下状態による血圧低下を病態とし，気分不快や悪心，冷汗などを伴う症候群です．このため，副交感神経緊張状態を抑制することを目的としてアトロピン硫酸塩水和物（アトロピン）を投与すること，およびアトロピンが無効の際にエフェドリン塩酸塩（エフェドリン）を投与することについて，エビデンスを示しながら推奨しています．血管迷走神経反射の発症時に患者を水平位として酸素吸入を開始した後に輸液負荷とともに薬物投与を考える場合には，アトロピンとエフェドリンをその症状によって使い分ける指針を示しています．

（一戸達也）

主な歯科適応薬剤一覧

高橋有希　笠原正貴

　本項で記載した薬剤とその分類につきましては,「薬価基準による歯科関係薬剤点数表」(令和4年4月1日現在)に則っています.また本項の記載内容は,2023年12月現在の医薬品添付文書をもとに作成されています.添付文書は随時改訂されますので,最新の詳細な情報につきましては医薬品医療機関提供ホームページ(http://www.pmda.go.jp/)をご参照ください.なお,本項で記載した薬剤の商品名は先発医薬品名で記載しております.

※相互作用（↑）：本剤の作用増強,（↓）：本剤の作用減弱,↑：併用薬の作用増強,↓：併用薬の作用減弱

1. 抗菌薬

　本剤の使用にあたっては,耐性菌の発現等を防ぐため,原則として感受性を確認し,疾病の治療上必要な最小限の期間の投与にとどめること.

1) ペニシリン系

一般名／商品名	使用上の注意
バカンピシリン塩酸塩／ **ペングッド** 錠250mg **［歯科適応／用法・用量］** ［歯科適応］ 歯周組織炎,歯冠周囲炎,抜歯創・口腔手術創の二次感染 ［用法・用量］ 1日量500〜1000mg（力価）とし,これを3〜4回に分割して経口投与,小児の場合は,1日量15〜40mg（力価）/kgとし,これを3〜4回に分割して経口投与	［禁忌］本剤の成分に対し過敏症の既往のある患者,伝染性単核症 ［特定の背景を有する患者に関する注意］ペニシリン系又はセフェム系抗生物質に対し過敏症の既往のある患者,アレルギー反応を起こしやすい体質を有する患者,経口摂取の不良な患者又は非経口栄養の患者,全身状態の悪い患者,腎機能障害,妊婦,授乳婦,高齢者 ［相互作用］併用注意,↓：経口避妊薬 ［副作用］ショック,アナフィラキシー,中毒性表皮壊死融解症,皮膚粘膜眼症候群,急性汎発性発疹性膿疱症,急性腎障害,偽膜性大腸炎,出血性大腸炎,肝機能障害,黄疸,貧血,顆粒球減少,血小板減少,好酸球増多,過敏症,下痢,悪心・嘔吐,胃部不快感,食欲不振,菌交代症,ビタミン欠乏症など
アモキシシリン水和物／ **サワシリン** 錠：250mg,細粒：10%,カプセル：250mg **パセトシン** 錠：125mg,細粒：10%,カプセル：125mg・250mg **アモキシシリン** カプセル：250mg ［歯科適応］ 歯周組織炎,歯冠周囲炎,骨髄炎,顎炎 ［用法・用量］ 1回250mg（力価）を1日3〜4回経口投与,小児は1日20〜40mg（力価）/kgを3〜4回に分割経口投与,年齢・症状により適宜増減するが,1日量として最大90mg（力価）/kgを超えないこと	［禁忌］本剤の成分に対し過敏症の既往のある患者,伝染性単核症 ［特定の背景を有する患者に関する注意］ペニシリン系又はセフェム系抗生物質に対し過敏症の既往のある患者,アレルギー反応を起こしやすい体質を有する患者,経口摂取の不良な患者又は非経口栄養の患者,全身状態の悪い患者,腎機能障害,妊婦,授乳婦,小児,高齢者 ［相互作用］併用注意,↑：ワルファリンカリウム,↓：経口避妊薬,（↑）：プロベネシド ［副作用］ショック,アナフィラキシー,中毒性表皮壊死融解症,皮膚粘膜眼症候群,多形紅斑,急性汎発性発疹性膿疱症,紅皮症,顆粒球減少,血小板減少,肝障害,腎障害,大腸炎,間質性肺炎,好酸球性肺炎,無菌性髄膜炎,過敏症,好酸球増多,下痢,悪心・嘔吐,食欲不振,腹痛,菌交代症,黒毛舌,ビタミン欠乏症など
アンピシリン水和物／ **ビクシリン** カプセル：250mg,ドライシロップ：10% ［歯科適応］ 歯周組織炎,歯冠周囲炎,抜歯創・口腔手術創の二次感染 ［用法・用量］ 1日量500〜1000mg（力価）とし,これを3〜4回に分割して経口投与,小児の場合は,1日量15〜40mg（力価）/kgとし,これを3〜4回に分割して経口投与	［禁忌］本剤の成分に対し過敏症の既往のある患者,伝染性単核症 ［特定の背景を有する患者に関する注意］ペニシリン系又はセフェム系抗生物質に対し過敏症の既往のある患者,アレルギー反応を起こしやすい体質を有する患者,経口摂取の不良な患者又は非経口栄養の患者,全身状態の悪い患者,腎機能障害,妊婦,授乳婦,高齢者 ［相互作用］併用注意,↓：経口避妊薬 ［副作用］ショック,アナフィラキシー,中毒性表皮壊死融解症,皮膚粘膜眼症候群,急性汎発性発疹性膿疱症,急性腎障害,偽膜性大腸炎,出血性大腸炎,肝機能障害,黄疸,貧血,顆粒球減少,血小板減少,好酸球増多,過敏症,下痢,悪心・嘔吐,胃部不快感,食欲不振,菌交代症,ビタミン欠乏症など

2) セフェム系

	一般名／商品名	使用上の注意
第一世代	セファクロル／ **セファクロル** カプセル 250mg **ケフラール** カプセル：250mg ［歯科適応］ 歯周組織炎,歯冠周囲炎,顎炎 ［用法・用量］ （カプセル）成人および体重20kg以上の小児には1日750mg（力価）を3回に分割して経口投与,重症の場合や分離菌の感受性が比較的低い症例には1日1500mg（力価）を3回に分割して経口投与,年齢,体重,症状等に応じ適宜増減 （細粒小児用）幼小児には1日20〜40mg（力価）/kgを3回に分割して経口投与,年齢,体重,症状等に応じ適宜増減	［禁忌］本剤の成分に対し過敏症の既往のある患者 ［特定の背景を有する患者に関する注意］ペニシリン系又はセフェム系抗生物質に対し過敏症の既往のある患者,アレルギー反応を起こしやすい体質を有する患者,経口摂取の不良な患者又は非経口栄養の患者,全身状態の悪い患者,腎機能障害,妊婦,授乳婦,高齢者 ［副作用］ショック,アナフィラキシー,急性腎障害,汎血球減少症,無顆粒球症,血小板減少,偽膜性大腸炎,中毒性表皮壊死融解症,皮膚粘膜眼症候群,間質性肺炎,PIE症候群,肝機能障害,黄疸,溶血性貧血,過敏症,貧血,下痢,悪心,腹痛,嘔吐,胃不快感,胸やけ,食欲不振,菌交代症,ビタミン欠乏症,頭痛,めまいなど

2）セフェム系（つづき）

世代	一般名／商品名	歯科適応／用法・用量	使用上の注意
第一世代	セファレキシン／ **ケフレックス** カプセル：250mg，シロップ用顆粒：100mg **L-ケフレックス** 顆粒：500mg，小児用 顆粒：200mg **ラリキシン** 錠 250mg	**[歯科適応]** 歯周組織炎，歯冠周囲炎，上顎洞炎，骨髄炎，顎炎，抜歯創・口腔手術創の二次感染 **[用法・用量]** （カプセル）成人および体重20kg以上の小児には1回250mg（力価）を6時間ごとに経口投与，重症の場合や分離菌の感受性が比較的低い症例には1回500mg（力価）を6時間ごとに経口投与，年齢，体重，症状により適宜増減 （シロップ用顆粒）1日25〜50mg（力価）/kgを分割して6時間ごとに経口投与，重症の場合や分離菌の感受性が比較的低い症例には，1日50〜100mg（力価）/kgを分割して6時間ごとに経口投与，年齢，体重，症状により適宜増減 （L-ケフレックス顆粒）成人および体重20kg以上の小児には1日1g（力価）を2回に分割して，朝，夕食後に経口投与，重症の場合や分離菌の感受性が比較的低い症例には1日2g（力価）を2回に分割して，朝，夕食後に経口投与，年齢，体重，症状により適宜増減 （L-ケフレックス小児用顆粒）幼児には1日25〜50mg（力価）/kgを2回に分割して，朝，夕食後に経口投与，重症の場合や分離菌の感受性が比較的低い症例には，1日50〜100mg（力価）/kgを2回に分割して，朝，夕食後に経口投与，年齢，体重，症状により適宜増減	**[禁忌]** 本剤の成分に対し過敏症の既往のある患者 **[特定の背景を有する患者に関する注意]** ペニシリン系又はセフェム系抗生物質に対し過敏症の既往のある患者，アレルギー反応を起こしやすい体質を有する患者，経口摂取の不良な患者又は非経口栄養の患者，全身状態の悪い患者，腎機能障害，妊婦，授乳婦，高齢者 **[副作用]** ショック，アナフィラキシー，急性腎障害，溶血性貧血，偽膜性大腸炎，中毒性表皮壊死融解症，皮膚粘膜眼症候群，間質性肺炎，PIE症候群，過敏症，黄疸，悪心，嘔吐，下痢，軟便，腹痛，食欲不振，胃不快感，菌交代症，ビタミン欠乏症，頭痛，めまい，全身倦怠感など
第二世代	セフロキシム アキセチル／ **オラセフ** 錠 250mg	**[歯科適応]** 化膿性唾液腺炎，歯周組織炎，歯冠周囲炎，顎炎 **[用法・用量]** 1回250mg（力価）を1日3回食後経口投与，重症又は効果不十分と思われる症例には1回500mg（力価）を1日3回食後経口投与，年齢および症状により適宜増減	**[禁忌]** 本剤の成分またはセフロキシムナトリウムに対し過敏症の既往のある患者 **[特定の背景を有する患者に関する注意]** ペニシリン系又はセフェム系抗生物質に対し過敏症の既往のある患者，アレルギー反応を起こしやすい体質を有する患者，経口摂取の不良な患者又は非経口栄養，全身状態の悪い患者，腎機能障害，妊婦，授乳婦，小児，高齢者 **[相互作用]** 併用注意，↓：経口避妊薬 **[副作用]** ショック，アナフィラキシー，急性腎障害，中毒性表皮壊死融解症，皮膚粘膜眼症候群，偽膜性大腸炎，汎血球減少，無顆粒球症，溶血性貧血，間質性肺炎，PIE症候群，過敏症，貧血，肝機能障害，黄疸，腹痛，便秘，食欲不振，腹部膨満感，嘔吐，胃痛，胃部不快感，下痢，悪心，消化不良，菌交代症，ビタミン欠乏症，めまい，頭痛，耳鳴，口周囲異常感，舌のしびれ感，咽頭異常感，口内炎，口内乾燥，心悸亢進など
第三世代	セフテラム ピボキシル／ **トミロン** 錠 50mg・100mg	**[歯科適応]** 歯周組織炎，歯冠周囲炎，顎炎 **[用法・用量]** （錠）1日300〜600mg（力価）を3回に分割して食後経口投与，年齢および症状に応じて適宜増減	**[禁忌]** 本剤の成分に対し過敏症の既往のある患者 **[特定の背景を有する患者に関する注意]** ペニシリン系又はセフェム系抗生物質に対し過敏症の既往のある患者，アレルギー反応を起こしやすい体質を有する患者，経口摂取の不良な患者又は非経口栄養の患者，全身状態の悪い患者，腎機能障害，妊婦，授乳婦，小児，高齢者 **[副作用]** ショック，アナフィラキシー，中毒性表皮壊死融解症，皮膚粘膜眼症候群，急性腎障害等の重篤な腎障害，偽膜性大腸炎等の血便を伴う重篤な大腸炎，黄疸，無顆粒球症，血小板減少，溶血性貧血間質性肺炎，PIE症候群，過敏症，下痢・軟便，悪心・嘔吐，食欲不振，胃部不快感，腹部膨満感，胸やけ，腹痛，心窩部痛，菌交代症，ビタミン欠乏症，頭痛，めまい，全身倦怠感など
第三世代	セフジトレン ピボキシル／ **メイアクトMS** 錠：100mg，小児用顆粒：10% **セフジトレンピボキシル** 錠 100mg	**[歯科適応]** 歯周組織炎，歯冠周囲炎，顎炎 **[用法・用量]** （錠）1回100mg（力価）を1日3回食後に経口投与，年齢および症状に応じて適宜増減するが，重症又は効果不十分と思われる場合は，1回200mg（力価）を1日3回食後に経口投与 （小児用細粒）1回3mg（力価）/kgを1日3回食後に経口投与，年齢及び症状に応じて適宜増減するが，成人での上限用量の1回200mg（力価）1日3回（1日600mg（力価））を超えないこと	**[禁忌]** 本剤の成分に対し過敏症の既往のある患者 **[特定の背景を有する患者に関する注意]** ペニシリン系又はセフェム系抗生物質に対し過敏症の既往のある患者，アレルギー反応を起こしやすい体質を有する患者，経口摂取の不良な患者又は非経口栄養の患者，全身状態の悪い患者，腎機能障害，妊婦，授乳婦，小児，高齢者 **[副作用]** ショック，アナフィラキシー，偽膜性大腸炎等の血便を伴う重篤な大腸炎，中毒性表皮壊死融解症，皮膚粘膜眼症候群，間質性肺炎，PIE症候群，肝機能障害，急性腎障害等の重篤な腎障害，無顆粒球症，溶血性貧血，過敏症，黄疸，蛋白尿，下痢，軟便，嘔気，胃不快感，腹痛，腹部膨満感，悪心，嘔吐，菌交代症，ビタミン欠乏症，頭痛，めまい，浮腫，しびれなど
第三世代	セフポドキシム プロキセチル／ **バナン** 錠：100mg **セフポドキシムプロキセチル** 錠：100mg	**[歯科適応]** 歯周組織炎，歯冠周囲炎，顎炎 **[用法・用量]** （錠）1回100mg（力価）を1日2回食後経口投与，年齢および症状に応じて適宜増減するが，重症又は効果不十分と思われる症例には，1回200mg（力価）を1日2回食後経口投与	**[禁忌]** 本剤の成分に対し過敏症の既往のある患者 **[特定の背景を有する患者に関する注意]** ペニシリン系又はセフェム系抗生物質に対し過敏症の既往のある患者，アレルギー反応を起こしやすい体質を有する患者，経口摂取の不良な患者又は非経口栄養の患者，全身状態の悪い患者，腎機能障害，妊婦，授乳婦，小児，高齢者 **[相互作用]** 併用注意，（↓）：アルミニウム又はマグネシウム含有の制酸剤 **[副作用]** ショック，アナフィラキシー，中毒性表皮壊死融解症，皮膚粘膜眼症候群，偽膜性大腸炎，急性腎障害，間質性肺炎，PIE症候群，肝機能障害，黄疸，汎血球減少症，無顆粒球症，溶血性貧血，血小板減少，痙攣，過敏症，血尿，下痢，胃部不快感，悪心・嘔吐，軟便，胃痛，腹痛，食欲不振，便秘，菌交代症，ビタミン欠乏症，めまい，頭痛，浮腫，しびれ感など
第三世代	セフカペン ピボキシル塩酸塩水和物／ **フロモックス** 錠：75mg・100mg	**[歯科適応]** 歯周組織炎，歯冠周囲炎，顎炎 **[用法・用量]** （錠）1回100mg（力価）を1日3回食後経口投与，年齢および症状に応じて適宜増減するが，難治性又は効果不十分と思われる症例には1回150mg（力価）を1日3回食後経口投与	**[禁忌]** 本剤の成分に対し過敏症の既往のある患者 **[特定の背景を有する患者に関する注意]** ペニシリン系又はセフェム系抗生物質に対し過敏症の既往のある患者，アレルギー反応を起こしやすい体質を有する患者，経口摂取の不良な患者又は非経口栄養の患者，全身状態の悪い患者，腎機能障害，妊婦，授乳婦，小児，高齢者 **[副作用]** ショック，アナフィラキシー，急性腎障害，無顆粒球症，血小板減少，溶血性貧血，偽膜性大腸炎，出血性大腸炎，中毒性表皮壊死融解症，皮膚粘膜眼症候群，紅皮症，間質性肺炎，劇症肝炎，肝機能障害，黄疸，横紋筋融解症，過敏症，貧血，蛋白尿，血尿，クレアチニン上昇，浮腫，下痢，腹痛，胃不快感，悪心，嘔吐，食欲不振，便秘，口渇，口内しびれ感，菌交代症，ビタミン欠乏症，めまい，頭痛，倦怠感，眠気，心悸亢進，四肢しびれ感，筋肉痛など

2）セフェム系（つづき）

	一般名／商品名	使用上の注意
第三世代	セフジニル／**セフゾン** カプセル：50mg・100mg **[歯科適応]** 歯周組織炎, 歯冠周囲炎, 顎炎 **[用法・用量]** （カプセル）1回100mg（力価）を1日3回経口投与, 年齢および症状に応じて適宜増減	**[禁忌]** 本剤の成分に対し過敏症の既往のある患者 **[特定の背景を有する患者に関する注意]** ペニシリン系又はセフェム系抗生物質に対し過敏症の既往のある患者, アレルギー反応を起こしやすい体質を有する患者, 経口摂取の不良な患者又は非経口栄養の患者, 全身状態の悪い患者, 腎機能障害, 妊婦, 授乳婦, 小児, 高齢者 **[相互作用]** 併用注意, （↓）：鉄剤, 制酸剤（アルミニウム又はマグネシウム含有）, ↑：ワルファリンカリウム **[副作用]** ショック, アナフィラキシー, 中毒性表皮壊死融解症, 皮膚粘膜眼症候群, 汎血球減少, 無顆粒球症, 血小板減少, 溶血性貧血, 偽膜性大腸炎, 間質性肺炎, PIE症候群, 腎障害, 劇症肝炎, 肝機能障害, 黄疸, 過敏症, 下痢, 腹痛, 胃部不快感, 悪心, 嘔吐, 便秘, 菌交代症, ビタミン欠乏症, めまい, 頭痛, 胸部圧迫感, しびれなど

3）ペネム系

一般名／商品名	使用上の注意
ファロペネムナトリウム水和物／**ファロム** 錠150mg・200mg, ドライシロップ小児用10% **[歯科適応]** 歯周組織炎, 歯冠周囲炎, 顎炎 **[用法・用量]** （錠）1回150mg～200mg（力価）を1日3回経口投与, 年齢及び症状に応じて適宜増減 （ドライシロップ）小児に対して1回5mg（力価）/kgを1日3回, 用時溶解して経口投与, 年齢, 体重および症状に応じて適宜増減, 増量の場合は1回10mg（力価）/kgを上限	**[禁忌]** 本剤の成分に対し過敏症の既往のある患者 **[特定の背景を有する患者に関する注意]** ペニシリン系又はセフェム系又はカルバペネム系薬剤に対し過敏症の既往のある患者, アレルギー反応を起こしやすい体質を有する患者, 経口摂取の不良な患者又は非経口栄養の患者, 全身状態の悪い患者, 腎機能障害, 妊婦, 授乳婦, 小児, 高齢者 （ドライシロップ：上記に加えて, 下痢症状を呈している患者） **[相互作用]** 併用注意, （↑）：イミペネム・シラスタチンナトリウム, フロセミド, ↓：バルプロ酸ナトリウム **[副作用]** ショック, アナフィラキシー, 急性腎障害, 偽膜性大腸炎等の血便を伴う重篤な大腸炎, 中毒性表皮壊死融解症, 皮膚粘膜眼症候群, 間質性肺炎, PIE症候群, 肝機能障害, 黄疸, 無顆粒球症, 横紋筋融解症, 過敏症, 嘔気, 下痢, 軟便, 腹痛, 嘔吐, 食欲不振, 腹部膨満感, 口角炎, 口唇炎, 胃腸障害, 消化不良, 胃炎, 口渇, 便秘, 菌交代症, ビタミン欠乏症, しびれ, ほてり, 頭痛, めまい, 眠気, 浮腫, 口唇乾燥, 眼痛, 爪変色, 倦怠感など

4）リンコマイシン系

一般名／商品名	使用上の注意
クリンダマイシン塩酸塩／**ダラシン** カプセル75mg・150mg **[歯科適応]** 顎骨周辺の蜂巣炎, 顎炎 **[用法・用量]** 1回150mg（力価）を6時間ごとに経口投与, 重症感染症には1回300mg（力価）を8時間ごとに経口投与, 小児には1日量15mg（力価）/kgを3～4回に分けて経口投与, 重症感染症には1日量20mg（力価）/kgを3～4回に分けて経口投与, ただし, 年齢, 体重, 症状等に応じて適宜増減	**[禁忌]** 本剤の成分又はリンコマイシン系抗生物質に対し過敏症の既往のある患者, エリスロマイシンを投与中の患者 **[特定の背景を有する患者に関する注意]** 衰弱患者, 大腸炎等の既往歴のある患者, アトピー性体質の患者, 食道通過障害, 重症筋無力症, 肝・腎機能障害, 妊婦, 授乳婦, 小児, 高齢者 **[相互作用]** 併用禁忌, （↓）：エリスロマイシン, 併用注意, ↑：末梢性筋弛緩剤 **[副作用]** ショック, アナフィラキシー, 偽膜性大腸炎等の血便を伴う重篤な大腸炎, 中毒性表皮壊死融解症, 皮膚粘膜眼症候群, 急性汎発性発疹性膿疱症, 剥脱性皮膚炎, 薬剤性過敏症症候群, 汎血球減少, 無顆粒球症, 血小板減少, 間質性肺炎, PIE症候群, 肝機能障害, 黄疸, 急性腎障害, 食道炎, 食道潰瘍, 下痢, 軟便, 食欲不振, 悪心・嘔吐, 腹痛, 舌炎, そう痒, 発疹, 浮腫, 好酸球増多, 白血球減少, 顆粒球減少, 窒素血症, 乏尿, 蛋白尿, 耳鳴, めまい, 菌交代症, 発熱, 頭痛, 倦怠感, 腟炎, 小水疱性皮膚炎, 多発性関節炎など

5）マクロライド系

一般名／商品名	使用上の注意
ロキシスロマイシン／**ルリッド** 錠150mg **[歯科適応]** 歯周組織炎, 歯冠周囲炎, 顎炎 **[用法・用量]** 1日量300mg（力価）を2回に分割し, 経口投与	**[禁忌]** 本剤に対し過敏症の既往のある患者, エルゴタミン酒石酸塩・無水カフェイン・イソプロピルアンチピリン, ジヒドロエルゴタミンメシル酸塩を投与中の患者 **[特定の背景を有する患者に関する注意]** 過敏症の既往歴のある患者, QT延長を起こすおそれのある患者, 肝機能障害, 妊婦, 授乳婦, 小児, 高齢者 **[相互作用]** 併用禁忌, ↑：エルゴタミン酒石酸塩・無水カフェイン・イソプロピルアンチピリン（クリアミン）ジヒドロエルゴタミンメシル酸塩, 併用注意, ↑：テオフィリン, ワルファリンカリウム, （↓）ケイ酸アルミニウム, QT延長：クラスIA抗不整脈薬 **[副作用]** ショック, アナフィラキシー, 偽膜性大腸炎, 出血性大腸炎, 間質性肺炎, 血小板減少症, 肝機能障害, 黄疸, 皮膚粘膜眼症候群, QT延長, 心室頻拍, 過敏症, 眠気, 錯乱, 頭痛, 浮動めまい, 舌のしびれ感, しびれ, 胸やけ, 胃部不快感, 腹痛, 下痢, 嘔吐, 口渇, 食欲不振, 腹部膨満感, 味覚異常, 嗅覚異常, 難聴, 耳鳴, 回転性めまい, 視力障害, 霧視, 全身倦怠感, 脱力感, 動悸, 関節痛, 鼻出血, 月経異常, 浮腫, 菌交代症など
クラリスロマイシン／**クラリシッド** 錠200mg **クラリス** 錠：50mg, 200mg, ドライシロップ：10% **クラリスロマイシン** 錠：200mg, ドライシロップ：10% **[歯科適応]** 歯周組織炎, 歯冠周囲炎, 顎炎 **[用法・用量]** （錠）1日400mg（力価）を2回に分けて経口投与, 年齢, 症状により適宜増減, 小児には1日10～15mg（力価）/kgを2～3回に分けて経口投与, 年齢, 症状により適宜増減, 小児の1日投与量は成人の標準用量（1日400mg）を上限とすること （ドライシロップ）小児には1日10～15mg（力価）/kgを2～3回に分けて経口投与, 年齢, 症状により適宜増減	**[禁忌]** 本剤に対して過敏症の既往のある患者, ピモジド, エルゴタミン酒石酸塩・無水カフェイン・イソプロピルアンチピリン, ジヒドロエルゴタミンメシル酸塩, スボレキサント, ロミタピドメシル酸塩, タダラフィル, チカグレロル, イブルチニブ, イバブラジン塩酸塩, ベネトクラクス（再発又は難治性の慢性リンパ性白血病（小リンパ球性リンパ腫を含む）の用量漸増期）, ルラシドン塩酸塩, アナモレリン塩酸塩, フィネレノン, イサブコナゾニウム硫酸塩を投与中の患者, 肝臓又は腎臓に障害のある患者でコルヒチンを投与中の患者 **[特定の背景を有する患者に関する注意]** 他のマクロライド系薬剤に対して過敏症の既往歴のある患者, 心疾患のある患者, 低カリウム血症のある患者, 肝・腎機能障害, 妊婦, 授乳婦, 小児, 高齢者 **[相互作用]** 併用禁忌, ↑：ピモジド, エルゴタミン酒石酸塩・無水カフェイン・イソプロピルアンチピリン, ジヒドロエルゴタミンメシル酸塩, ロミタピドメシル酸塩, タダラフィル, チカグレロル, イブルチニブ, イバブラジン塩酸塩, ベネトクラクス（再発又は難治性の慢性リンパ性白血病（小リンパ球性リンパ腫を含む）の用量漸増期）, ルラシドン塩酸塩, アナモレリン塩酸塩, フィネレノン, イサブコナゾニウム硫酸塩, 併用注意, （↓）：リファブチン, エトラビリン, リファンピシン, エファビレンツ, ネビラピン, 天然ケイ酸アルミニウム, ↑：ジゴキシン, スルホニル尿素系血糖降下剤, カルバマゼピン, テオフィリン, アミノフィリン水和物, シクロスポリン, タクロリムス水和物, エベロリムス, アトルバスタチンカルシウム水和物, シンバスタチン, ロバスタチン, コルヒチン, ベンゾジアゼピン系薬剤, 非定型抗精神病薬, ジソピラミド, トルバプタン, エプレレノン, エレトリプタン臭化水素酸塩, カルシウム拮抗剤, リオシグアト, ジエノゲスト, ホスホジエステラーゼ5阻害剤, クマリン系抗凝血剤, ドセタキセル水和物, アベマシクリブ, オキシコドン塩酸塩水和物, フェンタニル／フェンタニルクエン酸塩, ベネトクラクス, 抗凝固剤, イトラコナゾール, HIVプロテアーゼ阻害剤, リファブチン, エトラビリン **[副作用]** ショック, アナフィラキシー, QT延長, 心室頻拍, 心室細動, 劇症肝炎, 肝機能障害, 黄疸, 肝不全, 血小板減少, 汎血球減少, 溶血性貧血, 白血球減少, 無顆粒球症, 中毒性表皮壊死融解症, 皮膚粘膜眼症候群, 多形紅斑, PIE症候群, 間質性肺炎, 偽膜性大腸炎, 出血性大腸炎, 横紋筋融解症, 痙攣, 急性腎障害, 尿細管間質性腎炎, IgA血管炎, 薬剤性過敏症症候群, 過敏症, そう痒感, めまい, 頭痛, 不眠, 幻覚, 失見当識, 意識障害, せん妄, 躁病, 眠気, 振戦, しびれ（感）, 錯感覚, 味覚異常, 耳鳴, 悪心, 嘔吐, 胃部不快感, 腹部膨満感, 腹痛, 下痢, 筋肉痛, 倦怠感, 浮腫, カンジダ症発熱など

5) マクロライド系（つづき）

一般名／商品名	使用上の注意
ジョサマイシン，ジョサマイシンプロピオン酸エステル／ジョサマイシン 錠 50mg・200mg ジョサマイ シロップ：3%，ドライシロップ：10% **歯科適応／用法・用量** 化膿性唾液腺炎，歯周組織炎，歯冠周囲炎，上顎洞炎，顎炎 [用法・用量] 1 日 800〜1200mg（力価）とし，3〜4 回に分割投与，小児の場合は 1 日量を 30mg（力価）/kg とし 3〜4 回に分割投与，年齢および症状により適宜増減	[禁忌] 本剤に対し過敏症の既往のある患者，エルゴタミン酒石酸塩，無水カフェイン，イソプロピルアンチピリン，ジヒドロエルゴタミンメシル酸塩を投与中の患者 [特定の背景を有する患者に関する注意] 他のマクロライド系薬剤に対し過敏症の既往歴のある患者，肝機能障害，妊婦，授乳婦，高齢者 [相互作用] 併用禁忌，↑：エルゴタミン酒石酸塩，無水カフェイン，イソプロピルアンチピリン，ジヒドロエルゴタミンメシル酸塩，併用注意，↑：免疫抑制剤，トリアゾラム，ブロモクリプチンメシル酸塩 [副作用] ショック，アナフィラキシー，皮膚粘膜眼症候群，偽膜性大腸炎，過敏症，肝機能異常，黄疸，食欲不振，悪心，嘔吐，腹部膨満感，腹痛，下痢，口内炎，舌苔，顔面浮腫など
エリスロマイシン／エリスロマイシン 錠：100mg・200mg **歯科適応／用法・用量** 歯冠周囲炎，骨髄炎 [用法・用量] 1 日 800〜1200mg（力価）を 4〜6 回に分割経口投与，小児には 1 日 25〜50mg（力価）/kg を 4〜6 回に分割経口投与，年齢，症状により適宜増減，ただし，小児用量は成人量を上限	[禁忌] 本剤に対し過敏症の既往のある患者，エルゴタミン酒石酸塩，無水カフェイン，イソプロピルアンチピリン，ジヒドロエルゴタミンメシル酸塩，ピモジド，アスナプレビルを投与中の患者 [特定の背景を有する患者に関する注意] 心疾患のある患者，肝機能障害，妊婦，授乳婦，小児，高齢者 [相互作用] 併用禁忌，↑：エルゴタミン酒石酸塩，無水カフェイン，イソプロピルアンチピリン，ジヒドロエルゴタミンメシル酸塩，ピモジド，アスナプレビル，併用注意，↑：ジソピラミド，キニジン硫酸塩水和物，テオフィリン，アミノフィリン水和物，シクロスポリン，タクロリムス水和物，ワルファリン，イリノテカン塩酸塩水和物，ビンブラスチン硫酸塩，バルプロ酸ナトリウム，フェロジピン，ベラパミル塩酸塩，ミダゾラム，トリアゾラム，カルバマゼピン，コルヒチン，シンバスタチン，アトルバスタチンカルシウム水和物，ピタバスタチンカルシウム水和物，ブロモクリプチンメシル酸塩，ドセタキセル水和物，パクリタキセル，セレギリン塩酸塩，シルデナフィルクエン酸塩，バルデナフィル塩酸塩水和物，タダラフィル，シロスタゾール，プロナンセリン，エプレレノン，エレトリプタン臭化水素酸塩，エベロリムス，サキナビルメシル酸塩，副腎皮質ホルモン剤，エバスチン，エドキサバントシル塩酸塩水和物，ジゴキシン，ザフィルルカスト，シメチジン，リトナビル [副作用] 偽膜性大腸炎等の血便を伴う重篤な大腸炎，心室頻拍，QT 延長，ショック，アナフィラキシー，中毒性表皮壊死融解症，皮膚粘膜眼症候群，急性腎障害，肝機能障害，黄疸，過敏症，食欲不振，悪心・嘔吐，胃痛，胃部不快感，下痢，鼓腸，便秘，腹部痙攣，膵炎，視力低下，霧視など
アジスロマイシン水和物／アジスロマイシン 錠 250mg ジスロマック 錠：250mg **歯科適応／用法・用量** [歯科適応] 歯周組織炎，歯冠周囲炎，顎炎 [用法・用量] （錠）500mg（力価）を 1 日 1 回，3 日間合計 1.5g（力価）を経口投与	[禁忌] 本剤に対し過敏症の既往のある患者 [特定の背景を有する患者に関する注意] 他のマクロライド系又はケトライド系薬剤に対し過敏症の既往歴のある患者，心疾患のある患者，肝機能障害，妊婦，授乳婦，小児，高齢者 [相互作用] 併用注意，（↓）：制酸剤，（↑）：メシル酸ネルフィナビル，↑：ワルファリン，シクロスポリン，ジゴキシン，↓：ベネトクラクス [副作用] ショック，アナフィラキシー，中毒性表皮壊死融解症，中毒性表皮壊死融解症，皮膚粘膜眼症候群，急性汎発性発疹性膿疱症，薬剤性過敏症症候群，肝炎，肝機能障害，黄疸，肝不全，急性腎障害，偽膜性大腸炎，出血性大腸炎，間質性肺炎，好酸球性肺炎，QT 延長，心室性頻脈，白血球減少，顆粒球減少，血小板減少，横紋筋融解症，光線過敏性，発疹，蕁麻疹，そう痒症，水疱，皮膚剥離，寝汗，多汗症，皮膚乾燥，皮膚変色，脱毛，貧血，血栓性静脈炎，腎臓痛，排尿困難，下痢，腹痛，悪心，嘔吐，腹部不快感，腹部膨満，口内炎，頭痛，めまい，胃腸炎など

6) テトラサイクリン系

一般名／商品名	使用上の注意
ミノサイクリン塩酸塩／ミノマイシン 錠：50mg，カプセル：50mg・100mg，顆粒：2% **歯科適応／用法・用量** [歯科適応] （錠）化膿性唾液腺炎，歯周組織炎，歯冠周囲炎，上顎洞炎，顎炎 （顆粒）化膿性唾液腺炎，歯周組織炎，感染性口内炎 [用法・用量] （錠）100〜200mg（力価）とし，以後 12 時間ごとあるいは 24 時間ごとにミノサイクリンとして 100mg（力価）を経口投与，患者の年齢，体重，症状などに応じて適宜増減 （顆粒）小児には，2〜4mg（力価）/kg を 1 日量として，12 あるいは 24 時間ごとに粉末のまま経口投与，患者の年齢，症状などに応じて適宜増減，用時水を加えてシロップ状にして用いることもできる	[禁忌] テトラサイクリン系薬剤に対し過敏症の既往のある患者 [特定の背景を有する患者に関する注意] 食道通過障害のある患者，経口摂取の不良な患者又は非経口栄養の患者，全身状態の悪い患者，肝・腎機能障害，妊婦，授乳婦，小児，高齢者 [相互作用] 併用注意，（↓）：カルシウム，マグネシウム，アルミニウム，ランタンまたは鉄剤，↑：抗凝血剤，スルホニル尿素系血糖降下薬，メトトレキサート，ポルフィマーナトリウム，ジゴキシン，↓：黄体・卵胞ホルモン配合剤，外用剤を除くビタミン A 製剤，レチノイド製剤 [副作用] ショック，アナフィラキシー，ループス様症候群，結節性多発動脈炎，顕微鏡的多発血管炎，自己免疫性肝炎，中毒性表皮壊死融解症，皮膚粘膜眼症候群，多形紅斑，剥脱性皮膚炎，薬剤性過敏症症候群，血液障害，重篤な肝機能障害，急性腎障害，間質性腎炎，呼吸困難，間質性肺炎，PIE 症候群，膵炎，精神神経障害，偽膜性大腸炎，出血性腸炎，過敏症，頭痛，めまい感，しびれ感，腹痛，悪心，食欲不振，胃腸障害，嘔吐，下痢，舌炎，口内炎，味覚異常，歯牙着色，頭蓋内圧上昇，菌交代症，耳鳴，聴覚障害，関節痛など
ドキシサイクリン塩酸塩水和物／ビブラマイシン 錠：50mg・100mg **歯科適応／用法・用量** [歯科適応] 歯冠周囲炎，化膿性唾液腺炎 [用法・用量] 1 日量 200mg（力価）を 1 回または 2 回に分けて経口投与，2 日目より 1 日量 100mg（力価）を 1 回に経口投与，感染症の種類および症状により適宜増減	[禁忌] 本剤の成分またはテトラサイクリン系薬剤に対し過敏症の既往のある患者 [特定の背景を有する患者に関する注意] 食道通過障害のある患者，経口摂取の不良な患者又は非経口栄養，全身状態の悪い患者，肝・腎機能障害，妊婦，授乳婦，小児，高齢者 [相互作用] 併用注意，（↓）：カルシウム，マグネシウム，アルミニウム，鉄剤，ビスマス塩，カルバマゼピン，フェニトイン，リファンピシン，バルビツール酸誘導体，↑：ワルファリンなどの抗凝血剤，スルホニル尿素系血糖降下薬，↓：経口避妊薬 [副作用] ショック，アナフィラキシー，中毒性表皮壊死融解症，皮膚粘膜眼症候群，剥脱性皮膚炎，薬剤性過敏症症候群，偽膜性大腸炎，肝炎，肝機能障害，黄疸，食欲不振，悪心・嘔吐，腹痛，下痢，口内炎，舌炎，膵炎，食道潰瘍，食道炎，嚥下障害，消化不良，腸炎，肛門周囲炎，潮紅，低血圧，心膜炎，末梢性浮腫，頻脈，過敏症，光線過敏症，多形紅斑，色素沈着，関節痛，筋肉痛，頭蓋内圧上昇，ビタミン欠乏症，耳鳴など

7）ニューキノロン系

一般名／商品名	使用上の注意
オフロキサシン／ **タリビッド** 錠：100mg **歯科適応／用法・用量** [歯科適応] 歯周組織炎，歯冠周囲炎，顎炎 [用法・用量] 1日300〜600mgを2〜3回に分割して経口投与，感染症の種類および症状により適宜増減	[禁忌] 本剤の成分またはレボフロキサシン水和物に対し過敏症の既往のある患者，妊婦又は妊娠している可能性のある女性，小児など [特定の背景を有する患者に関する注意] てんかん等の痙攣性疾患又はこれらの既往歴のある患者，他のキノロン系抗菌薬に対し過敏症の既往歴のある患者，重症筋無力症，大動脈瘤又は大動脈解離を合併している患者，大動脈瘤又は大動脈解離の既往，家族歴若しくはリスク因子（マルファン症候群等）のある患者，腎機能障害，妊婦，授乳婦，小児，高齢者 [相互作用] 併用注意，（↓）：アルミニウムまたはマグネシウム含有制酸薬，鉄剤，↑：クマリン系抗凝固薬，痙攣：フェニル酢酸系またはプロピオン酸系非ステロイド性消炎鎮痛薬，腱障害：副腎皮質ホルモン剤 [副作用] ショック，アナフィラキシー，中毒性表皮壊死融解症，皮膚粘膜眼症候群，痙攣，QT延長，心室頻拍，急性腎障害，間質性腎炎，劇症肝炎，肝機能障害，黄疸，無顆粒球症，汎血球減少症，溶血性貧血，間質性肺炎，好酸球性肺炎，偽膜性大腸炎等の血便を伴う重篤な大腸炎，横紋筋融解症，低血糖，アキレス腱炎，腱断裂等の腱障害，錯乱，せん妄，抑うつ，過敏症，浮腫，蕁麻疹，熱感，そう痒，光線過敏症，不眠，頭痛，振戦，しびれ感，めまい，眠気，幻覚，興奮，不安，意識障害，錐体外路障害，血尿，悪心，嘔吐，下痢，食欲不振，腹痛，消化不良，腹部不快感，口内炎，口渇，便秘，耳鳴，動悸，胸痛，関節痛，関節障害，筋肉痛など
塩酸ロメフロキサシン／ **バレオン** 錠：200mg，カプセル：100mg **歯科適応／用法・用量** [歯科適応] 歯周組織炎，歯冠周囲炎，顎炎 [用法・用量] 1回100〜200mgを1日2〜3回経口投与，感染症の種類及び症状により適宜増減	[禁忌] 本剤の成分に対し過敏症の既往のある患者，フルルビプロフェンアキセチルまたはフルルビプロフェンを投与中の患者，妊婦または妊娠している可能性のある女性，小児など [特定の背景を有する患者に関する注意] てんかん等の痙攣性疾患又はこれらの既往歴のある患者，類似化合物（キノロン系抗菌剤）に対し過敏症の既往歴のある患者，重症筋無力症，大動脈瘤又は大動脈解離を合併している患者，大動脈瘤又は大動脈解離の既往，家族歴若しくはリスク因子（マルファン症候群等）を有する患者，腎機能障害，妊婦，授乳婦，小児，高齢者 [相互作用] 併用禁忌，痙攣：フルルビプロフェンアキセチル，フルルビプロフェン，併用注意，（↓）：アルミニウムまたはマグネシウム含有製剤，水酸化アルミニウムゲル・水酸化マグネシウム（配合剤），乾燥水酸化アルミニウムゲル，スクラルファート水和物，痙攣：フェニル酢酸系またはプロピオン酸系非ステロイド性消炎鎮痛薬，腱障害：副腎皮質ホルモン剤など [副作用] ショック，アナフィラキシー，急性腎障害，偽膜性大腸炎，痙攣，口蓋弓腫脹，横紋筋融解症，アキレス腱炎，腱断裂等の腱障害，中毒性表皮壊死融解症，皮膚粘膜眼症候群，QT延長，心室頻拍，大動脈瘤，大動脈解離，幻覚，せん妄，間質性肺炎，重症筋無力症の悪化，過敏症，軟便・下痢，食欲不振，胃不快感，嘔吐，口内炎，口内乾燥，胸やけ，胃腸障害，便秘，頭痛，めまい，不眠，振戦，けん怠感，熱感，リンパ節腫脹，心悸亢進など
トスフロキサシントシル酸塩水和物／ **オゼックス** 錠：75・150mg **トスキサシン** 錠：75・150mg **歯科適応／用法・用量** [歯科適応] 化膿性唾液腺炎，歯周組織炎，歯冠周囲炎，骨髄炎，顎炎 [用法・用量] 1日300〜450mgを2〜3回に分割して経口投与，骨髄炎に使用する場合は，1日450mgを3回に分割して経口投与	[禁忌] 本剤の成分に対し過敏症の既往のある患者，妊婦または妊娠している可能性のある女性 [特定の背景を有する患者に関する注意] てんかん等の痙攣性疾患又はこれらの既往歴のある患者，重症筋無力症，大動脈瘤又は大動脈解離を合併している患者，大動脈瘤又は大動脈解離の既往，家族歴若しくはリスク因子（マルファン症候群等）を有する患者，腎機能障害，妊婦，授乳婦，小児，高齢者 [相互作用] 併用注意，（↓）：アルミニウムまたはマグネシウム含有制酸剤，鉄剤，カルシウム含有製剤，↑：テオフィリン，アミノフィリン水和物，痙攣：フェニル酢酸系またはプロピオン酸系非ステロイド性消炎鎮痛薬，腱障害：副腎皮質ホルモン剤 [副作用] ショック，アナフィラキシー，中毒性表皮壊死融解症，皮膚粘膜症候群，痙攣，意識障害，急性腎障害，間質性腎炎，腎性尿崩症，肝機能障害，黄疸，無顆粒球症，血小板減少，偽膜性大腸炎等の血便を伴う重篤な大腸炎，間質性肺炎，好酸球性肺炎，横紋筋融解症，低血糖，大動脈瘤，大動脈解離，末梢神経障害，アキレス腱炎，腱断裂等の腱障害，重症筋無力症の悪化，幻覚，せん妄，過敏症，光線過敏症，胃・腹部不快感，悪心，下痢・軟便，胃・腹痛，嘔吐，腹部膨満感，食欲不振，便秘，口内炎，口渇，舌炎，貧血，頭痛，めまい，しびれ，不眠，振戦，関節痛，味覚異常，倦怠感など
レボフロキサシン水和物／ **クラビット** 錠：250・500mg，細粒：10% **レボフロキサシン** 錠：250・500mg **歯科適応／用法・用量** [歯科適応] 化膿性唾液腺炎，歯周組織炎，歯冠周囲炎，顎炎 [用法・用量] 1回500mgを1日1回経口投与，疾患・症状に応じて適宜減量	[禁忌] 本剤の成分またはオフロキサシンに対し過敏症の既往のある患者，妊婦又は妊娠している可能性のある女性，小児など [特定の背景を有する患者に関する注意] てんかん等の痙攣性疾患又はこれらの既往歴のある患者，キノロン系抗菌薬に対し過敏症の既往歴のある患者，重篤な心疾患（不整脈，虚血性心疾患等）のある患者，重症筋無力症，大動脈瘤又は大動脈解離を合併している患者，大動脈瘤又は大動脈解離の既往，家族歴若しくはリスク因子（マルファン症候群等）を有する患者，腎機能障害，妊婦，授乳婦，小児，高齢者 [相互作用] 併用注意，（↓）：アルミニウムまたはマグネシウム含有制酸剤，鉄剤，↑：クマリン系抗凝固薬，QT延長を起こすことが知られている薬剤，痙攣：フェニル酢酸系またはプロピオン酸系非ステロイド性消炎鎮痛薬，腱障害：副腎皮質ホルモン剤 [副作用] ショック，アナフィラキシー，中毒性表皮壊死融解症，皮膚粘膜眼症候群，痙攣，QT延長，心室頻拍，急性腎障害，間質性腎炎，劇症肝炎，肝機能障害，黄疸，汎血球減少症，無顆粒球症，溶血性貧血，間質性肺炎，好酸球性肺炎，偽膜性大腸炎等の血便を伴う重篤な大腸炎，横紋筋融解症，低血糖，アキレス腱炎，腱断裂等の腱障害，錯乱，せん妄，抑うつ等の精神症状，過敏性血管炎，重症筋無力症の悪化，大動脈瘤，大動脈解離，末梢神経障害，過敏症，不眠，めまい，頭痛，悪心，嘔吐，下痢，口内炎，舌炎，味覚異常，耳鳴，動悸など
シタフロキサシン水和物／ **グレースビット** 錠：50mg，細粒：10% **歯科適応／用法・用量** [歯科適応] 歯周組織炎，歯冠周囲炎，顎炎 [用法・用量] 1回50mgを1日2回または1回100mgを1日1回経口投与，効果不十分な場合は1回100mgを1日2回経口投与	[禁忌] 本剤の成分または他のキノロン系抗菌薬に対し過敏症の既往のある患者，妊婦又は妊娠している可能性のある女性，小児など [特定の背景を有する患者に関する注意] てんかん等の痙攣性疾患又はこれらの既往歴のある患者，重症筋無力症，大動脈瘤又は大動脈解離を合併している患者，大動脈瘤又は大動脈解離の既往，家族歴若しくはリスク因子（マルファン症候群等）を有する患者，腎機能障害，妊婦，授乳婦，小児，高齢者 [相互作用] 併用注意，（↓）：アルミニウムまたはマグネシウム含有制酸剤，鉄剤，痙攣：フェニル酢酸系またはプロピオン酸系非ステロイド性消炎鎮痛薬，腱障害：副腎皮質ホルモン剤 [副作用] ショック，アナフィラキシー，中毒性表皮壊死融解症，皮膚粘膜眼症候群，急性腎障害，肝機能障害，汎血球減少症，無顆粒球症，溶血性貧血，血小板減少，偽膜性大腸炎，低血糖，アキレス腱炎，腱断裂等の腱障害，錯乱，せん妄，幻覚等の精神症状，大動脈瘤，大動脈解離，痙攣，QT延長，心室頻拍，過敏症，めまい，頭痛，不眠症，下痢，腹部不快感，腹痛，便秘，消化不良，悪心，口内炎，口唇炎，悪寒，倦怠感，浮腫など

2. 抗炎症薬（解熱鎮痛消炎薬）

1）プロピオン酸系

一般名／商品名	使用上の注意
ロキソプロフェンナトリウム水和物／ **ロキソニン** 錠：60mg，細粒：10% **ロキソプロフェンNa** 錠：60mg **[歯科適応／用法・用量]** **[歯科適応]** 歯痛の消炎・鎮痛，外傷後，手術後，外傷後ならびに抜歯後の鎮痛・消炎 **[用法・用量]** 1回60mgを1日3回経口投与，頓用の場合には1回60〜120mgを経口投与，年齢・症状により適宜増減，空腹時の投与は避けさせることが望ましい	**[禁忌]** 消化性潰瘍，重篤な血液の異常のある患者，重篤な肝・腎障害，重篤な心機能不全，本剤の成分に対し過敏症の既往歴のある患者，アスピリン喘息又はその既往歴のある患者，妊娠後期の女性 **[特定の背景を有する患者に関する注意]** 消化性潰瘍の既往歴のある患者，非ステロイド性消炎鎮痛剤の長期投与による消化性潰瘍のある患者で，本剤の長期投与が必要であり，かつミソプロストールによる治療が行われている患者，血液の異常又はその既往歴のある患者，心機能異常のある患者，気管支喘息，潰瘍性大腸炎，クローン病，感染症を合併している患者，肝・腎機能障害，妊婦，授乳婦，小児，高齢者 **[相互作用]** 併用注意，↑：クマリン系抗凝血剤，第Xa因子阻害剤，スルホニル尿素系血糖降下剤，メトトレキサート，リチウム製剤，↓：チアジド系利尿薬，降圧剤，痙攣：ニューキノロン系抗菌剤，腎機能悪化：降圧剤 **[副作用]** ショック，アナフィラキシー，無顆粒球症，白血球減少，溶血性貧血，再生不良性貧血，血小板減少，皮膚粘膜眼症候群，中毒性表皮壊死症，多形紅斑，急性汎発性発疹性膿疱症，急性腎不全，ネフローゼ症候群，間質性腎炎，うっ血性心不全，間質性肺炎，消化性潰瘍，消化管出血，消化管穿孔，小腸・大腸の狭窄・閉塞，劇症肝炎，肝機能障害，黄疸，喘息発作，無菌性髄膜炎，横紋筋融解症，過敏症，腹痛，悪心・嘔吐，下痢，便秘，口内炎，動悸，頭痛，しびれ，めまい，血尿，蛋白尿，浮腫，胸痛，倦怠感など
ナプロキセン／ **ナイキサン** 錠100mg **[歯科適応／用法・用量]** **[歯科適応]** 歯科・口腔外科領域における抜歯並びに小手術後の消炎，鎮痛 **[用法・用量]** 1日量300〜600mgを2〜3回に分け，なるべく空腹時をさけて経口投与，頓用する場合および外傷後ならびに術後初回には300mgを経口投与，年齢，症状により適宜増減	**[禁忌]** 消化性潰瘍，重篤な血液の異常のある患者，重篤な肝・腎障害，重篤な心機能不全，重篤な高血圧症，本剤の成分または他の非ステロイド性消炎鎮痛剤に対し過敏症の既往，アスピリン喘息またはその既往のある患者，妊娠後期の女性 **[特定の背景を有する患者に関する注意]** 消化性潰瘍の既往歴のある患者，非ステロイド性消炎鎮痛剤の長期投与による消化性潰瘍のある患者で，本剤の長期投与が必要であり，かつミソプロストールによる治療が行われている患者，血液の異常又はその既往歴のある患者，出血傾向のある患者，心機能異常のある患者，高血圧症，気管支喘息，潰瘍性大腸炎，クローン病，感染症を合併している患者，肝・腎機能障害，妊婦，授乳婦，小児，高齢者 **[相互作用]** 併用注意，（↑）：プロベネシド，↑：ヒダントイン系抗てんかん剤，抗凝固剤，抗血小板剤，スルホニル尿素系血糖降下剤，メトトレキサート，リチウム製剤，ジドブジン，↓：アスピリン製剤，痙攣：ニューキノロン系抗菌剤，胃腸障害上昇：イグラチモド **[副作用]** ショック，PIE症候群，皮膚粘膜眼症候群，胃腸出血，潰瘍，再生不良性貧血，溶血性貧血，無顆粒球症，血小板減少，糸球体腎炎，間質性腎炎，腎乳頭壊死，ネフローゼ症候群，腎不全，表皮水疱症，表皮壊死，多形性紅斑，胃腸穿孔，大腸炎，劇症肝炎，聴力障害，視力障害，無菌性髄膜炎，血管炎，過敏症，胃痛，悪心・嘔吐，下痢，便秘，口内炎，黄疸，めまい，頭痛，耳鳴，聴力減退，痙攣，見当識障害，不眠症，浮腫，心悸亢進，血尿など
フルルビプロフェン／ **フロベン** 錠：40mg，顆粒：8% **[歯科適応／用法・用量]** **[歯科適応]** 歯髄炎，歯根膜炎の鎮痛・消炎，抜歯ならびに歯科領域における小手術後の鎮痛・消炎 **[用法・用量]** （錠）1回1錠，1日3回（120mg／日）食後経口投与，年齢・症状により適宜増減，頓用の場合には，1回1〜2錠（40〜80mg）を経口投与 （顆粒）1回0.5g，1日3回（120mg／日）食後経口投与，年齢・症状により適宜増減，頓用の場合には，1回0.5〜1g（40〜80mg）を経口投与	**[禁忌]** 消化性潰瘍，重篤な血液の異常のある患者，重篤な肝・腎障害，重篤な心機能不全，重篤な高血圧症，本剤の成分に対し過敏症の既往のある患者，アスピリン喘息またはその既往のある患者，エノキサシン水和物，ロメフロキサシン，ノルフロキサシン，プルリフロキサシンを投与中の患者，妊娠後期の女性 **[特定の背景を有する患者に関する注意]** 非ステロイド性消炎鎮痛剤の長期投与による消化性潰瘍のある患者で，本剤の長期投与が必要であり，かつミソプロストールによる治療が行われている患者，消化性潰瘍の既往歴のある患者，血液の異常又はその既往歴のある患者，出血傾向のある患者，心機能異常のある患者，高血圧症，気管支喘息，潰瘍性大腸炎，クローン病，感染症を合併している患者，肝・腎機能障害，妊婦，授乳婦，小児，高齢者 **[相互作用]** 併用禁忌，痙攣：エノキサシン水和物，ロメフロキサシン，ノルフロキサシン，プルリフロキサシン，併用注意，↑：クマリン系抗凝血剤，メトトレキサート，リチウム製剤，痙攣：ニューキノロン系抗菌剤，消化器系副作用増強：副腎皮質ホルモン剤 **[副作用]** ショック，アナフィラキシー，急性腎不全，ネフローゼ症候群，胃腸障害，再生不良性貧血，喘息発作，中毒性表皮壊死融解症，皮膚粘膜眼症候群，剥脱性皮膚炎，痙攣，過敏症，嘔気・嘔吐，胃痛，腹痛，便秘，口渇，口内炎，めまい，眠気，血小板減少，耳鳴り，浮腫など
ザルトプロフェン／ **ザルトプロフェン** 錠80mg **ソレトン** 錠80mg **ペオン** 錠80mg **[歯科適応／用法・用量]** **[歯科適応]** 手術後，外傷後並びに抜歯後の消炎・鎮痛 **[用法・用量]** 1回80mgを1日3回経口投与，頓用の場合には1回80〜160mgを経口投与	**[禁忌]** 消化性潰瘍，重篤な血液の異常のある患者，重篤な肝・腎障害，重篤な心機能不全，本剤の成分に対し過敏症の既往のある患者，アスピリン喘息またはその既往のある患者 **[特定の背景を有する患者に関する注意]** 消化性潰瘍の既往歴のある患者，非ステロイド性消炎鎮痛剤の長期投与による消化性潰瘍のある患者で，本剤の長期投与が必要であり，かつミソプロストールによる治療が行われている患者，血液の異常又はその既往歴のある患者，心機能障害，気管支喘息，潰瘍性大腸炎，クローン病，感染症を合併している患者，肝・腎機能障害，妊婦，授乳婦，小児 **[相互作用]** 併用注意，↑：クマリン系抗凝血剤，スルホニル尿素系血糖降下剤，リチウム製剤，メトトレキサート，↓：チアジド系利尿薬痙攣：ニューキノロン系抗菌剤 **[副作用]** ショック，アナフィラキシー様症状，急性腎不全，ネフローゼ症候群，肝機能障害，消化性潰瘍，小腸・大腸の潰瘍，出血性大腸炎，無顆粒球症，白血球減少，血小板減少，皮膚粘膜眼症候群，溶血性貧血，再生不良性貧血，胃痛，心窩部痛，下痢，口内炎，腹痛，嘔吐，便秘，眠気，めまい，頭痛，しびれ，過敏症，血尿，浮腫，排尿痛，発熱など

1）プロピオン酸系（つづき）

一般名／商品名	使用上の注意
イブプロフェン／**ブルフェン** 錠：100mg・200mg，顆粒：20% **歯科適応／用法・用量** [歯科適応] 手術ならびに外傷後の消炎・鎮痛 [用法・用量] 1日量600mgを3回に分けて経口投与，小児は 5〜7歳：1日量 200〜300mg， 8〜10歳：1日量 300〜400mg， 11〜15歳：1日量 400〜600mgを3回に分けて経口投与，年齢，症状により適宜増減，空腹時の投与は避けることが望ましい	[禁忌] 消化性潰瘍，重篤な血液の異常のある患者，重篤な肝・腎障害，重篤な心機能不全，重篤な高血圧症，本剤の成分に対し過敏症の既往のある患者，アスピリン喘息またはその既往のある患者，ジドブジンを投与中の患者，妊娠後期の女性 [特定の背景を有する患者に関する注意] 消化性潰瘍の既往歴のある患者，非ステロイド性消炎鎮痛剤の長期投与による消化性潰瘍のある患者で，本剤の長期投与が必要であり，かつミソプロストールによる治療が行われている患者，血液の異常又はその既往歴のある患者，出血傾向のある患者，心機能障害，高血圧症，気管支喘息，全身性エリテマトーデス，混合性結合組織病，潰瘍性大腸炎，クローン病，感染症を合併している患者，肝・腎機能障害，妊婦，授乳婦，小児，高齢者 [相互作用] 併用禁忌，出血傾向上昇：ジドブジン，併用注意，（↑）：CYP2C9阻害作用を有する薬剤，（↓）：コレスチラミン，消化管出血：抗凝血剤，抗血小板剤，選択的セロトニン再取り込み阻害剤（SSRI），↑：クマリン系抗凝血剤，リチウム製剤，メトトレキサート，スルホニル尿素系血糖降下剤，↓：アスピリン製剤，チアジド系利尿薬，ACE阻害剤，急性腎障害：タクロリムス水和物，痙攣：ニューキノロン系抗菌剤 [副作用] ショック，アナフィラキシー，再生不良性貧血，溶血性貧血，無顆粒球症，血小板減少，消化性潰瘍，胃腸出血，潰瘍性大腸炎，中毒性表皮壊死融解症，皮膚粘膜眼症候群，急性腎障害，間質性腎炎，ネフローゼ症候群，無菌性髄膜炎，劇症肝炎，肝機能障害，黄疸，喘息発作，嘔気・嘔吐，腹痛，下痢，口渇，口内炎，便秘，過敏症，視覚異常，難聴，耳鳴，味覚異常，頭痛，めまい，不眠，抑うつ，動悸，浮腫，倦怠感，発熱，鼻出血など
オキサプロジン／**アルボ** 錠：100mg・200mg **歯科適応／用法・用量** [歯科適応] 外傷後および手術後の消炎・鎮痛 [用法・用量] 1日量400mgを1〜2回に分けて経口投与，年齢，症状により適宜増減するが，1日最高量は600mgとする	[禁忌] 消化性潰瘍，重篤な肝・腎障害，本剤の成分に対し過敏症の既往のある患者，アスピリン喘息またはその既往のある患者，妊婦又は妊娠している可能性のある女性 [特定の背景を有する患者に関する注意] 消化性潰瘍の既往歴のある患者，非ステロイド性消炎鎮痛剤の長期投与による消化性潰瘍のある患者で，本剤の長期投与が必要であり，かつミソプロストールによる治療が行われている患者，血液の異常又はその既往歴のある患者，気管支喘息，潰瘍性大腸炎，クローン病，感染症を合併している患者，肝・腎機能障害，妊婦，授乳婦，小児，高齢者 [相互作用] 併用注意，↑：経口抗凝血剤，リチウム製剤，痙攣：ニューキノロン系抗菌剤 [副作用] ショック，アナフィラキシー，消化器潰瘍，皮膚粘膜眼症候群，急性腎障害，眠気，めまい，頭痛，胃痛，便秘，下痢，口内炎，胃炎，腹痛，口渇，嘔吐，貧血，白血球減少，発疹，肝炎，浮腫，霞目，発汗，耳鳴りなど

2）アリール酢酸系

一般名／商品名	使用上の注意
ジクロフェナクナトリウム／**ボルタレン** 錠25mg ジクロフェナクナトリウム錠25mg **歯科適応／用法・用量** [歯科適応] 歯科の鎮痛・消炎，手術後ならびに抜歯後の消炎・鎮痛 [用法・用量] 1日量75〜100mgとし原則として3回に分け経口投与，頓用する場合には25〜50mg，空腹時の投与は避けさせることが望ましい	[禁忌] 消化性潰瘍，重篤な血液の異常のある患者，重篤な肝・腎障害，重篤な高血圧症，重篤な心機能不全，本剤の成分に対し過敏症の既往のある患者，アスピリン喘息またはその既往のある患者，インフルエンザの臨床経過中の脳炎・脳症，妊婦又は妊娠している可能性のある女性，トリアムテレンを投与中の患者 [特定の背景を有する患者に関する注意] 消耗性疾患の患者，消化性潰瘍，血液の異常又はその既往歴のある患者，出血傾向，高血圧症，心機能障害，全身性エリテマトーデス，気管支喘息，潰瘍性大腸炎，クローン病，消化器手術後の患者，食道通過障害のある患者，非ステロイド性消炎鎮痛剤の長期投与による消化性潰瘍のある患者で，本剤の長期投与が必要であり，かつミソプロストールによる治療が行われている患者，感染症を合併している患者，腎血流量が低下しやすい患者，肝・腎機能障害，妊婦，授乳婦，小児，高齢者 [相互作用] 併用禁忌，急性腎不全：トリアムテレン，併用注意，（↑）：CYP2C9を阻害する薬剤，（↓）：アスピリン，コレスチラミン，↑：リチウム製剤，強心配糖体，メトトレキサート，抗凝血剤および抗血小板薬，↓：アスピリン，降圧剤，利尿剤，カリウム保持性利尿剤，抗アルドステロン剤，痙攣：ニューキノロン系抗菌剤，消化器系の副作用増強：アスピリン，胃腸障害増強：副腎皮質ステロイド剤，非ステロイド性消炎鎮痛剤，腎機能悪化：降圧剤，腎障害増強：シクロスポリン，高カリウム血症：シクロスポリン，ドロスピレノン・エチニルエストラジオール，消化管出血：選択的セロトニン再取り込み阻害剤（SSRI） [副作用] ショック，アナフィラキシー，出血性ショックまたは穿孔を伴う消化管潰瘍，再生不良性貧血，溶血性貧血，無顆粒球症，血小板減少，中毒性表皮壊死融解症，皮膚粘膜眼症候群，紅皮症，急性腎不全，ネフローゼ症候群，重症喘息発作（アスピリン喘息），間質性肺炎，うっ血性心不全，心筋梗塞，無菌性髄膜炎，重篤な肝障害，急性脳症，横紋筋融解症，脳血管障害，出血性大腸炎，食欲不振，胃痛，腹痛，下痢，貧血，過敏症，振戦，頭痛など
アセメタシン／**ランツジールコーワ** 錠30mg **歯科適応／用法・用量** [歯科適応] 手術後および外傷後の消炎・鎮痛 [用法・用量] 1回30mgを1日3〜4回（1日量として90〜120mg）経口投与，年齢，症状により適宜増減するが，1日最高用量は180mg	[禁忌] 消化性潰瘍，重篤な血液の異常のある患者，重篤な肝・腎障害，重篤な心機能不全，重篤な膵炎，本剤の成分またはサリチル酸系化合物に過敏症の既往のある患者，アスピリン喘息またはその既往のある患者，妊婦又は妊娠している可能性のある女性，トリアムテレンを投与の患者 [特定の背景を有する患者に関する注意] 消化性潰瘍，非ステロイド性消炎鎮痛剤の長期投与による消化性潰瘍のある患者で，本剤の長期投与が必要であり，かつミソプロストールによる治療が行われている患者，血液の異常又はその既往歴のある患者，出血傾向，高血圧症，心機能障害，膵炎のある患者，気管支喘息，てんかん，パーキンソン症候群等の中枢神経系疾患のある患者，全身性エリテマトーデス，潰瘍性大腸炎，感染症を合併している患者，肝・腎機能障害，妊婦，授乳婦，小児，高齢者 [相互作用] 併用禁忌，急性腎不全：トリアムテレン，併用注意，↑：プロベネシド，抗凝血剤，抗血小板薬，メトトレキサート，リチウム，ジゴキシン，↓：β-遮断剤，ACE阻害剤，ループ利尿剤，チアジド系およびその類似降圧利尿剤，カリウム保持性利尿剤，エプレレノン，消化器系の副作用上昇：アスピリン，腎毒性増強：シクロスポリン，高カリウム血症：カリウム保持性利尿剤，エプレレノン [副作用] ショック，アナフィラキシー，消化管穿孔，消化管出血，消化管潰瘍，出血性大腸炎，無顆粒球症，急性腎不全，腸管の狭窄・閉塞，潰瘍性大腸炎，再生不良性貧血，溶血性貧血，骨髄抑制，皮膚粘膜眼症候群，中毒性表皮壊死症，剥脱性皮膚炎，喘息発作（アスピリン喘息），間質性腎炎，ネフローゼ症候群，痙攣，昏睡，錯乱，性器出血，うっ血性心不全，肺水腫，血管浮腫，肝機能障害，黄疸，胃痛，悪心・嘔気・嘔吐，下痢・軟便，過敏症，頭痛，貧血など

2）アリール酢酸系（つづき）

一般名／商品名	使用上の注意
エトドラク／ **ハイペン** 錠100mg・200mg **オステラック** 錠100mg・200mg **[歯科適応／用法・用量]** **[歯科適応]** 手術後ならびに外傷後の消炎・鎮痛 **[用法・用量]** 1日量400mgを朝・夕食後の2回に分けて経口投与，年齢・症状により適宜増減，他の消炎鎮痛剤との併用は避けることが望ましい，高齢者では，少量（例えば200mg/日）から投与を開始するなど患者の状態を観察しながら慎重に投与	**[禁忌]** 消化性潰瘍，重篤な血液の異常のある患者，重篤な肝・腎障害，重篤な心機能不全，重篤な高血圧症，本剤の成分に対し過敏症の既往のある患者，アスピリン喘息またはその既往のある患者，妊娠後期の女性 **[特定の背景を有する患者に関する注意]** 消化性潰瘍，非ステロイド性消炎鎮痛剤の長期投与による消化性潰瘍のある患者で，本剤の長期投与が必要であり，かつミソプロストールによる治療が行われている患者，血液の異常又はその既往歴のある患者，高血圧症，心機能障害，気管支喘息，全身性エリテマトーデス，潰瘍性大腸炎，感染症を合併している患者，肝・腎機能障害，妊婦，授乳婦，小児，高齢者 **[相互作用]** 併用注意，↑：クマリン系抗凝血剤，リチウム製剤，メトトレキサート，↓：チアジド系利尿降圧剤 **[副作用]** ショック，アナフィラキシー，消化管潰瘍，皮膚粘膜眼症候群，中毒性表皮壊死症，汎血球減少，溶血性貧血，無顆粒球症，血小板減少，腎不全，肝機能障害，黄疸，うっ血性心不全，好酸球性肺炎，間質性肺炎，発疹，そう痒症，光線過敏症，紫斑，斑状出血，皮膚血管炎，腹痛，悪心・嘔吐，食欲不振，下痢，口内炎，消化不良，胃炎，舌炎，口渇，便秘，めまい，しびれ，眠気，頭痛，振戦，貧血，浮腫，発熱，胸痛，排尿困難，動悸，味覚異常，視覚異常など

3）アニリン系

一般名／商品名	使用上の注意
アセトアミノフェン／ **アセトアミノフェン** 錠：200mg **カロナール** 錠：300mg・500mg， 細粒：20%・50% **[歯科適応／用法・用量]** **[歯科適応]** がんによる疼痛，歯痛，歯科治療後の疼痛 **[用法・用量]** 成人は，1回300〜1000mgを経口投与，投与間隔は4〜6時間以上，年齢や症状により適宜増減するが，1日総量として4000mgを限度，空腹時の投与は避けさせることが望ましい，幼児および小児には1回10〜15mg/kgを経口投与，投与間隔は4〜6時間以上，年齢や症状により適宜増減するが，1日総量として60mg/kgを限度，ただし成人の用量を超えないこと，空腹時の投与は避けさせることが望ましい	**[警告]** 本剤により重篤な肝障害が発現するおそれがあることに注意し，1日総量1500mgを超す高用量で長期投与する場合には，定期的に肝機能等を確認するなど慎重に投与すること，本剤とアセトアミノフェンを含む他の薬剤（一般用医薬品を含む）との併用により，アセトアミノフェンの過量投与による重篤な肝障害が発現するおそれがあることから，これらの薬剤との併用を避けること **[禁忌]** 重篤な肝障害，本剤の成分に対し過敏症の既往のある患者 **[特定の背景を有する患者に関する注意]** アルコール多量常飲者，絶食・低栄養状態・摂食障害等によるグルタチオン欠乏，脱水症状のある患者，消化性潰瘍，血液の異常又はその既往歴のある患者，出血傾向，心機能障害，気管支喘息，アスピリン喘息またはその既往のある患者，感染症を合併している患者，肝・腎機能障害，妊婦，授乳婦，小児，高齢者 **[相互作用]** 併用注意，↑：リチウム製剤，クマリン系抗凝血剤，↓：チアジド系利尿剤，肝不全：アルコール，肝障害：カルバマゼピン，フェノバルビタール，フェニトイン，プリミドン，リファンピシン，イソニアジド，過度の体温降下：抗生物質，抗菌剤 **[副作用]** ショック，アナフィラキシー，中毒性表皮壊死融解症，皮膚粘膜眼症候群，急性汎発性発疹性膿疱症，喘息発作の誘発，劇症肝炎，肝機能障害，黄疸，顆粒球減少症，間質性肺炎，間質性腎炎，急性腎不全，薬剤性過敏症症候群，悪心・嘔吐，食欲不振，過敏症など

4）アントラニル酸系

一般名／商品名	使用上の注意
フルフェナム酸アルミニウム／ **オパイリン** 錠：125mg・250mg **[歯科適応／用法・用量]** **[歯科適応]** 抜歯後，歯髄炎，歯根膜炎の消炎または鎮痛，手術後ならびに外傷後の炎症性反応の消炎 **[用法・用量]** 1回125〜250mgを1日3回経口投与，頓用する場合には，1回250mg，年齢，症状により適宜増減，他の消炎鎮痛剤との併用は避けることが望ましい	**[禁忌]** 本剤の成分に対して過敏症の既往のある患者，消化性潰瘍，重篤な血液の異常のある患者，重篤な肝・腎障害，アスピリン喘息またはその既往のある患者 **[特定の背景を有する患者に関する注意]** 消化性潰瘍，非ステロイド性消炎鎮痛剤の長期投与による消化性潰瘍のある患者で，本剤の長期投与が必要であり，かつミソプロストールによる治療が行われている患者，血液の異常又はその既往歴のある患者，出血傾向，気管支喘息，潰瘍性大腸炎，クローン病，感染症を合併している患者，肝・腎機能障害，妊婦，授乳婦，小児，高齢者 **[相互作用]** 併用注意，（↓）：コレスチラミン，↑：クマリン系抗凝血剤，リチウム製剤，↓：チアジド系利尿剤 **[副作用]** 出血性大腸炎，めまい・ふらつき，頭痛，頭重感，ねむけ，胃腸障害，腹痛・胃痛，胃部不快感，下痢，嘔気，食欲不振，悪心，口内炎・舌のあれ，便秘，軟便，消化不良，嘔吐，胸やけ，腹部膨満感，胃重感，溶血性貧血，紫斑病，過敏症，そう痒感，皮膚炎，浮腫・腫脹感，けん怠感，排尿痛など
メフェナム酸／ **ポンタール** カプセル：250mg，散：50%，細粒：98.5% **[歯科適応／用法・用量]** **[歯科適応]** 手術後及び外傷後の炎症及び腫脹の緩解，歯痛の消炎，鎮痛，解熱 **[用法・用量]** 1回500mg，その後6時間毎に1回250mgを経口投与，年齢，症状により適宜増減，空腹時の投与は避けさせることが望ましい	**[禁忌]** 本剤の成分に対して過敏症の既往のある患者，消化性潰瘍，重篤な血液の異常，重篤な肝・腎障害，重篤な心機能不全，アスピリン喘息またはその既往のある患者，重篤な高血圧症の患者，過去に本剤により下痢の既往のある患者，妊娠末期の女性 **[特定の背景を有する患者に関する注意]** 消化性潰瘍，非ステロイド性消炎鎮痛剤の長期投与による消化性潰瘍のある患者で，本剤の長期投与が必要であり，かつミソプロストールによる治療が行われている患者，血液の異常又はその既往歴のある患者，出血傾向，心機能異常，気管支喘息，全身性エリテマトーデス，潰瘍性大腸炎，クローン病，食道通過障害のある患者，感染症を合併している患者，肝・腎機能障害，妊婦，授乳婦，小児，高齢者 **[相互作用]** 併用注意，↑：クマリン系抗凝血剤，第Xa因子阻害剤，リチウム製剤，↓：チアジド系利尿剤，降圧剤，腎機能悪化：降圧剤 **[副作用]** ショック，アナフィラキシー，溶血性貧血，無顆粒球症，骨髄形成不全，中毒性表皮壊死融解症，皮膚粘膜眼症候群，急性腎障害，ネフローゼ症候群，間質性腎炎，消化性潰瘍，大腸炎，劇症肝炎，肝機能障害，黄疸，血小板減少性紫斑病，血小板機能低下，過敏症，霧視，下痢・軟便，胃腸障害，食欲不振，悪心，嘔吐，胃痛，腹痛，胃部不快感，口渇，便秘，吐血，鼓腸，眠気，めまい，頭痛，倦怠感，痙攣，浮腫，発熱など

5）オキシカム系

一般名／商品名	使用上の注意
ロルノキシカム／**ロルカム** 錠：2mg・4mg **歯科適応／用法・用量** [歯科適応] 手術後，外傷後および抜歯後の消炎・鎮痛 [用法・用量] 1回8mgを頓用，1回量は8mgまで，1日量は24mgまで，投与期間は3日までを限度，空腹時の投与は避けることが望ましい，1回8mg，1日24mgおよび3日間を超えて，投与された経験はなく，安全性は確立されていないので，用法および用量を遵守すること	[禁忌] 消化性潰瘍，重篤な血液の異常，重篤な肝・腎障害，重篤な心機能不全，重篤な高血圧症，本剤の成分に対し過敏症の既往のある患者，アスピリン喘息またはその既往のある患者，妊娠後期の女性 [特定の背景を有する患者に関する注意] 消化性潰瘍，非ステロイド性消炎鎮痛剤の長期投与による消化性潰瘍のある患者で，本剤の長期投与が必要であり，かつミソプロストールによる治療が行われている患者，血液の異常又はその既往歴のある患者，血液の異常又はその既往歴のある患者，心機能異常，高血圧症，気管支喘息，潰瘍性大腸炎，クローン病，感染症を合併している患者，肝・腎機能障害，妊婦，授乳婦，小児，高齢者 [相互作用] 併用注意，↑：ジゴキシン，クマリン系抗凝血剤，スルホニル尿素系血糖降下剤，リチウム製剤，メトトレキサート製剤，↓：ループ利尿薬，チアジド系利尿剤，アンジオテンシン変換酵素阻害剤，消化管出血：抗血小板剤 [副作用] 消化性潰瘍，小腸・大腸潰瘍，ショック，アナフィラキシー，再生不良性貧血，無顆粒球症，血小板減少，皮膚粘膜眼症候群，中毒性表皮壊死融解症，急性腎障害，ネフローゼ症候群，劇症肝炎，肝機能障害，黄疸，過敏症，頭痛，めまい，眠気，視力異常，耳鳴り，腹痛，嘔吐，胃炎，下痢，血便，食道炎，浮腫，けん怠感，血尿，咽頭炎，関節痛，胸痛，高血圧，動悸，鼻炎，発熱など

6）その他

一般名／商品名	使用上の注意
アスピリン／**アスピリン** **歯科適応／用法・用量** [歯科適応] 術後疼痛，歯痛 [用法・用量] 1回0.5～1.5g，1日1.0～4.5gを経口投与，年齢，疾患，症状により適宜増減，ただし，上記の最高量までとする，他の消炎鎮痛剤との併用を避けることが望ましい	[禁忌] 本剤またはサリチル酸系製剤に対し過敏症の既往歴のある患者，消化性潰瘍，アスピリン喘息またはその既往歴のある患者，出産予定日12週以内の妊婦，重篤な血液の異常のある患者，重篤な肝・腎障害，重篤な心機能不全，出血傾向のある患者 [特定の背景を有する患者に関する注意] 消化性潰瘍，血液の異常又はその既往歴のある患者，心機能異常，気管支喘息，非ステロイド性消炎鎮痛剤の長期投与による消化性潰瘍のある患者で，本剤の長期投与が必要であり，かつミソプロストールによる治療が行われている患者，アルコール常飲者，手術，心臓カテーテル検査又は抜歯前1週間以内の患者，感染症を合併している患者，出血傾向，肝・腎機能障害，妊婦，授乳婦，小児，高齢者 [相互作用] 併用注意，（↑）：副腎皮質ホルモン剤，（↓）：乳酸ナトリウム，↑：抗凝固剤，血小板凝集抑制作用を有する薬剤，血栓溶解剤，糖尿病用剤，メトトレキサート，バルプロ酸ナトリウム，フェニトイン，炭酸脱水酵素阻害剤，リチウム製剤，ザフィルルカスト，プロスタグランジンD2，トロンボキサンA2受容体拮抗剤，↓：尿酸排泄促進剤，インドメタシン，ジクロフェナクナトリウム，β-遮断剤，アンジオテンシン変換酵素阻害剤，チアジド系利尿剤，ループ利尿剤，ニトログリセリン，消化器系の副作用増強：インドメタシン，ジクロフェナクナトリウム，スリンダク，出血・腎機能低下：インドメタシン，ジクロフェナクナトリウム，両剤の副作用上昇：オキシカム系消炎鎮痛剤，本剤の血小板凝集抑制作用減弱：イブプロフェン，ナプロキセン，ピロキシカム，スリピリン，消化性潰瘍：COX-2選択的阻害剤，ドネペジル塩酸塩，サリチル酸中毒：ループ利尿剤，腎機能障害：タクロリムス水和物，シクロスポリン，皮膚の異常出血・出血症状：選択的セロトニン再取り込み阻害剤（SSRI），消化管出血：アルコール [副作用] ショック，アナフィラキシー，出血，中毒性表皮壊死融解症，皮膚粘膜眼症候群，剥脱性皮膚炎，再生不良性貧血，血小板減少，白血球減少，喘息発作の誘発，肝機能障害，黄疸，消化性潰瘍，小腸・大腸潰瘍，食欲不振，胸やけ，悪心・嘔吐，胃痛，腹痛，胃腸障害，貧血，そう痒，発汗，めまい，頭痛，興奮，腎障害，血圧低下，血管炎，心窩部痛，気管支炎，耳鳴，難聴，角結膜炎，過呼吸，倦怠感，低血糖など
チアラミド塩酸塩／**ソランタール** 錠：50mg・100mg **歯科適応／用法・用量** [歯科適応] 手術後ならびに外傷後の鎮痛・消炎，智歯周囲炎の鎮痛・消炎，抜歯後の鎮痛・消炎 [用法・用量] 1回100mgを1日3回経口投与，年齢，症状により適宜増減	[禁忌] 消化性潰瘍，重篤な血液の異常，重篤な肝・腎障害，本剤の成分に対し過敏症の既往のある患者，アスピリン喘息またはその既往のある患者 [特定の背景を有する患者に関する注意] 痙攣発作の既往歴のある患者，消化性潰瘍の既往歴のある患者，血液の異常又はその既往歴のある患者，気管支喘息，感染症を合併している患者，肝・腎機能障害，妊婦，授乳婦，小児，高齢者 [副作用] ショック，アナフィラキシー，過敏症，胸やけ，腹痛，下痢，便秘，嘔吐，頭痛，めまい・ふらつき，不眠，浮腫，倦怠感など
セレコキシブ／**セレコックス** 錠：100mg・200mg **歯科適応／用法・用量** [歯科適応] 手術後，外傷後ならびに抜歯後の消炎・鎮痛 [用法・用量] 初回のみ400mg，2回目以降は1回200mgとして1日2回経口投与，投与間隔は6時間以上あけること，頓用の場合は，初回のみ400mg，必要に応じて以降は200mgを6時間以上あけて経口投与，ただし，1日2回までとする	[警告] シクロオキシゲナーゼ（COX）-2選択的阻害剤等の投与により，心筋梗塞，脳卒中等の重篤で場合によっては致命的な心血管系血栓塞栓性事象のリスクを増大させる可能性があり，これらのリスクは使用期間とともに増大する可能性があると報告 [禁忌] 本剤の成分またはスルホンアミドに対し過敏症の既往のある患者，アスピリン喘息またはその既往のある患者，消化性潰瘍，重篤な肝・腎障害，重篤な心機能不全，冠動脈バイパス再建術の周術期，妊娠末期の女性 [特定の背景を有する患者に関する注意] 心血管系疾患又はその既往歴のある患者，心機能障害，高血圧症，消化性潰瘍，非ステロイド性消炎鎮痛剤の長期投与による消化性潰瘍のある患者で，本剤の長期投与が必要であり，かつミソプロストールによる治療が行われている患者，気管支喘息，肝・腎機能障害，妊婦，授乳婦，小児，高齢者 [相互作用] 併用注意，（↑）：フルコナゾール，フルバスタチン，（↓）：パロキセチン，制酸剤，↑：リチウム，フルバスタチン，クマリン系抗凝血剤，デキストロメトルファン，↓：ACE阻害剤，アンジオテンシンII受容体拮抗剤，フロセミド，チアジド系利尿剤，パロキセチン，消化性潰瘍・消化管出血：アスピリン，消化管出血：抗血小板薬 [副作用] ショック，アナフィラキシー，消化性潰瘍，消化管出血，消化管穿孔，心筋梗塞，脳卒中，心不全，うっ血性心不全，肝不全，肝炎，肝機能障害，黄疸，再生不良性貧血，汎血球減少症，無顆粒球症，急性腎障害，間質性腎炎，中毒性表皮壊死融解症，皮膚粘膜眼症候群，多形紅斑，急性汎発性発疹性膿疱症，剥脱性皮膚炎，間質性肺炎，倦怠感，浮腫，インフルエンザ様疾患，頭痛，めまい，不眠症，睡眠障害，糖尿病，腹痛，下痢，胃炎，嘔吐，胃腸障害，胃食道逆流性疾患，膵炎，腎機能障害，過敏症など

6) その他（つづき）

一般名／商品名	使用上の注意
トラマドール塩酸塩・アセトアミノフェン配合剤／**トラムセット配合錠** **[歯科適応]** 抜歯後の疼痛 **[用法・用量]** 1回2錠を経口投与，追加投与する場合には，投与間隔を4時間以上空け，1回2錠，1日8錠を超えて投与しないこと，空腹時の投与は避けることが望ましい	**[警告]** 本剤により重篤な肝障害が発現するおそれがあることに注意し，アセトアミノフェンの1日総量が1500mgを超す高用量で長期投与する場合には，定期的に肝機能等を確認するなど，慎重に投与すること，本剤とトラマドール又はアセトアミノフェンを含む他の薬剤との併用により，過量投与に至るおそれがあることから，これらの薬剤との併用を避けること **[禁忌]** 12歳未満の小児，アルコール，睡眠剤，鎮痛剤，オピオイド鎮痛剤または向精神薬による急性中毒患者，モノアミン酸化酵素阻害剤を投与または投与中止後14日以内の患者，ナルメフェン塩酸塩を投与中の患者又は投与中止後1週間以内の患者，十分な管理がされていないてんかん患者，重篤な肝障害，アスピリン喘息またはその既往のある患者，本剤の成分に対し過敏症の既往のある患者 **[特定の背景を有する患者に関する注意]** てんかん等の痙攣性疾患又はこれらの既往歴のある患者，あるいは痙攣発作の危険因子を有する患者，呼吸抑制状態にある患者，脳に器質的障害のある患者，薬物の乱用又は薬物依存傾向のある患者，オピオイド鎮痛剤に対し過敏症の既往歴のある患者，ショック状態にある患者，消化性潰瘍，血液の異常又はその既往歴のある患者，出血傾向，心機能異常，気管支喘息，アルコール多量常飲者，絶食・低栄養状態・摂食障害等によるグルタチオン欠乏，脱水症状のある患者，18歳未満の肥満，閉塞性睡眠時無呼吸症候群又は重篤な肺疾患を有する患者，肝・腎機能障害，妊婦，授乳婦，小児，高齢者 **[相互作用]** 併用禁忌，↑：MAO阻害剤，（↓）：ナルメフェン塩酸塩，セロトニン症候群：MAO阻害剤，離脱症状：ナルメフェン塩酸塩，併用注意，（↑）：キニジン，アルコール，（↓）：カルバマゼピン，フェノバルビタール，フェニトイン，プリミドン，リファンピシン，イソニアジド，オンダンセトロン塩酸塩水和物，ブプレノルフィン，ペンタゾシン，エチニルエストラジオール含有製剤，↑：オピオイド鎮痛剤，中枢神経抑制剤，三環系抗うつ剤，セロトニン作用薬，リネゾリド，キニジン，クマリン系抗凝血剤，ジゴキシン，エチニルエストラジオール含有製剤，呼吸抑制：アルコール，セロトニン症候群・痙攣発作：三環系抗うつ剤，セロトニン作用薬，リネゾリド，肝障害：カルバマゼピン，フェノバルビタール，フェニトイン，プリミドン，リファンピシン，イソニアジド，ジゴキシン中毒：ジゴキシン **[副作用]** ショック，アナフィラキシー，痙攣，意識消失，依存性，中毒性表皮壊死融解症，皮膚粘膜眼症候群，急性汎発性発疹性膿疱症，間質性肺炎，間質性腎炎，急性腎障害，喘息発作の誘発，劇症肝炎，肝機能障害，黄疸，顆粒球減少症，呼吸抑制，薬剤性過敏症症候群，貧血，食欲不振，不眠症，傾眠，浮動性めまい，頭痛，味覚異常，高血圧，ほてり，悪心，嘔吐，便秘，胃不快感，そう痒症など

3. 歯科用局所麻酔薬

1) 表面麻酔薬

一般名／商品名	使用上の注意
リドカイン塩酸塩／**キシロカインポンプスプレー8％** 1mL中リドカイン80mg **[歯科適応／用法・用量]** **[歯科適応]** 表面麻酔 **[用法・用量]** 8～40mgを使用，年齢，麻酔領域，部位，組織，体質により適宜増減	**[禁忌]** 本剤の成分またはアミド型局所麻酔薬に対し過敏症の既往のある患者 **[特定の背景を有する患者に関する注意]** 全身状態が不良な患者，心刺激伝導障害，扁桃炎などで充血している患者，肝・腎機能障害，妊婦，授乳婦，小児，高齢者 **[相互作用]** 併用注意，↑：クラスIII抗不整脈剤 **[副作用]** ショック，意識障害，振戦，痙攣，眠気，不安，興奮，霧視，眩暈，悪心・嘔吐，過敏症など
アミノ安息香酸エチル・ジブカイン塩酸塩配合剤／**プロネスパスタアロマ** 100g中アミノ安息香酸エチル10g，テトラカイン塩酸塩1g，ジブカイン塩酸塩1g，ホモスルファミン2g他 **[歯科適応／用法・用量]** **[歯科適応]** 表面麻酔 **[用法・用量]** 適量を局所に塗布	**[禁忌]** 本剤の成分または安息香酸エステル系局所麻酔剤に対し過敏症の既往のある患者，メトヘモグロビン血症 **[特定の背景を有する患者に関する注意]** 妊婦，授乳婦，小児，高齢者 **[副作用]** ショック，痙攣，振戦，眠気，不安，興奮，霧視，眩暈，悪心・嘔吐，過敏症，メトヘモグロビン血症など
アミノ安息香酸エチル・塩酸パラブチルアミノ安息香酸ジエチルアミノエチル／**ネオザロカインパスタ** 100g中アミノ安息香酸エチル25g，塩酸パラブチルアミノ安息香酸ジエチルアミノエチル5g他 **[歯科適応／用法・用量]** **[歯科適応]** 表面麻酔 **[用法・用量]** 0.1～0.3gを局所に塗布	**[禁忌]** 本剤または安息香酸エステル（コカインを除く）系局所麻酔剤に対し過敏症の既往のある患者，メトヘモグロビン血症 **[副作用]** ショック，痙攣，振戦，めまい，悪心・嘔吐，過敏症，メトヘモグロビン血症など
アミノ安息香酸エチル／**ハリケインリキッド，ゲル歯科用20％** **ビーゾカイン歯科用ゼリー20％** **ジンジカインゲル20％** 100g中アミノ安息香酸エチル20g他 **[歯科適応／用法・用量]** **[歯科適応]** 表面麻酔 **[用法・用量]** 小綿球または綿棒に本剤を適量とり塗布または圧接，術後うがいをする	**[禁忌]** 本剤または安息香酸エステル系局所麻酔剤に対し過敏症の既往のある患者，メトヘモグロビン血症 **[特定の背景を有する患者に関する注意]** 妊婦，授乳婦，小児 **[副作用]** ショック，痙攣，振戦，過敏症，意識障害，眠気，不安，興奮，霧視，めまい，悪心・嘔吐，メトヘモグロビン血症など

2) 浸潤・伝達麻酔薬

一般名／商品名	使用上の注意
リドカイン塩酸塩・アドレナリン／ **エピリド配合注歯科用カートリッジ 1.8mL** **オーラ注歯科用カートリッジ：1.0mL，1.8mL キシレステシン A 注射液** **歯科用キシロカインカートリッジ** 1.8mL 中リドカイン 36mg， アドレナリン 0.0225mg 他 **歯科適応／用法・用量** [歯科適応] 浸潤麻酔または伝達麻酔 [用法・用量] 0.3～1.8mL を使用，口腔外科領域の麻酔には，3～5mL を使用，年齢，麻酔領域，部位，組織，症状，体質により適宜増減するが，増量する場合には注意	[禁忌] 本剤の成分またはアミド型局所麻酔薬に対し過敏症の既往のある患者 [特定の背景を有する患者に関する注意] 高血圧，動脈硬化，心不全，甲状腺機能亢進，糖尿病，血管攣縮の既往のある患者，心刺激伝導障害，全身状態が不良な患者，肝・腎機能障害，妊婦，授乳婦，小児，高齢者 [相互作用] 併用注意，（↑）：ハロゲン含有吸入麻酔薬，三環系抗うつ薬，MAO 阻害薬，分娩促進薬，麦角アルカロイド類，↑：クラス III 抗不整脈薬，頻脈・不整脈・心停止：ハロゲン含有吸入麻酔薬，血圧上昇：三環系抗うつ薬，MAO 阻害薬，非選択性 β 遮断薬，分娩促進薬，麦角アルカロイド類，血管収縮・徐脈：非選択性 β 遮断薬，過度の血圧低下：抗精神病薬 [副作用] ショック，意識障害，振戦，痙攣，異常感覚，知覚・運動障害，悪性高熱，眠気，不安，興奮，霧視，眩暈，頭痛，動悸，頻脈，血圧上昇，悪心・嘔吐，過敏症，投与部位の潰瘍，壊死など
プロピトカイン塩酸塩・フェリプレシン／ **歯科用シタネスト - オクタプレシンカートリッジ** 1.8mL 中プロピトカイン 54mg，フェリプレシン 0.054 単位他 **歯科適応／用法・用量** [歯科適応] 浸潤麻酔または伝達麻酔 [用法・用量] 1 回 1 管を注射，麻酔部位，麻酔手技，手術術式，年齢等により用量を適宜増減	[禁忌] メトヘモグロビン血症，本剤の成分またはアミド型局所麻酔薬に対し過敏症の既往のある患者 [特定の背景を有する患者に関する注意] 全身状態が不良な患者，心刺激伝導障害，肝・腎機能障害，妊婦，授乳婦，小児，高齢者 [相互作用] 併用注意，↑：クラス III 抗不整脈薬 [副作用] ショック，意識障害，振戦，痙攣，メトヘモグロビン血症，異常感覚，知覚・運動障害，眠気，不安，興奮，霧視，眩暈，悪心・嘔吐，過敏症など
メピバカイン塩酸塩／ **スキャンドネストカートリッジ 3%** 1.8mL 中メピバカイン 54mg **歯科適応／用法・用量** [歯科適応] 浸潤麻酔または伝達麻酔 [用法・用量] 1 管 1.8mL を使用，年齢，麻酔領域，部位，組織，症状，体質により適宜増減するが，増量する場合には注意	[禁忌] 本剤の成分またはアミド型局所麻酔薬に対し過敏症の既往のある患者 [特定の背景を有する患者に関する注意] 高血圧，動脈硬化，心不全，甲状腺機能亢進，糖尿病，血管攣縮の既往のある患者，心刺激伝導障害，全身状態が不良な患者，肝・腎機能障害，妊婦，授乳婦，小児，高齢者 [相互作用] 併用注意，（↑）：抗不整脈薬，↑：抗不整脈薬，クラス III 抗不整脈薬 [副作用] ショック，意識障害，振戦，痙攣，異常感覚，知覚・運動障害，眠気，不安，興奮，霧視，眩暈，悪心・嘔吐，過敏症など

4．局所止血薬

一般名／商品名	歯科適応／用法・用量	使用上の注意
酸化セルロース／ **サージセル・アブソーバブル・ヘモスタット**	[歯科適応] 各種手術時の補助的な止血 [用法・用量] 出血部位に適当量をあてるか充填，止血の達成後に余剰分は可能な限り取り除く	[禁忌] 骨孔の周り，骨の境界，脊髄周辺への留置，視神経や視束交叉の周囲への留置，骨折面又は椎弓切除術創への留置，大動脈の出血部，非出血性の多量の漿液浸出部 [相互作用] 併用注意，↑：局所止血剤トロンビン [副作用] 骨再生抑制，神経障害，視力障害，異常反応，発疹，発赤，皮膚炎，発熱，刺激痛，焼けつくような痛み，くしゃみなど
ゼラチン／ **スポンゼル** 2.5cm × 5cm，7cm × 10cm **ゼルフォーム** 20 × 60 × 7mm，80 × 125 × 10mm	[歯科適応] 各種外科領域における止血，褥瘡潰瘍 [用法・用量] 適当量を乾燥状態のまま，または生理食塩液かトロンビン溶液に浸し，創面に貼付し，滲出する血液を吸収させ固着，組織に容易に吸収されるので体内に包埋しても差し支えない	[禁忌] 本剤の成分に対し過敏症の既往のある患者，血管内 [副作用] 巨細胞肉芽腫，神経障害，ショック，アナフィラキシー，感染，膿瘍，異物反応，発熱，体液の被包化，血腫，体液貯留による脳・脊髄圧迫，腱への使用による過度の線維症・腱固定の遅延，など

5．含嗽剤

一般名／商品名	歯科適応／用法・用量	使用上の注意
アズレンスルホン酸ナトリウム水和物／ **アズノール** 錠：2mg，うがい液：4% **含嗽用ハチアズレ顆粒　アズレイうがい液** **4%AZ 含嗽用配合細粒「NP」**	[歯科適応] 各種手術時の補助的な止血 [用法・用量] 出血部位に適当量をあてるか充填，止血の達成後に余剰分は可能な限り取り除く	[特定の背景を有する患者に関する注意] 授乳婦 [副作用] 口中のあれ，口腔・咽頭の刺激感など
ポビドンヨード／ **イソジンガーグル液 7%**	[歯科適応] 口内炎，抜歯創を含む口腔創傷の感染予防，口腔内の消毒 [用法・用量] 用時 15～30 倍（2～4mL を約 60mL の水）に希釈し，1 日数回含嗽，抜歯後等の口腔創傷の場合，血餅の形成が阻害されると考えられる時期には，はげしい洗口を避けさせること，眼に入らないように注意すること，入った場合には，水でよく洗い流すこと	[禁忌] 本剤またはヨウ素に対し過敏症の既往のある患者 [特定の背景を有する患者に関する注意] 甲状腺機能に異常のある患者 [副作用] ショック，アナフィラキシー，過敏症，口腔・咽頭の刺激感，口腔粘膜びらん，口中のあれ，悪心，不快感など

一般名／商品名	歯科適応／用法・用量	使用上の注意
フラジオマイシン硫酸塩／ **デンターグル含嗽用散 20mg/包**	[歯科適応] 抜歯創・口腔手術創の二次感染 [用法・用量] 60mg を用時約 500mL の水または微温湯に溶解し，1日数回に分けて洗口，症状により適宜増量，抜歯後等の口腔内手術創の場合，血餅の形成が阻害されると思われる時期には，はげしい洗口を避けさせること，含嗽用にのみ使用させること	[禁忌] ストレプトマイシン，カナマイシン，ゲンタマイシン，フラジオマイシン等のアミノグリコシド系抗生物質，バシトラシン又はベンゼトニウム塩化物に対し過敏症の既往のある患者 [副作用] 過敏症など
ベンゼトニウム塩化物／ **ネオステリングリーンうがい液 0.2%** **ベンゼトニウム塩化物うがい液 0.2%「KYS」**	[歯科適応] 口腔内の消毒，抜歯創の感染予防 [用法・用量] 口腔内の消毒には 0.004%（50倍希釈）溶液として洗口，抜歯創の感染予防には 0.01〜0.02%（10〜20倍希釈）溶液として洗浄，抜歯後等の口腔創傷の場合，血餅の形成が阻害されると思われる時期には，はげしい洗口を避けさせること	[副作用] 過敏症，刺激感など

6．口腔用軟膏剤

一般名／商品名	歯科適応／用法・用量	使用上の注意
デキサメタゾン／ **アフタゾロン口腔用軟膏 0.1%** デキサメタゾン 口腔用軟膏 0.1%「NK」， 軟膏口腔用 0.1%「CH」	[歯科適応] びらんまたは潰瘍を伴う難治性口内炎および舌炎 [用法・用量] 適量を1日1〜数回患部に塗布，症状により適宜増減	[禁忌] 本剤に対し過敏症の既往のある患者 [特定の背景を有する患者に関する注意] 口腔内に感染を伴う患者，妊婦，授乳婦，小児 [副作用] 口腔の感染症，過敏症，下垂体・副腎皮質系機能抑制など
トリアムシノロンアセトニド／ **オルテクサー口腔用軟膏 0.1%**	[歯科適応] 慢性剥離性歯肉炎，びらんまたは潰瘍を伴う難治性口内炎および舌炎 [用法・用量] 適量を1日1〜数回患部に塗布，症状により適宜増減	[禁忌] 本剤に対し過敏症の既往のある患者 [特定の背景を有する患者に関する注意] 口腔内に感染を伴う患者，妊婦，授乳婦，小児，高齢者 [副作用] 口腔の感染症，過敏症，下垂体・副腎皮質系機能抑制，口腔内にしびれ感，味覚の異常または減退など
クロルヘキシジン塩酸塩／ **デスパコーワ口腔用クリーム**	[歯科適応] アフタ性口内炎，孤立性アフタ，褥瘡性潰瘍，辺縁性歯周炎 [用法・用量] 本剤の適量を1日3〜4回炎症部位に塗布	[禁忌] 口腔に結核性・ウイルス性・その他化膿性の感染症，本剤の成分またはクロルヘキシジン製剤に対し過敏症の既往のある患者 [特定の背景を有する患者に関する注意] 妊婦，授乳婦，小児 [副作用] ショック，アナフィラキシー，舌のしびれ，味覚異常，口内炎，黒舌症，真菌性感染症，細菌性感染症，過敏症，下垂体・副腎皮質系機能の抑制，胃部不快感，胃部膨満感，嘔吐，下痢など
オキシテトラサイクリン塩酸塩・ヒドロコルチゾン／ **テラ・コートリル軟膏** 1g中オキシテトラサイクリン塩酸塩 30mg，ヒドロコルチゾン 10mg 他	[歯科適応] 歯周組織炎，感染性口内炎，舌炎 [用法・用量] 毎日または隔日に少量宛患部に注入または塗擦，症状により適宜増減	[禁忌] オキシテトラサイクリン耐性菌または非感性菌による皮膚感染のある患者，真菌症，皮膚結核，単純疱疹，水痘，種痘疹，本剤の成分またはテトラサイクリン系抗生物質に対し過敏症の既往のある患者，潰瘍（ベーチェット病を除く），第2度深在性以上の熱傷・凍傷のある患者 [特定の背景を有する患者に関する注意] 妊婦，小児 [副作用] 皮膚の感染症，過敏症，ステロイド痤瘡，魚鱗癬様皮膚変化，紫斑，多毛，色素脱失，下垂体・副腎皮質系機能の抑制，眼圧亢進，緑内障，後嚢白内障など
ヒドロコルチゾン酢酸エステル・ヒノキチオール配合剤／ **ヒノポロン口腔用軟膏** 1g中ヒノキチオール 1mg，ヒドロコルチゾン酢酸エステル 5mg，アミノ安息香酸エチル 15mg 他	[歯科適応] 急性歯肉炎，辺縁性歯周炎 [用法・用量] 十分清拭乾燥した患部に1日1回適量を注入，塗布する場合は患部を清拭したのち，通常1日1〜3回適量を使用	[禁忌] 本剤に対し過敏症の既往歴のある患者，メトヘモグロビン血症 [相互作用] 併用注意，（↓）：ヨード製剤，その他の金属塩を含む薬剤 [副作用] ショック，振戦，痙攣，眠気，不安，興奮，霧視，眩暈，悪心・嘔吐，過敏症，下垂体・副腎皮質系機能抑制，メトヘモグロビン血症など
エピジヒドロコレステリン・テトラサイクリン塩酸塩／ **テトラサイクリン・プレステロン歯科用軟膏** 1g中テトラサイクリン 30mg，エピジヒドロコレステリン 20mg	[歯科適応] 歯周組織炎，抜歯創・口腔手術創の二次感染，感染性口内炎 [用法・用量] 1日数回，患部に適量を塗布または塗擦	[禁忌] テトラサイクリン系抗生物質に対し過敏症の既往のある患者 [特定の背景を有する患者に関する注意] 妊婦，授乳婦，小児，高齢者 [相互作用] 併用注意，（↓）：ハロゲン剤，金属の塩類 [副作用] 過敏症，菌交代現象など

7．その他口腔用薬

一般名／商品名	歯科適応／用法・用量	使用上の注意
アズレンスルホン酸ナトリウム水和物／**アズノールST錠口腔用5mg**	[歯科適応] 口内炎，急性歯肉炎，舌炎，口腔創傷 [用法・用量] 1回1錠を1日4回左右いずれかの上顎の歯肉口唇移行部に挿入，症状により適宜増減	[特定の背景を有する患者に関する注意] 授乳婦 [副作用] 悪心，胃部不快感，胃部膨満感，食欲不振，便秘，下痢など
トリアムシノロンアセトニド／**アフタッチ口腔用貼付剤25μg**	[歯科適応] アフタ性口内炎 [用法・用量] 1患部に1回1錠ずつを1日1～2回，白色面を患部粘膜に付着させる，症状により適宜増量	[禁忌] 本剤の成分に対して過敏症の既往のある患者 [特定の背景を有する患者に関する注意] 口腔内に感染を伴う患者，妊婦，授乳婦，高齢者 [副作用] 口腔の感染症，カンジダ症，過敏症，気管支喘息，顔面浮腫，発疹など
ベクロメタゾンプロピオン酸エステル／**サルコートカプセル外用50μg**	[歯科適応] びらんまたは潰瘍を伴う難治性口内炎 [用法・用量] 1回1カプセルを1日2～3回，専用の小型噴霧器を用いて患部に均一に噴霧，症状により適宜増減，約3週間使用しても効果が認められない場合は本剤の投与を中止	[禁忌] 本剤の成分に対して過敏症の既往のある患者 [特定の背景を有する患者に関する注意] 口腔内に感染を伴う患者，るカンジダ症の既往歴のある患者，免疫機能の低下している患者，生検直後のごとき創面のある患者，妊婦，授乳婦，高齢者 [副作用] 口腔の感染症，カンジダ症，過敏症，浮腫，腹部不快感など
リン酸二カリウム・無機塩類配合剤／**サリベートエアゾール** 50g中塩化ナトリウム42.2mg，塩化カリウム60.0mg，塩化カルシウム水和物7.3mg，塩化マグネシウム2.6mg，リン酸二カリウム17.1mg 他	[歯科適応] シェーグレン症候群による口腔乾燥症，頭頸部の放射線照射による唾液腺障害に基づく口腔乾燥症 [用法・用量] 1回に1～2秒間口腔内に1日4～5回噴霧，症状により適宜増減	[副作用] 過敏症，嘔気，味覚変化，腹部膨満感，腹部不快感，腹鳴，口内痛，咽頭不快感など

歯科における主な漢方薬一覧

笠原正貴

表1 「薬価基準による歯科関連薬剤点数表」（令和5年4月1日現在）に収載されている漢方薬

薬品名	歯科適応 / 用法・用量	使用上の注意
ツムラ立効散エキス顆粒（医療用）	**[歯科適応]** 抜歯後の疼痛，歯痛 **[用法・用量]** 通常，成人1日7.5gを2～3回に分割し，食前または食間に経口投与する．なお，年齢，体重，症状により適宜増減する．	**【相互作用】** ＜併用注意＞カンゾウ含有製剤，グリチルリチン製剤 **【副作用】** 偽アルドステロン症，ミオパチーなど
ツムラ半夏瀉心湯エキス顆粒（医療用）	**[歯科適応]** 口内炎 **[用法・用量]** 通常，成人1日7.5gを2～3回に分割し，食前または食間に経口投与する．なお，年齢，体重，症状により適宜増減する．	**【禁忌】** 1. アルドステロン症の患者；2. ミオパシーのある患者；3. 低カリウム血症のある患者 **【相互作用】** ＜併用注意＞カンゾウ含有製剤，グリチルリチン製剤，ループ系利尿剤，チアジド系利尿剤 **【副作用】** 間質性肺炎，偽アルドステロン症，ミオパシー，肝機能障害，黄疸，過敏症など
コタロー半夏瀉心湯エキス細粒	**[歯科適応]** 口内炎 **[用法・用量]** 通常，成人1日7.5gを2～3回に分割し，食前または食間に経口投与する．なお，年齢，体重，症状により適宜増減する．	**【禁忌】** 1. アルドステロン症の患者；2. ミオパシーのある患者；3. 低カリウム血症のある患者 **【相互作用】** ＜併用注意＞カンゾウ含有製剤，グリチルリチン製剤，ループ系利尿剤，チアジド系利尿剤 **【副作用】** 間質性肺炎，偽アルドステロン症，ミオパシー，肝機能障害，黄疸，過敏症など
クラシエ半夏瀉心湯エキス細粒	**[歯科適応]** 口内炎 **[用法・用量]** 通常，成人1日6.0gを2～3回に分割し，食前または食間に経口投与する．なお，年齢，体重，症状により適宜増減する．	**【相互作用】** ＜併用注意＞カンゾウ含有製剤，グリチルリチン製剤，ループ系利尿剤，チアジド系利尿剤 **【副作用】** 間質性肺炎，偽アルドステロン症，ミオパチー，肝機能障害，黄疸，過敏症など
クラシエ半夏瀉心湯エキス錠	**[歯科適応]** 口内炎 **[用法・用量]** 通常，成人1日18錠を2～3回に分割し，食前または食間に経口投与する．なお，年齢，体重，症状により適宜増減する．	**【禁忌】** 1. アルドステロン症の患者；2. ミオパシーのある患者；3. 低カリウム血症のある患者 **【相互作用】** ＜併用注意＞カンゾウ含有製剤，グリチルリチン製剤，ループ系利尿剤，チアジド系利尿剤 **【副作用】** 間質性肺炎，偽アルドステロン症，ミオパシー，肝機能障害，黄疸，過敏症など
ツムラ黄連湯エキス顆粒（医療用）	**[歯科適応]** 口内炎 **[用法・用量]** 通常，成人1日7.5gを2～3回に分割し，食前または食間に経口投与する．なお，年齢，体重，症状により適宜増減する．	**【禁忌】** 1. アルドステロン症の患者；2. ミオパシーのある患者；3. 低カリウム血症のある患者 **【相互作用】** ＜併用注意＞カンゾウ含有製剤，グリチルリチン製剤，ループ系利尿剤，チアジド系利尿剤 **【副作用】** 偽アルドステロン症，ミオパシー，過敏症など
コタロー黄連湯エキス細粒	**[歯科適応]** 口内炎 **[用法・用量]** 通常，成人1日7.5gを2～3回に分割し，食前または食間に経口投与する．なお，年齢，体重，症状により適宜増減する．	**【禁忌】** 1. アルドステロン症の患者；2. ミオパシーのある患者；3. 低カリウム血症のある患者 **【相互作用】** ＜併用注意＞カンゾウ含有製剤，グリチルリチン製剤，ループ系利尿剤，チアジド系利尿剤 **【副作用】** 偽アルドステロン症，ミオパシー，過敏症など
ツムラ茵蔯蒿湯エキス顆粒（医療用）	**[歯科適応]** 口内炎 **[用法・用量]** 通常，成人1日7.5gを2～3回に分割し，食前または食間に経口投与する．なお，年齢，体重，症状により適宜増減する．	**【副作用】** 肝機能障害，黄疸，腸間膜静脈硬化症，食欲不振，胃部不快感，腹痛，下痢など
クラシエ茵蔯蒿湯エキス細粒	**[歯科適応]** 口内炎 **[用法・用量]** 通常，成人1日6.0gを2～3回に分割し，食前または食間に経口投与する．なお，年齢，体重，症状により適宜増減する．	**【副作用】** 肝機能障害，黄疸，腸間膜静脈硬化症，食欲不振，胃部不快感，腹痛，下痢など

薬品名	歯科適応 / 用法・用量	使用上の注意
ツムラ五苓散エキス顆粒（医療用）	**[歯科適応]** 口渇 **[用法・用量]** 通常，成人1日7.5gを2～3回に分割し，食前または食間に経口投与する．なお，年齢，体重，症状により適宜増減する．	**【副作用】** 発疹，発赤，掻痒などの過敏症，肝機能異常
コタロー五苓散料エキス細粒	**[歯科適応]** 口渇 **[用法・用量]** 通常，成人1日6.0gを2～3回に分割し，食前または食間に経口投与する．なお，年齢，体重，症状により適宜増減する．	**【副作用】** 発疹，発赤，掻痒などの過敏症，肝機能異常
クラシエ五苓散料エキス細粒	**[歯科適応]** 口渇 **[用法・用量]** 通常，成人1日6.0gを2～3回に分割し，食前または食間に経口投与する．なお，年齢，体重，症状により適宜増減する．	**【副作用】** 発疹，発赤，掻痒などの過敏症，肝機能異常
クラシエ五苓散料エキス錠	**[歯科適応]** 口渇 **[用法・用量]** 通常，成人1日18錠を2～3回に分割し，食前または食間に経口投与する．なお，年齢，体重，症状により適宜増減する．	**【副作用】** 発疹，発赤，掻痒などの過敏症，肝機能異常
ツムラ白虎加人参湯エキス顆粒（医療用）	**[歯科適応]** 口渇 **[用法・用量]** 通常，成人1日9.0gを2～3回に分割し，食前または食間に経口投与する．なお，年齢，体重，症状により適宜増減する．	**【相互作用】** ＜併用注意＞カンゾウ含有製剤，グリチルリチン製剤 **【副作用】** 偽アルドステロン症，ミオパシー，過敏症，肝機能異常，口中不快感，食欲不振，胃部不快感，軟便，下痢など
コタロー白虎加人参湯エキス細粒	**[歯科適応]** 口渇 **[用法・用量]** 通常，成人1日12.0gを2～3回に分割し，食前または食間に経口投与する．なお，年齢，体重，症状により適宜増減する．	**【相互作用】** ＜併用注意＞カンゾウ含有製剤，グリチルリチン製剤 **【副作用】** 偽アルドステロン症，ミオパシー，過敏症，肝機能異常，口中不快感，食欲不振，胃部不快感，軟便，下痢など
クラシエ白虎加人参湯エキス細粒	**[歯科適応]** 口渇 **[用法・用量]** 通常，成人1日6.0gを2～3回に分割し，食前または食間に経口投与する．なお，年齢，体重，症状により適宜増減する．	**【相互作用】** ＜併用注意＞カンゾウ含有製剤，グリチルリチン製剤 **【副作用】** 偽アルドステロン症，ミオパシー，過敏症，肝機能異常，口中不快感，食欲不振，胃部不快感，軟便，下痢など
クラシエ白虎加人参湯エキス錠	**[歯科適応]** 口渇 **[用法・用量]** 通常，成人1日12錠を2～3回に分割し，食前または食間に経口投与する．なお，年齢，体重，症状により適宜増減する．	**【相互作用】** ＜併用注意＞カンゾウ含有製剤，グリチルリチン製剤 **【副作用】** 偽アルドステロン症，ミオパシー，過敏症，肝機能異常，口中不快感，食欲不振，胃部不快感，軟便，下痢など
ツムラ排膿散及湯エキス顆粒（医療用）	**[歯科適応]** 歯周組織炎，歯肉炎 **[用法・用量]** 通常，成人1日7.5gを2～3回に分割し，食前または食間に経口投与する．なお，年齢，体重，症状により適宜増減する．	**【禁忌】** 1．アルドステロン症の患者；2．ミオパシーのある患者；3．低カリウム血症のある患者 **【相互作用】** ＜併用注意＞カンゾウ含有製剤，グリチルリチン製剤，ループ系利尿剤，チアジド系利尿剤 **【副作用】** 偽アルドステロン症，ミオパシーなど
コタロー排膿散及湯エキス細粒	**[歯科適応]** 歯周組織炎，歯肉炎 **[用法・用量]** 通常，成人1日7.5gを2～3回に分割し，食前または食間に経口投与する．なお，年齢，体重，症状により適宜増減する．	**【禁忌】** 1．アルドステロン症の患者；2．ミオパシーのある患者；3．低カリウム血症のある患者 **【相互作用】** ＜併用注意＞カンゾウ含有製剤，グリチルリチン製剤，ループ系利尿剤，チアジド系利尿剤 **【副作用】** 偽アルドステロン症，ミオパシーなど

薬品名	歯科適応 / 用法・用量	使用上の注意
ツムラ葛根湯エキス顆粒（医療用）	**[歯科適応]** 上半身の神経痛 **[用法・用量]** 通常，成人1日7.5gを2～3回に分割し，食前または食間に経口投与する．なお，年齢，体重，症状により適宜増減する．	**【相互作用】**＜併用注意＞マオウ含有製剤，エフェドリン類含有製剤，モノアミン酸化酵素（MAO）阻害剤，甲状腺製剤，カテコールアミン製剤，キサンチン系製剤，カンゾウ含有製剤，グリチルリチン製剤 **【副作用】** 偽アルドステロン症，ミオパシー，肝機能障害，黄疸，過敏症，不眠，発汗過多，全身脱力感，食欲不振，悪心，嘔吐，排尿障害など
コタロー葛根湯エキス細粒	**[歯科適応]** 上半身の神経痛 **[用法・用量]** 通常，成人1日7.5gを2～3回に分割し，食前または食間に経口投与する．なお，年齢，体重，症状により適宜増減する．	**【相互作用】**＜併用注意＞マオウ含有製剤，エフェドリン類含有製剤，モノアミン酸化酵素（MAO）阻害剤，甲状腺製剤，カテコールアミン製剤，キサンチン系製剤，カンゾウ含有製剤，グリチルリチン製剤 **【副作用】** 偽アルドステロン症，ミオパシー，肝機能障害，黄疸，過敏症，不眠，発汗過多，全身脱力感，食欲不振，悪心，嘔吐，排尿障害など
クラシエ葛根湯エキス細粒	**[歯科適応]** 上半身の神経痛 **[用法・用量]** 通常，成人1日7.5gを2～3回に分割し，食前または食間に経口投与する．なお，年齢，体重，症状により適宜増減する．	**【相互作用】**＜併用注意＞マオウ含有製剤，エフェドリン類含有製剤，モノアミン酸化酵素（MAO）阻害剤，甲状腺製剤，カテコールアミン製剤，キサンチン系製剤，カンゾウ含有製剤，グリチルリチン製剤 **【副作用】** 偽アルドステロン症，ミオパシー，肝機能障害，黄疸，過敏症，不眠，発汗過多，全身脱力感，食欲不振，悪心，嘔吐，排尿障害など
クラシエ葛根湯エキス錠T	**[歯科適応]** 上半身の神経痛 **[用法・用量]** 通常，成人1日18錠を2～3回に分割し，食前または食間に経口投与する．なお，年齢，体重，症状により適宜増減する．	**【相互作用】**＜併用注意＞マオウ含有製剤，エフェドリン類含有製剤，モノアミン酸化酵素（MAO）阻害剤，甲状腺製剤，カテコールアミン製剤，キサンチン系製剤，カンゾウ含有製剤，グリチルリチン製剤 **【副作用】** 偽アルドステロン症，ミオパシー，肝機能障害，黄疸，過敏症，不眠，発汗過多，全身脱力感，食欲不振，悪心，嘔吐，排尿障害など
ツムラ芍薬甘草湯エキス顆粒（医療用）	**[歯科適応]** 急激に起こる筋肉の痙攣を伴う疼痛，筋肉・関節痛 **[用法・用量]** 通常，成人1日7.5gを2～3回に分割し，食前または食間に経口投与する．なお，年齢，体重，症状により適宜増減する．	**【禁忌】** 1．アルドステロン症の患者；2．ミオパシーのある患者；3．低カリウム血症のある患者 **【相互作用】**＜併用注意＞カンゾウ含有製剤，グリチルリチン製剤，ループ系利尿剤，チアジド系利尿剤 **【副作用】** 間質性肺炎，偽アルドステロン症，うっ血性心不全，心室細動，心室頻拍，ミオパシー，肝機能障害，黄疸，過敏症，悪心，嘔吐，低カリウム血症，浮腫，高血圧など
コタロー芍薬甘草湯エキス細粒	**[歯科適応]** 急激に起こる筋肉の痙攣を伴う疼痛，筋肉・関節痛 **[用法・用量]** 通常，成人1日6.0gを2～3回に分割し，食前または食間に経口投与する．なお，年齢，体重，症状により適宜増減する．	**【禁忌】** 1．アルドステロン症の患者；2．ミオパシーのある患者；3．低カリウム血症のある患者 **【相互作用】**＜併用注意＞カンゾウ含有製剤，グリチルリチン製剤，ループ系利尿剤，チアジド系利尿剤 **【副作用】** 間質性肺炎，偽アルドステロン症，うっ血性心不全，心室細動，心室頻拍，ミオパシー，肝機能障害，黄疸，過敏症，悪心，下痢など
クラシエ芍薬甘草湯エキス細粒	**[歯科適応]** 急激に起こる筋肉の痙攣を伴う疼痛，筋肉・関節痛 **[用法・用量]** 通常，成人1日6.0gを2～3回に分割し，食前または食間に経口投与する．なお，年齢，体重，症状により適宜増減する．	**【禁忌】** 1．アルドステロン症の患者；2．ミオパシーのある患者；3．低カリウム血症のある患者 **【相互作用】**＜併用注意＞カンゾウ含有製剤，グリチルリチン製剤，ループ系利尿剤，チアジド系利尿剤 **【副作用】** 間質性肺炎，偽アルドステロン症，うっ血性心不全，心室細動，心室頻拍，ミオパシー，肝機能障害，黄疸，過敏症，悪心，嘔吐，下痢など
ツムラ補中益気湯エキス顆粒（医療用）	**[歯科適応]** 病後の体力補強 **[用法・用量]** 通常，成人1日7.5gを2～3回に分割し，食前または食間に経口投与する．なお，年齢，体重，症状により適宜増減する．	**【相互作用】**＜併用注意＞カンゾウ含有製剤，グリチルリチン製剤 **【副作用】** 間質性肺炎，偽アルドステロン症，ミオパシー，肝機能障害，黄疸，過敏症，食欲不振，胃部不快感，悪心，下痢など
コタロー補中益気湯ニキス細粒	**[歯科適応]** 病後の体力補強 **[用法・用量]** 通常，成人1日12.0gを2～3回に分割し，食前または食間に経口投与する．なお，年齢，体重，症状により適宜増減する．	**【相互作用】**＜併用注意＞カンゾウ含有製剤，グリチルリチン製剤 **【副作用】** 間質性肺炎，偽アルドステロン症，ミオパシー，肝機能障害，黄疸，過敏症，食欲不振，胃部不快感，悪心，下痢など
クラシエ補中益気湯エキス細粒	**[歯科適応]** 病後の体力補強 **[用法・用量]** 通常，成人1日7.5gを2～3回に分割し，食前または食間に経口投与する．なお，年齢，体重，症状により適宜増減する．	**【相互作用】**＜併用注意＞カンゾウ含有製剤，グリチルリチン製剤 **【副作用】** 間質性肺炎，偽アルドステロン症，ミオパシー，肝機能障害，黄疸，過敏症，食欲不振，胃部不快感，悪心，下痢など

薬品名	歯科適応 / 用法・用量	使用上の注意
ツムラ十全大補湯エキス顆粒（医療用）	[歯科適応] 病後の体力低下 [用法・用量] 通常，成人1日7.5gを2～3回に分割し，食前または食間に経口投与する．なお，年齢，体重，症状により適宜増減する．	【相互作用】＜併用注意＞カンゾウ含有製剤，グリチルリチン製剤 【副作用】偽アルドステロン症，ミオパシー，肝機能障害，黄疸，過敏症，食欲不振，胃部不快感，悪心，嘔吐，下痢など
コタロー十全大補湯エキス細粒	[歯科適応] 病後の体力低下 [用法・用量] 通常，成人1日15.0gを2～3回に分割し，食前または食間に経口投与する．なお，年齢，体重，症状により適宜増減する．	【相互作用】＜併用注意＞カンゾウ含有製剤，グリチルリチン製剤 【副作用】偽アルドステロン症，ミオパシー，肝機能障害，黄疸，過敏症，食欲不振，胃部不快感，悪心，嘔吐，下痢など
クラシエ十全大補湯細粒	[歯科適応] 病後の体力低下 [用法・用量] 通常，成人1日7.5gを2～3回に分割し，食前または食間に経口投与する．なお，年齢，体重，症状により適宜増減する．	【相互作用】＜併用注意＞カンゾウ含有製剤，グリチルリチン製剤 【副作用】偽アルドステロン症，ミオパシー，肝機能障害，黄疸，過敏症，食欲不振，胃部不快感，悪心，嘔吐，下痢など
ツムラ桂枝加朮附湯エキス顆粒（医療用）	[歯科適応] 関節痛，神経痛 [用法・用量] 通常，成人1日7.5gを2～3回に分割し，食前または食間に経口投与する．なお，年齢，体重，症状により適宜増減する．	【相互作用】＜併用注意＞カンゾウ含有製剤，グリチルリチン製剤 【副作用】偽アルドステロン症，ミオパシー，過敏症，心悸亢進など
コタロー補桂枝加朮附湯エキス細粒	[歯科適応] 関節痛，神経痛 [用法・用量] 通常，成人1日9.0gを2～3回に分割し，食前または食間に経口投与する．なお，年齢，体重，症状により適宜増減する．	【相互作用】＜併用注意＞カンゾウ含有製剤，グリチルリチン製剤 【副作用】偽アルドステロン症，ミオパシー，過敏症，心悸亢進など

表2　口腔顔面痛に使用できる漢方薬（「薬価基準による歯科関係薬剤点数表」には収載されていません．適応外使用を推奨するものではありません）

薬品名	歯科適応 / 用法・用量	使用上の注意
ツムラ薏苡仁湯顆粒（医療用）	[歯科適応] 関節痛，筋肉痛 [用法・用量] 通常，成人1日7.5gを2～3回に分割し，食前または食間に経口投与する．なお，年齢，体重，症状により適宜増減する．	【相互作用】＜併用注意＞マオウ含有製剤，エフェドリン類含有製剤，MAO阻害剤，甲状腺製剤，カテコールアミン製剤，キサンチン系製剤，カンゾウ含有製剤，グリチルリチン製剤 【副作用】偽アルドステロン症，ミオパシー，過敏症，不眠，発汗過多，頻脈，動悸，全身脱力感，精神興奮，食欲不振，胃部不快感，悪心，嘔吐，腹痛，下痢，排尿障害など
ツムラ疎経活血湯エキス顆粒（医療用）	[歯科適応] 関節痛，神経痛，筋肉痛 [用法・用量] 通常，成人1日7.5gを2～3回に分割し，食前または食間に経口投与する．なお，年齢，体重，症状により適宜増減する．	【相互作用】＜併用注意＞カンゾウ含有製剤，グリチルリチン製剤 【副作用】偽アルドステロン症，ミオパシー，食欲不振，胃部不快感，悪心，嘔吐，下痢など
ツムラ五積散エキス顆粒（医療用）	[歯科適応] 神経痛，関節痛 [用法・用量] 通常，成人1日7.5gを2～3回に分割し，食前または食間に経口投与する．なお，年齢，体重，症状により適宜増減する．	【相互作用】＜併用注意＞マオウ含有製剤，エフェドリン類含有製剤，MAO阻害剤，甲状腺製剤，カテコールアミン製剤，キサンチン系製剤，カンゾウ含有製剤，グリチルリチン製剤 【副作用】偽アルドステロン症，ミオパシー，過敏症，不眠，発汗過多，頻脈，動悸，全身脱力感，精神興奮，食欲不振，胃部不快感，悪心，嘔吐，腹痛，下痢，排尿障害など
ツムラ麻杏薏甘湯エキス顆粒（医療用）	[歯科適応] 関節痛，神経痛，筋肉痛 [用法・用量] 通常，成人1日7.5gを2～3回に分割し，食前または食間に経口投与する．なお，年齢，体重，症状により適宜増減する．	【相互作用】＜併用注意＞マオウ含有製剤，エフェドリン類含有製剤，モノアミン酸化酵素（MAO）阻害剤，甲状腺製剤，カテコールアミン製剤，キサンチン系製剤，カンゾウ含有製剤，グリチルリチン製剤 【副作用】偽アルドステロン症，ミオパシー，肝機能障害，黄疸，過敏症，不眠，発汗過多，全身脱力感，食欲不振，悪心，嘔吐，排尿障害など

薬品名	歯科適応 / 用法・用量	使用上の注意
ツムラ大防風湯エキス顆粒（医療用）	[歯科適応] 慢性関節炎 [用法・用量] 通常，成人1日10.5gを2～3回に分割し，食前または食間に経口投与する．なお，年齢，体重，症状により適宜増減する．	【相互作用】＜併用注意＞カンゾウ含有製剤，グリチルリチン製剤 【副作用】偽アルドステロン症，ミオパシー，過敏症，食欲不振，胃部不快感，悪心，嘔吐，下痢，心悸亢進，のぼせ，舌のしびれなど
ツムラ八味地黄丸エキス顆粒（医療用）	[歯科適応] 口渇，口内炎，舌痛症 [用法・用量] 通常，成人1日7.5gを2～3回に分割し，食前または食間に経口投与する．なお，年齢，体重，症状により適宜増減する．	【副作用】過敏症，食欲不振，胃部不快感，悪心，嘔吐，腹痛，下痢，便秘，心悸亢進，のぼせ，舌のしびれなど
ツムラ黄連解毒湯エキス顆粒（医療用）	[歯科適応] 口内炎，舌痛症 [用法・用量] 通常，成人1日7.5gを2～3回に分割し，食前または食間に経口投与する．なお，年齢，体重，症状により適宜増減する．	【副作用】間質性肺炎，肝機能障害，黄疸，過敏症，食欲不振，胃部不快感，悪心，嘔吐，腹痛，下痢など
ツムラ半夏厚朴湯エキス顆粒（医療用）	[歯科適応] 神経性食道狭窄症，不安，神経症，不眠症 [用法・用量] 通常，成人1日7.5gを2～3回に分割し，食前または食間に経口投与する．なお，年齢，体重，症状により適宜増減する．	【副作用】過敏症，肝機能異常など
ツムラ当帰芍薬散エキス顆粒（医療用）	[歯科適応] 頭痛，顔面痛，肩こり [用法・用量] 通常，成人1日7.5gを2～3回に分割し，食前または食間に経口投与する．なお，年齢，体重，症状により適宜増減する．	【副作用】過敏症，肝機能障害，食欲不振，胃部不快感，悪心，嘔吐，腹痛，下痢など
ツムラ加味逍遙散エキス顆粒（医療用）	[歯科適応] 頭痛，咀嚼筋痛，肩こり，舌痛症，口内炎，精神不安，冷え症 [用法・用量] 通常，成人1日7.5gを2～3回に分割し，食前または食間に経口投与する．なお，年齢，体重，症状により適宜増減する．	【相互作用】＜併用注意＞カンゾウ含有製剤，グリチルリチン製剤 【副作用】偽アルドステロン症，ミオパシー，肝機能障害，黄疸，過敏症，食欲不振，胃部不快感，悪心，嘔吐，腹痛，下痢など
ツムラ桂枝茯苓丸エキス顆粒（医療用）	[歯科適応] 血行をよくする基本処方頭痛，筋痛，のぼせ，肩こり，冷え症 [用法・用量] 通常，成人1日7.5gを2～3回に分割し，食前または食間に経口投与する．なお，年齢，体重，症状により適宜増減する．	【副作用】肝機能障害，黄疸，過敏症，食欲不振，胃部不快感，悪心，下痢など
ツムラ麦門冬湯エキス顆粒（医療用）	[歯科適応] 口渇 [用法・用量] 通常，成人1日9.0gを2～3回に分割し，食前または食間に経口投与する．なお，年齢，体重，症状により適宜増減する．	【相互作用】＜併用注意＞カンゾウ含有製剤，グリチルリチン製剤 【副作用】間質性肺炎，偽アルドステロン症，ミオパシー，肝機能障害，黄疸，過敏症など
ツムラ呉茱萸湯エキス顆粒（医療用）	[歯科適応] 習慣性片頭痛，習慣性頭痛 [用法・用量] 通常，成人1日7.5gを2～3回に分割し，食前または食間に経口投与する．なお，年齢，体重，症状により適宜増減する．	【副作用】過敏症など
ツムラ人参湯エキス顆粒（医療用）	[歯科適応] 口内炎，舌痛症 [用法・用量] 通常，成人1日7.5gを2～3回に分割し，食前または食間に経口投与する．なお，年齢，体重，症状により適宜増減する．	【相互作用】＜併用注意＞カンゾウ含有製剤，グリチルリチン製剤，ループ系利尿剤，チアジド系利尿剤 【副作用】偽アルドステロン症，ミオパシー，過敏症など

薬品名	歯科適応 / 用法・用量	使用上の注意
ツムラ四逆散エキス顆粒（医療用）	**[歯科適応]** 精神的ストレスによる頭痛，咀嚼筋痛，クレンチング，ブラキシズム **[用法・用量]** 通常，成人1日7.5gを2〜3回に分割し，食前または食間に経口投与する．なお，年齢，体重，症状により適宜増減する．	**【相互作用】** <併用注意>カンゾウ含有製剤，グリチルリチン製剤 **【副作用】** 偽アルドステロン症，ミオパシーなど
ツムラ半夏白朮天麻湯エキス顆粒（医療用）	**[歯科適応]** 頭痛 **[用法・用量]** 通常，成人1日7.5gを2〜3回に分割し，食前または食間に経口投与する．なお，年齢，体重，症状により適宜増減する．	**【副作用】** 過敏症など
ツムラ当帰四逆加呉茱萸生姜湯エキス顆粒（医療用）	**[歯科適応]** 冷え症を伴う頭痛，咀嚼筋痛，神経痛 **[用法・用量]** 通常，成人1日7.5gを2〜3回に分割し，食前または食間に経口投与する．なお，年齢，体重，症状により適宜増減する．	**【相互作用】** <併用注意>カンゾウ含有製剤，グリチルリチン製剤，ループ系利尿剤，チアジド系利尿剤 **【副作用】** 偽アルドステロン症，ミオパシー，過敏症，食欲不振，胃部不快感，悪心，下痢など
ツムラ六君子湯エキス顆粒（医療用）	**[歯科適応]** 口内炎，舌痛症 **[用法・用量]** 通常，成人1日7.5gを2〜3回に分割し，食前または食間に経口投与する．なお，年齢，体重，症状により適宜増減する．	**【相互作用】** <併用注意>カンゾウ含有製剤，グリチルリチン製剤 **【副作用】** 偽アルドステロン症，ミオパシー，肝機能障害，黄疸，過敏症，悪心，腹部膨満感，下痢など
ツムラ抑肝散エキス顆粒（医療用）	**[歯科適応]** 顔面けいれん，神経痛，不眠症 **[用法・用量]** 通常，成人1日7.5gを2〜3回に分割し，食前または食間に経口投与する．なお，年齢，体重，症状により適宜増減する．	**【相互作用】** <併用注意>カンゾウ含有製剤，グリチルリチン製剤 **【副作用】** 偽アルドステロン症，ミオパシー，食欲不振，胃部不快感，悪心，下痢など
ツムラ五淋散エキス顆粒（医療用）	**[歯科適応]** 口内炎 **[用法・用量]** 通常，成人1日7.5gを2〜3回に分割し，食前または食間に経口投与する．なお，年齢，体重，症状により適宜増減する．	**【相互作用】** <併用注意>カンゾウ含有製剤，グリチルリチン製剤，ループ系利尿剤，チアジド系利尿剤 **【副作用】** 偽アルドステロン症，ミオパシー，食欲不振，胃部不快感，悪心，嘔吐，下痢など
ツムラ温清飲エキス顆粒（医療用）	**[歯科適応]** 口内炎，舌痛症 **[用法・用量]** 通常，成人1日7.5gを2〜3回に分割し，食前または食間に経口投与する．なお，年齢，体重，症状により適宜増減する．	**【副作用】** 肝機能障害，黄疸，過敏症，食欲不振，胃部不快感，悪心，嘔吐，下痢など
ツムラ桃核承気湯エキス顆粒（医療用）	**[歯科適応]** 便秘を伴う血行不良，頭痛，肩こり **[用法・用量]** 通常，成人1日7.5gを2〜3回に分割し，食前または食間に経口投与する．なお，年齢，体重，症状により適宜増減する．	**【相互作用】** <併用注意>カンゾウ含有製剤，グリチルリチン製剤 **【副作用】** 偽アルドステロン症，ミオパシー，過敏症，食欲不振，胃部不快感，腹痛，下痢など
ツムラ調胃承気湯エキス顆粒（医療用）	**[歯科適応]** 口内炎 **[用法・用量]** 通常，成人1日7.5gを2〜3回に分割し，食前または食間に経口投与する．なお，年齢，体重，症状により適宜増減する．	**【相互作用】** <併用注意>カンゾウ含有製剤，グリチルリチン製剤 **【副作用】** 偽アルドステロン症，ミオパシー，食欲不振，腹痛，下痢など
ツムラ竜胆瀉肝湯エキス顆粒（医療用）	**[歯科適応]** 口内炎，舌痛症 **[用法・用量]** 通常，成人1日7.5gを2〜3回に分割し，食前または食間に経口投与する．なお，年齢，体重，症状により適宜増減する．	**【相互作用】** <併用注意>カンゾウ含有製剤，グリチルリチン製剤 **【副作用】** 偽アルドステロン症，ミオパシー，食欲不振，胃部不快感，悪心，嘔吐，下痢など

薬品名	歯科適応 / 用法・用量	使用上の注意
ツムラ抑肝散加陳皮半夏エキス顆粒（医療用）	[歯科適応] 顔面けいれん，神経症，不眠症 [用法・用量] 通常，成人1日7.5gを2～3回に分割し，食前または食間に経口投与する．なお，年齢，体重，症状により適宜増減する．	【相互作用】＜併用注意＞カンゾウ含有製剤，グリチルリチン製剤 【副作用】偽アルドステロン症，ミオパシー，食欲不振，胃部不快感，悪心，下痢など
ツムラ六味丸エキス顆粒（医療用）	[歯科適応] 口内炎，舌痛症，口渇 [用法・用量] 通常，成人1日7.5gを2～3回に分割し，食前または食間に経口投与する．なお，年齢，体重，症状により適宜増減する．	【副作用】食欲不振，胃部不快感，悪心，嘔吐，腹痛，下痢など
ツムラ柴朴湯エキス顆粒（医療用）	[歯科適応] 舌痛症，神経性食道狭窄症，不安神経症 [用法・用量] 通常，成人1日7.5gを2～3回に分割し，食前または食間に経口投与する．なお，年齢，体重，症状により適宜増減する．	【相互作用】＜併用注意＞カンゾウ含有製剤，グリチルリチン製剤 【副作用】間質性肺炎，偽アルドステロン症，ミオパシー，肝機能障害，黄疸，過敏症，口渇，食欲不振，胃部不快感，腹痛，下痢，便秘，頻尿，排尿痛，血尿，残尿感，膀胱炎など
ツムラ酸棗仁湯エキス顆粒（医療用）	[歯科適応] 不眠症 [用法・用量] 通常，成人1日7.5gを2～3回に分割し，食前または食間に経口投与する．なお，年齢，体重，症状により適宜増減する．	【相互作用】＜併用注意＞カンゾウ含有製剤，グリチルリチン製剤 【副作用】偽アルドステロン症，ミオパシー，食欲不振，胃部不快感，悪心，腹痛，下痢など
ツムラ小柴胡湯加桔梗石膏エキス顆粒（医療用）	[歯科適応] 口内炎 [用法・用量] 通常，成人1日7.5gを2～3回に分割し，食前または食間に経口投与する．なお，年齢，体重，症状により適宜増減する．	【相互作用】＜併用注意＞カンゾウ含有製剤，グリチルリチン製剤 【副作用】偽アルドステロン症，ミオパシー，肝機能障害，黄疸，過敏症，食欲不振，胃部不快感，軟便，下痢など
ツムラ清心蓮子飲エキス顆粒（医療用）	[歯科適応] 口内炎，口渇，舌痛症 [用法・用量] 通常，成人1日7.5gを2～3回に分割し，食前または食間に経口投与する．なお，年齢，体重，症状により適宜増減する．	【相互作用】＜併用注意＞カンゾウ含有製剤，グリチルリチン製剤 【副作用】間質性肺炎，偽アルドステロン症，ミオパシー，肝機能障害，黄疸，過敏症など
ツムラ三黄瀉心湯エキス顆粒（医療用）	[歯科適応] 口内炎 [用法・用量] 通常，成人1日7.5gを2～3回に分割し，食前または食間に経口投与する．なお，年齢，体重，症状により適宜増減する．	【副作用】食欲不振，腹痛，下痢など
ツムラ茵蔯五苓散エキス顆粒（医療用）	[歯科適応] 口内炎 [用法・用量] 通常，成人1日7.5gを2～3回に分割し，食前または食間に経口投与する．なお，年齢，体重，症状により適宜増減する．	【副作用】過敏症など
ツムラ川芎茶調散エキス顆粒（医療用）	[歯科適応] 頭痛 [用法・用量] 通常，成人1日7.5gを2～3回に分割し，食前または食間に経口投与する．なお，年齢，体重，症状により適宜増減する．	【相互作用】＜併用注意＞カンゾウ含有製剤，グリチルリチン製剤 【副作用】偽アルドステロン症，ミオパシー，食欲不振，胃部不快感，悪心，下痢など
ツムラ麻黄附子細辛湯エキス顆粒（医療用）	[歯科適応] 頭痛，顔面痛 [用法・用量] 通常，成人1日7.5gを2～3回に分割し，食前または食間に経口投与する．なお，年齢，体重，症状により適宜増減する．	【相互作用】＜併用注意＞マオウ含有製剤，エフェドリン類含有製剤，MAO阻害剤，甲状腺製剤，カテコールアミン製剤，キサンチン系製剤 【副作用】肝機能障害，黄疸，過敏症，不眠，発汗過多，頻脈，動悸，全身脱力感，精神興奮，食欲不振，胃部不快感，悪心，嘔吐，排尿障害，のぼせ，舌のしびれなど

執筆者一覧

◧ 編集代表・執筆

一戸 達也	東京歯科大学学長，歯科麻酔学講座　教授

◧ 編集・執筆

笠原 正貴	東京歯科大学薬理学講座　教授
片倉　朗	東京歯科大学副学長，口腔病態外科学講座　教授
福田 謙一	東京歯科大学口腔健康科学講座　障害者歯科・口腔顔面痛研究室　教授

◧ 執　筆 (50音順)

赤木 真理	東京歯科大学口腔健康科学講座　障害者歯科・口腔顔面痛研究室
石束　叡	東京歯科大学薬理学講座
伊藤 慎一郎	東京歯科大学薬理学講座
今村 健太郎	東京歯科大学歯周病学講座
岩本 昌士	東京歯科大学口腔病態外科学講座，千葉歯科医療センター口腔外科
大神 浩一郎	東京歯科大学千葉歯科医療センター総合診療科
太田 雄一郎	東京歯科大学口腔健康科学講座　障害者歯科・口腔顔面痛研究室
笠原 清弘	東京歯科大学口腔病態外科学講座
柏木 航介	東京歯科大学口腔健康科学講座　障害者歯科・口腔顔面痛研究室
加藤 栄助	東京歯科大学口腔健康科学講座　障害者歯科・口腔顔面痛研究室
加藤　宏	東京歯科大学口腔顎顔面外科学講座
門田 佳子	東京歯科大学市川総合病院臨床薬学
川口　潤	東京歯科大学歯科麻酔学講座
喜田 大智	東京歯科大学歯周病学講座
國奥 有希	東京歯科大学口腔健康科学講座　障害者歯科・口腔顔面痛研究室
小崎 芳彦	東京歯科大学歯科麻酔学講座

小鹿恭太郎	東京歯科大学歯科麻酔学講座
小谷地 雅秀	東京歯科大学口腔病態外科学講座
小山　侑	東京歯科大学口腔病態外科学講座
齋藤　淳	東京歯科大学歯周病学講座
齋藤菜月	東京歯科大学歯科麻酔学講座
齋藤寛一	東京歯科大学口腔腫瘍外科学講座
佐藤一道	国際医療福祉大学医学部　歯科・口腔外科学
菅原圭亮	東京歯科大学口腔病態外科学講座
添田　萌	東京歯科大学口腔健康科学講座　障害者歯科・口腔顔面痛研究室
高橋有希	東京歯科大学薬理学講座
手島麻子	東京歯科大学歯科麻酔学講座
中島純子	東京歯科大学オーラルメディシン・病院歯科学講座
西山明宏	東京歯科大学口腔病態外科学講座
野口智康	東京歯科大学口腔健康科学講座　障害者歯科・口腔顔面痛研究室
野末雅子	東京歯科大学口腔健康科学講座　障害者歯科・口腔顔面痛研究室
野村武史	東京歯科大学口腔腫瘍外科学講座
半沢　篤	東京歯科大学口腔健康科学講座　障害者歯科・口腔顔面痛研究室
半田俊之	東京歯科大学歯科麻酔学講座
廣瀬詩季子	東京歯科大学口腔健康科学講座　障害者歯科・口腔顔面痛研究室
星野照秀	東京歯科大学口腔病態外科学講座
松浦信幸	東京歯科大学オーラルメディシン・病院歯科学講座
水永潤子	東京歯科大学口腔健康科学講座　障害者歯科・口腔顔面痛研究室
三邉正樹	東京歯科大学口腔腫瘍外科学講座
森井雅子	東京歯科大学歯科麻酔学講座
森田奈那	東京歯科大学オーラルメディシン・病院歯科学講座
藥師寺　孝	東京歯科大学口腔顎顔面外科学講座
山本雅絵	東京歯科大学口腔病態外科学講座，市川総合病院歯科・口腔外科
吉田香織	東京歯科大学歯科麻酔学講座
吉田秀児	東京歯科大学口腔顎顔面外科学講座
渡邊　章	東京歯科大学口腔顎顔面外科学講座

薬剤名索引

黒字：一般名，色文字：販売名（一般名と販売名が同一の場合は一般名として記載）

●記号

α遮断薬　50
β遮断薬　23, 24, 50, 141, 144, 172
β-ラクタム　8, 9, 53, 64, 82
βラクタム系抗菌薬　73, 82, 83, 148

●A

ACE阻害薬　98
AZ含嗽用配合細粒　172

●C

COX-2阻害薬　92, 97, 103

●D

DL-メチオニン配合錠　126

●L

L-ケフレックス　55, 163

●M

MAO阻害薬　24, 25, 172

●N

NSAIDs　8, 12, 16, 69, 88〜103, 106, 107, 109, 111, 116, 122, 123, 133, 136, 141, 142, 144, 148, 151〜153

●O

Ora Verse　43

●S

SPトローチ0.25mg「明治」　126
ST合剤　53

●あ

アクトネル　121
アクロマイシン　56, 74, 126
アジスロマイシン　12, 56, 63, 65, 67, 73, 74, 151, 165
アスナプレビル　165
アズノール　126, 129, 172, 174
アスピリン　91, 92, 96〜99, 104, 106, 107, 115, 133, 136, 140〜142, 159, 167〜171
アズレン　125, 126, 129, 172, 174
アセトアミノフェン　70, 89, 90, 98〜100, 102〜105, 129, 133, 134, 142, 145, 151, 169, 171
アセメタシン　91, 92, 168
アセリオ　105
アトルバスタチン　164, 165
アドレナリン　8, 18〜25, 27〜29, 39〜42, 44, 45, 48〜50, 107, 112, 139, 140, 142, 148, 149, 152, 172
アドレナリン含有2%リドカイン　33, 34
アドレナリン含有リドカイン　22〜25, 27, 29, 37, 39, 155
アドレナリン添加リドカイン　108, 109
アドレナリン非含有リドカイン　22
アトロピン　139, 140, 161
アフタッチ　126, 174
アミトリプチリン　25, 88〜90, 100, 110, 123, 134
アミノ安息香酸エチル　18, 32, 35, 36, 171, 173
アミノグリコシド　53, 65, 173

アミノフィリン　164〜166
アムホテリシンB　130, 143
アモキサピン　25
アモキサン　25
アモキシシリン　55, 63, 67, 68, 74, 151, 154, 162
アルチカイン　44, 45
アルボ　168
アンピシリン　55, 58, 63, 67, 74, 162
アンピロキシカム　92

●い

イソジンガーグル　126, 172
イソニアジド　169, 171
イトラコナゾール　12, 129, 130, 143, 164
イトリゾール　130
イバブラジン　164
イブプロフェン　92, 93, 98, 104, 116, 133, 144, 168, 170
イブルチニブ　164
イミプラミン　25
イミペネム・シラスタチンナトリウム　164
茵蔯蒿湯　125, 126, 135, 136, 175
茵蔯五苓散　181
インテバン　94
インデラル　25
インドメタシン　91, 94, 98, 105, 133, 168, 170
イントラリポス　30

●う

温清飲　180

●え

エタノール　42,128,141,142
エドキサバン　103,165
エトドラク　92,133,169
エトラビリン　164
エノキサシン　167
エバスチン　165
エピジヒドロコレステリン　126,173
エピシル　129
エピペン　139,140
エピリド　19,22,172
エファビレンツ　164
エフェドリン　137,177,178,181
エルゴタミン　12,25,129,143,164,165
エレトリプタン　164,165

●お

黄連解毒湯　179
黄連湯　126,135,136,175
オーグメンチン　57,63,67,86
オーグメンチン配合錠　55,57
オーラ注　172
オーラップ　129
オキサゾリジノン　53
オキサプロジン　168
オキシコドン　101,133,164
オキシテトラサイクリン　173
オステラック　92,169
オゼックス　12,56,58,74,166
オパイリン　92,169
オピオイド　89,90,100,101,112,116,122,129,133,145,171
オフロキサシン　56,166
オラセフ　55,74,163
オラドールトローチ　126
オラビ　130
オルテクサー　126,173

●か

葛根湯　116,135,136,137,177
カナマイシン　173
ガバペンチノイド　132,134
ガバペンチン　132
加味逍遥散　179
カルデナリン　26
カルバペネム　53,58,63,64,65,164
カルバマゼピン　12,100,109,123,124,134,164,165,169,171
ガレノキサシン　74
カロナール　102,104,105,151
含嗽用ハチアズレ顆粒　125,126,172

●き

キシレステシン　109
キシレステシン™A注　19,22,172
キシロカイン　35,109,123,125,129,171
キシロカインカートリッジ　19,22,172
キシロカインビスカス　35,125,126
キニジン　129,165,171
キョーリンAP2　107

●く

クラバモックス　55,57,62
クラビット　56,58,74,166
クラブラン酸　67
クラブラン酸アモキシシリン　55,57
クラリシッド　56,74,164
クラリス　12,56,57
クラリスロマイシン　12,56〜58,63,65,67,73,74,151,164
クリアミン　25,129,164

グリチルリチン　126,175〜181
グリチロン配合錠　126
クリンダマイシン　11,56,63,67,74,164
グレースビット　57,58,74,166
クロナゼパム　90,132,134
クロラムフェニコール　53,56
クロルプロマジン　26
クロルヘキシジン　126,148,173
クロロマイセチン　56

●け

桂枝加朮附湯　135,136,138,178
桂枝茯苓丸　179
ケフラール　55,57,63,71,74,162
ケフレックス　55,74,163

●こ

五積散　178
呉茱萸湯　179
五淋散　180
コルヒチン　164,165
五苓散　131,132,135〜137,176
コントミン　26

●さ

サージセル・アブソーバブル・ヘモスタット　172
サイアザイド　144
柴朴湯　181
サキナビル　165
ザフィルルカスト　165,170
サラジェン　131
サリグレン　131
サリベートエアゾール　174
サルコートカプセル　126,174
サルタノールインヘラー100μg　140
ザルトプロフェン　93,94,167
サルファ剤　53

185

サルブタモール　139,140
サワシリンカプセル　55,57,58,67
三黄瀉心湯　181
酸化セルロース　172
三環系抗うつ薬　24,25,50,88,109,110,124,141,172
酸棗仁湯　181

● し

ジアゼパム　30,139,140
ジアゼパム注　140
ジェニナック　74
歯科用シタネスト-オクタプレシンカートリッジ　19,22
歯科用シタネスト-オクタプレシンカートリッジ　172
四逆散　180
シクロスポリン　12,16,69,145,165,168,170
ジクロフェナク　90～94,102,104,105,116,133,151,152,168,170
ジゴキシン　165,168,170,171
ジスロマック　12,56,57,63,74,151
ジソピラミド　12
シタフロキサシン　56,67,74,166
ジドブジン　167,168
ジヒドロコデイン　133
ジフェンヒドラミン配合剤　126
ジブカイン　18,35,171
シプロフロキサシン　67
芍薬甘草湯　135～137,177
十全大補湯　135～137,138,178
小柴胡湯加桔梗石膏　181
硝酸イソソルビド　139,140
ジョサマイ　56
ジョサマイシン　56
シルデナフィル　143
ジンジカインゲル　18,35,171
シンバスタチン　12,129,143

● す

スーテント　121
スキャンドネストカートリッジ3%　19,22,172
ステロイド　16,20,38,60,61,88,91,93,95～97,99,100,102,106,108,109,116,118,125,132,134,136,141,142,145,148,151,166～170,173
ステロイド性　133
ストレプトグラミン　53
ストレプトマイシン　173
スニチニブ　121
スニチニブやベバシズマブ　146
スボレキサント　129
スポンゼル　172
スリンダク　98
スルタミシリン　57,74

● せ

清心蓮子飲　181
セチルピリジニウム　126
セビメリン　131,132
セファクロル　55,63,74,162
セファレキシン　55,63,74
セファレキシン複合　55
セファロスポリン　60
セフェム　9,12,53,55,57,64,65,67～70,74,75,148,151,162～164
セフカペン　55,74,151
セフジトレン　55,74,151,163
セフジトレンピボキシル　163
セフジニル　55,70,75,151,164
セフゾン　55,69,151,164
セフテラム　55,74,163
セフトリアキソン　63,74
セフポドキシム　55,74,163
セフロキシム　55,74,163
セルシン　140

ゼルフォーム　172
セレギリン　25
セレコキシブ　32,92～96,103,107,133,151,170
セレコックス　92～94,151,170
セレネース　26
川芎茶調散　181

● そ

疎経活血湯　178
ゾニサミド　109
ゾメタ　121
ソラフェニブ　121
ソランタール　92,94,107,170
ゾレドロン酸　121,134
ソレトン　93,94,167

● た

ダイドロネル　121
大防風湯　179
タクロリムス　12,168,170
タダラフィル　143
ダビガトラン　129,143,151
ダラシン　56～58,63,74
タリージェ　100,110,123,124

● ち

チアラミド　12,92,94,170
チザニジン　116
調胃承気湯　180

● て

テオフィリン　12,166
デカリニウム　125,126
デキサメタゾン　124,134,173
デキサルチン　126
テグレトール　100
デスパコーワ　126,173
テトラカイン　18,35,171
テトラサイクリン　53,56,65,67,70,74,75,126,142,165,173

デノスマブ 120,121,134,146
テラ・コートリル軟膏 173
テルフェナジン 12
デンタークル 173

● と

桃核承気湯 180
当帰四逆加呉茱萸生姜湯 180
当帰芍薬散 179
ドキサゾシン 26
ドキシサイクリン 56,63,67,165
トスキサシン 56,58,166
トスフロキサシン 166
トスフロキサシントシル 56,74
トフラニール 25
ドミフェン 126
トミロン 55,74,163
トミロン錠 55
トラネキサム 126
トラマール 100
トラマドール 100,101,116,122,123,133,171
トラムセット 100,171
トランサミン錠 126
トリアゾラム 12,129
トリアムシノロン 124,125,126,173,174
トリアムテレン 168
トリプタノール 25,100
トリプタン 25

● な

ナイキサン 104,167
ナディック 25
ナドロール 25
ナプロキセン 104,133,167,170

● に

ニコチン酸アミド散 126
ニソルジピン 129,143

ニトロイミダゾール 67
ニトロール 140
ニトログリセリン 32,139,140,170
ニトロペン 140
ニフェジピン 145
ニボルマブ 121,145
ニューキノロ 142
ニューキノロン 13,16,53,56,64,65,67,69,70,74,98,103,141,142,166,167,168
人参湯 179

● ね

ネオザロカインパスタ 18,35,171
ネオステリングリーンうがい液0.2% 128,129,173

● の

ノイロトロピン 123,124
ノバミン 26
ノルフロキサシン 167

● は

バイアスピリン 139,140
排膿散及湯 135〜137,176
ハイパジール 25
ハイペン 92〜94,169
バカンピシリン 55,67,74,151,162
バキソ 92
麦門冬湯 132,179
パセトシン 55,162
ハチアズレ 129
八味地黄丸 179
バナン 55,74,163
パミドロン酸 121
ハリケイン ゲル歯科用 18,35
ハリケインリキッド 171
バルプロ酸 16,170

バレオン 56,166
ハロペリドール 26
半夏厚朴湯 179
半夏瀉心湯 125,126,135,136,175
半夏白朮天麻湯 180
バンコマイシン 65

● ひ

ビーゾカイン 18,35,171
ビクシリン 55,63,74
ビクシリンカプセル 55,67
ビスホスホネート 13,120,121,146
ヒダントイン 167
ヒドロコルチゾン 173
ヒノポロン 173
ビブラマイシン 56,63,165
ビフロキシン配合錠 126
ピモジド 12,129
白虎加人参湯 131,132,135〜137,176
ピリドキシン 126,127
ピロカルピン 131,132
ピロキシカム 92,170

● ふ

ファロペネム 55,74,164
ファロム 55,74,164
ファンギゾン 130
フェニトイン 16,109,134,145,165,169〜171
フェニル 166
フェニル酢酸 166
フェニルブタゾン 98
フェノチアジン系抗精神病薬 141
フェノバルビタール 109,169,171
フェリプレシン 18〜23,34,48,50,109,172

フェリプレシン含有　39
フェリプレシン含有プロピトカイン　23,24,27,29,37,39
フェリプレシン注射　152
フェリプレシン注射剤　49
フェンタニル　101,112,133
フェントラミン　43
フォサマック　121
ブプレノルフィン　101,133,171
プラザキサ　129,151
フラジオマイシン　173
プラリア　121
プリミドン　169,171
フルオロキノロン　60
フルカム　92
フルコナゾール　143,170
フルバスタチン　170
フルフェナム酸　92,169
ブルフェン　92,93,104,168
プルリフロキサシン　167
フルルビピプロフェン　94
フルルビプロフェン　91,92,105,133,166,167
プレガバリン　88〜90,100,109,110,123,124,134
プレステロン　126,173
プロクロルペラジン　26
フロセミド　142
ブロナンセリン　26,129
プロネスパスタアロマ　18,35,171
プロピトカイ　22,32
プロピトカイン　18〜23,32,34,36,38,39,44,45,48,49,109,152,172
プロプラノロール　25
プロベネシド　143,162,167,168
フロベン　92,167
プロポフォール　160
フロモックス　55,69,74,151,163
フロリードゲル　130

● へ

平胃散　126
ベクロメタゾン　174
ペニシラミン　144
ペニシリン　9,12,53,55,57,59〜62,64〜69,74,75,83,86,142,143,148,151,152,154,162,163,164
ベネット　121
ベネトクラクス　165
ペネム　53,55,68,74,164
ベバシズマブ　120,121
ベルソムラ　129
ペングッド　55,67,74,162
ベンゼトニウム　128,129,173
ベンゾカイン　18
ベンゾジアゼピン　30,31,90,116,140,160
ペンタゾシン　101,133,171

● ほ

ホスホマイシン　53
補中益気湯　135〜137,177
ボナロン　121
ボノテオ　121
ポビドンヨード　172
ポピドンヨード　125
ポリペプチド　53
ボルタレン　91〜94,104,105,151,168
ポルフィマーナトリウム　165
ポンタール　91,92,169
ボンビバ　121

● ま

麻黄附子細辛湯　181
麻杏薏甘湯　178
マクロライド　9,53,56,57,59,60,67,69,73〜75,83,86,130,151,165

● み

ミオコール　140
ミコナゾール　129,130,143
ミダゾラム　30,160
ミノサイクリン　11,56,63,66,67,70,76,109,165
ミノマイシン　56,57,63,74,165
ミロガバリン　89,100,109,110,124,134

● め

メイアクトMS　55,69,71,74,163
メサドン　133
メチルチオニニウム　32
メチレンブルー　32
メトトレキサート　16,98,121,146,165,167〜170
メトロニダゾール　67
メピバカイン　18〜24,27,34,37〜39,44,45,48,49,109,172
メフェナム酸　91,92,98,169
メペリジン　101
メロペネム　63,74

● も

モノバクタム　53,65
モルヒネ　101

● ゆ

ユナシン　57,74

● よ

薏苡仁湯　178
抑肝散　180
抑肝散加陳皮半夏　181

● ら

ラリキシン　163
ランツジールコーワ　168

ランマーク　121

● り

リカルボン　121
リクラスト　121
六君子湯　180
立効散　107, 135, 136, 175
リドカイン　18〜23, 27, 28, 30, 34, 35, 38, 39, 44, 45, 48, 125, 129, 134, 148, 171, 172
リトナビル　12
リネゾリド　171
リバーロキサバン　129, 143, 151
リファンピシン　12, 142, 165, 169, 171
リボトリール　90, 132
リボフラビン　126, 127
竜胆瀉肝湯　180
リリカ　100, 110, 123, 124
リンコマイシン　53, 56, 67, 74, 75, 86
リン酸コデイン　101, 116
リン酸二カリウム・無機塩類配合　174

● る

ルリッド　12, 56

● れ

レボトミン　26
レボフロキサシン　56, 67, 70, 74, 103, 166
レボメプロマジン　26
レミフェンタニル　101

● ろ

ロキシスロマイシン　56
ロキソニン　91〜94, 103, 104, 109, 151, 167
ロキソプロフェン　12, 91〜94, 102, 104, 133, 152, 167
ロキソプロフェンナトリウム　102
六味丸　181
ロピオン　91, 94, 105
ロミタピド　129
ロメフロキサシン　56, 166, 167
ロルカム　91〜93, 104, 170
ロルノキシカム　91〜93, 104, 170

● わ

ワーファリン　16, 129, 151
ワクシニアウイルス接種家兎炎症皮膚抽出液　124
ワルファリン　12, 13, 16, 68, 69, 98, 103, 129, 130, 141〜143, 151, 152, 158, 159, 162, 164, 165
ワントラム　100

【編集代表】
一戸　達也（いちのへ　たつや）

東京歯科大学 学長

〈資　格〉
日本歯科麻酔学会認定医，専門医

〈所　属〉
東京歯科大学学会会長
国際歯科麻酔学会連合理事・前会長
日本医療ガス学会常任理事
日本障害者歯科学会評議員
日中医学協会評議員

| 最新　Q&A　歯科のくすりがわかる本 | ISBN 978-4-263-44726-0 |

2024年9月10日　第1版第1刷発行

編著者　一　戸　達　也
発行者　白　石　泰　夫
発行所　医歯薬出版株式会社

〒113-8612　東京都文京区本駒込 1-7-10
TEL. (03) 5395-7638 (編集)・7630 (販売)
FAX. (03) 5395-7639 (編集)・7633 (販売)
https://www.ishiyaku.co.jp/
郵便振替番号 00190-5-13816

乱丁・落丁の際はお取り替えいたします　　印刷・真興社／製本・皆川製本所

© Ishiyaku Publishers, Inc., 2024. Printed in Japan

本書の複製権・翻訳権・翻案権・上映権・譲渡権・貸与権・公衆送信権 (送信可能化権を含む)・口述権は, 医歯薬出版 (株) が保有します.
本書を無断で複製する行為 (コピー, スキャン, デジタルデータ化など) は,「私的使用のための複製」などの著作権法上の限られた例外を除き禁じられています. また私的使用に該当する場合であっても, 請負業者等の第三者に依頼し上記の行為を行うことは違法となります.

JCOPY　〈出版者著作権管理機構　委託出版物〉
本書をコピーやスキャン等により複製される場合は,そのつど事前に出版者著作権管理機構 (電話03-5244-5088, FAX 03-5244-5089, e-mail:info@jcopy.or.jp) の許諾を得てください.